全国高等学校教材

供医学检验技术与医学影像等专业用

U0270535

临床分子影像检测技术

主　编　陈小元　金征宇

副主编　李思进　郑铁生　张　冬　刘　刚

编　者　（以姓氏笔画为序）

王　凡　北京大学医学部基础医学院
卢光明　东部战区总医院
申宝忠　哈尔滨医科大学附属第四医院
刘　刚　厦门大学公共卫生学院
李思进　山西医科大学第一医院
吴　华　厦门大学附属第一医院
张　冬　陆军军医大学第二附属医院
张力伟　首都医科大学附属北京天坛医院
张现忠　厦门大学公共卫生学院
张国君　厦门大学翔安医院
陈小元　厦门大学公共卫生学院
金征宇　中国医学科学院北京协和医院
郑元义　上海交通大学附属第六人民医院
郑铁生　厦门大学公共卫生学院
郑海荣　中国科学院深圳先进技术研究院
单　鸿　中山大学附属第五医院
聂立铭　厦门大学公共卫生学院
高锦豪　厦门大学化学化工学院
龚启勇　四川大学华西医院
程敬亮　郑州大学第一附属医院
谢庆国　华中科技大学生命科学与技术学院
滕皋军　东南大学附属中大医院

人民卫生出版社

图书在版编目（CIP）数据

临床分子影像检测技术 / 陈小元, 金征宇主编 . —
北京 : 人民卫生出版社, 2019
　　ISBN 978-7-117-27880-5

　　Ⅰ.①临…　Ⅱ.①陈…②金…　Ⅲ.①影象诊断 - 教
材　Ⅳ.①R445

　　中国版本图书馆 CIP 数据核字（2019）第 017208 号

| 人卫智网 | www.ipmph.com | 医学教育、学术、考试、健康，购书智慧智能综合服务平台 |
| 人卫官网 | www.pmph.com | 人卫官方资讯发布平台 |

临床分子影像检测技术

主　　编：陈小元　金征宇
出版发行：人民卫生出版社（中继线 010-59780011）
地　　址：北京市朝阳区潘家园南里 19 号
邮　　编：100021
E - mail：pmph @ pmph.com
购书热线：010-59787592　010-59787584　010-65264830
印　　刷：三河市宏达印刷有限公司（胜利）
经　　销：新华书店
开　　本：850 × 1168　1/16　　印张：11
字　　数：318 千字
版　　次：2019 年 3 月第 1 版　2019 年 3 月第 1 版第 1 次印刷
标准书号：ISBN 978-7-117-27880-5
定　　价：39.00 元

打击盗版举报电话：010-59787491　E-mail：WQ @ pmph.com
（凡属印装质量问题请与本社市场营销中心联系退换）

其他参编人员

丁　洁　东南大学医学院

王　凯　哈尔滨医科大学附属第四医院

田超永　华中科技大学生命科学与技术学院

白静雯　厦门大学翔安医院

李小达　北京大学医药卫生分析中心

李　丹　中山大学附属第五医院

李德岭　首都医科大学附属北京天坛医院

杨　刚　东部战区总医院

宋曼莉　郑州大学第一附属医院

张运明　东部战区总医院

陆克义　山西医科大学第一医院

陈贵兵　厦门大学附属第一医院

陈洪敏　厦门大学公共卫生学院

林泓域　厦门大学化学化工学院

罗　奎　四川大学华西医院

龚明福　陆军军医大学第二附属医院

盛宗海　中国科学院深圳先进技术研究院

王怡宁　中国医学科学院北京协和医院

蔡晓军　上海交通大学附属第六人民医院

主编简介

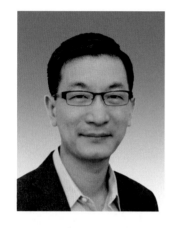

陈小元

厦门大学客座教授,博士生导师。2009年加入美国国立卫生研究院(NIH)生物医学影像及医学工程所(NIBIB)任终身资深研究员,分子影像及纳米医学中心主任,高级研究员。2012年领衔组建厦门大学分子影像暨转化医学研究中心。现任 *Theranostics* 杂志创刊主编(2016年影响因子8.712),兼任10多个国际主流专业杂志副主编或编委成员,入选国家自然科学基金委海外杰出青年。中美核医学及分子影像学会(CASNMMI)前任主委,中美纳米医学及纳米生物技术学会(CASNN)现任主委,美国核医学及分子影像学会(SNMMI)Radiopharmaceutical Science Council(RPSC)主委,及美国医学与生物工程院会士(AIMBE fellow)。2012年获 NIBIB Mentor Award,2014年获 NIH Director's Award,2016年获 ACS Bioconjugate Chemistry Lecturer Award。主要致力于分子影像学和纳米医学的研究工作,研究范围涵盖核医学分子成像、磁共振成像、光学分子成像、超声分子成像及纳米药物研发,目前实验室所研究的部分具有高亲和力和高特异性的放射性显像剂正在向临床转化。已发表700多篇SCI论文(H影响因子124,引用率>55 000次)。

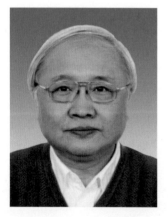

金征宇

主任医师、教授、博士生导师,中国医学科学院北京协和医院放射科主任,北京协和医学院影像医学与核医学系主任,教育部国家重点学科负责人。现任中华医学会放射学分会主任委员、中华医学会理事、中国医师协会放射医师分会候任会长、中华国际医学交流基金会副理事长、中国医学装备协会副理事长、中国医疗保健国际交流促进会放射学分会主任委员、《中华放射学杂志》总编辑、ARRS会员等及数十种期刊主编、副编、编委。在北京协和医院从事影像诊断及介入放射工作30余年。2008年被原卫生部授予"突出贡献中青年专家"荣誉称号,2014年荣获北美放射学会荣誉会员,成为中国第四位获此殊荣的放射专家,2016年荣获JCR终身荣誉会员,2018年荣获ECR荣誉会员。作为放射学界领军人物,在国内率先开展多项临床新技术研究、指南及行业标准制定、规范化培训。近五年先后承担国家科技部"十二五"科技支撑计划、国家自然科学基金、国家临床重点专科、公益性卫生行业科研专项以及其他科研课题20余项。发表国内外论著近400篇,编写八年制《医学影像学》教材及专著19部,国家发明专利4项。先后荣获国家科学技术进步奖二等奖3项、吴阶平奖1项、中华医学科技奖一等奖2项、国家卫生健康委科技进步奖一等奖2项、华夏医学奖2项以及其他奖励15项。

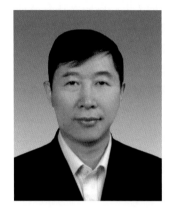

李思进

医学博士,二级教授,博士生导师,国务院特殊津贴专家,全国优秀科技工作者,牛津大学 John Radcliffe 医院高级访问学者。现任山西医科大学校长、山西医科大学第一医院核医学科主任、山西省分子影像精准诊疗协同创新中心主任、山西省"1331工程"重点创新团队负责人、山西省精准诊疗学科群负责人。学术任职:中华医学会核医学分会主任委员;中国医师协会核医学医师分会副会长;中国核学会核医学分会副理事长;中国核医学产业技术创新联盟副理事长;山西省医学会副会长。先后承担国家自然科学基金、IAEA 项目等课题 10 余项,发表论文近 100 篇,编写专著与教材 10 余部,专利 10 余项。

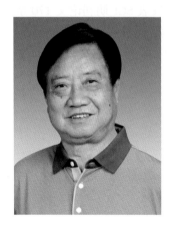

郑铁生

厦门大学教授,厦门大学公共卫生学院实验医学系主任,医学检验技术专业带头人。福建省医学检验技术专业创新创业教育改革试点专业带头人。全国高等医药院校临床生物化学、分子及实验室管理学专业组资深专家组组长。中国生物化学与分子生物学学会终身会员、中华医学会会员。

承担并完成省部级以上科研和教研课题 8 项。发表论著 70 多篇;主编各类教材、专著 21 部;获国家专利 2 项;获 5 项国家级科技学术成果奖;获 6 项省部级教育教学成果奖;获校(市)级各类成果一等奖、二等奖40 多项;多次被评为优秀教师、教书育人先进个人、优秀科技工作者等。

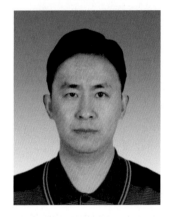

张冬

教授、主任医师,博士生导师,现任陆军军医大学第二附属医院放射科主任。重庆市放射专委会副主任委员,中华医学会放射学专业委员会青年委员,中国研究型医院放射诊断专业委员会委员,中华医学会数字医学专委会青年委员,解放军放射诊疗专业委员会委员,国家自然基金项目评审专家。从事中枢神经放射诊断、分子影像学方向的研究。参加本科生、研究生、住培生、实习生教学工作,理论大班课30学时/年。以第一作者或通讯作者发表论文SCI论文19篇。主持3项国家自然科学基金项目、4项重庆市科委基金项目。获重庆市微课大赛比赛二等奖1项,军队优秀学科网站三等奖1项,军队教学成果三等奖1项,学校教学成果三等奖2项,主编医学影像阅片教程,副主编研究生规划教材《分子影像学》。

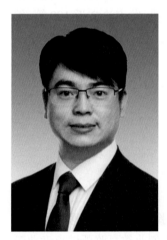

刘刚

厦门大学教授,博士生导师。国家自然科学基金委优秀青年基金获得者,教育部新世纪优秀人才,福建省科技创新领军人才,中国生物医学工程学会青年工作委员会副主任委员,中华医学会放射学分会分子影像学组副组长,中国医药生物技术协会纳米生物技术分会常务委员,《中国化学快报》青年编委会纳米生物材料专委会副主任,《中国CT和MRI杂志》副总编辑,*Curr Mol Med* 副主编。围绕多功能分子影像探针的可控设计、构建及医学应用评价等方面开展研究工作,发表SCI期刊论文170余篇(他引>5000次、H影响因子41)并获得国家科技进步二等奖。参编World Scientific、Elsevier、Springer及Wiley出版社发行的英文专著9部并申报中国发明专利10余项(授权5项)。

分子影像检测技术从无到有，从方兴未艾到日趋成熟，目前已经应用于临床，并逐渐开始在疾病的预防、诊断、治疗、监测等方面发挥出举足轻重的作用。近十年来，国内外分子影像检测技术的长足发展，促使市场空间和产业规模快速增长，因此对于高水平创新型人才和全行业的工程技术支持存在很大的需求。

正是在此环境下，《临床分子影像检测技术》一书应运而出。该书以《国务院办公厅关于深化高等学校创新创业教育改革的实施意见》的精神为指导，旨在加强我国分子影像检测人才队伍的建设为目标而进行组织编写的教材。并且是教育部将"医学检验技术"纳入医学技术类一级学科后，第一本面向医学检验技术专业的全日制本科生的临床分子影像检测技术教材。

目前，应用于分子影像研究领域的设备涵盖放射学、核医学、光学、超声设备等，不同的设备都有着各自的优缺点，而多种影像成像手段的联合使用的多模态成像技术，可以最大限度地发挥每一种成像手段各自的优势，以获得疾病相关的更多信息。本书系统性地将每种影像技术手段的发展历史、研究进展和未来发展趋势进行阐述，介绍了不同影像技术的诊断方法和通识要点，并结合典型的应用场景以便于读者加深理解。相信本书的出版，将对高校师生和相关工程技术研究人员具有重要的指导作用！

此外，本教材遵循"三基"（基础理论、基本知识、基本技能）、"五性"（思想性、科学性、先进性、启发性、适用性）的原则。全书共分为十二章，第一章至第三章全局性框架性地介绍了临床分子影像检测技术的基本内容，第四章至第十一章系统性介绍了各种检查技术的原理及临床应用，第十二章结合研究的前沿，介绍了多种新型分子影像技术和临床转化前景。每个章节前均提出了明确的学习目标和要求，章末有小结和思考题，以便学习者复习和思考。

本书主要供给医学检验技术专业和医学影像专业的本、专科高年级学生作为教材使用，也可作为临床医生在疾病诊断和治疗中的参考书，还可为临床检验医师和技师提供学习参考。

本书在编写过程中得到了人民卫生出版社和各编者所在单位的大力支持，特别是厦门大学公共卫生学院为本教材的编写会与定稿会的顺利召开付出了努力，在此，一并深表谢意。

荀子曰：学不可以已。学习是一个坚持不懈、永无止境的过程。在给广大读者提供最新知识的同时，作为临床分子影像检验领域的第一本教材，编者们也身处动态学习和不断提高的过程，虽经严格审校，但缺点甚至错误仍在所难免，恳请各位师生批评指正，以其再版时修正补充。

陈小元　金征宇

2018 年 10 月

目 录

第一章 绪论

第一节 临床分子影像检测技术的性质与任务

一、临床分子影像检测技术的性质

 知识点 1-1 临床分子影像检测技术的定义

临床分子影像检测技术（clinical molecular imaging technique）由生物化学、分子生物学、免疫学、药学和分子影像学等相关技术组成，是研发并应用相应的分子影像检测产品，对活体内参与生理和病理过程的分子，进行可视化定性或定量检测的一门交叉学科。内容包含：分子影像相关技术、分子影像检测设备和分子影像探针等。可作为医学检验技术专业拓展的一门专业技术课程。

临床分子影像检测技术作为交叉学科的一个技术领域，主要的研究内容包括但不局限于如下几方面：①高灵敏度高特异性疾病标志物分子诊断方法研究；②用于早期疾病检测的分子影像探针研究；③分子影像指导下的疾病治疗研究；④基于纳米材料的诊断治疗一体化探针研究。

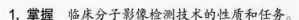 **知识点 1-2 临床分子影像检测技术的性质**

临床分子影像检测技术最突出的特点是可实施非侵入性的活体体内诊断。即在分子水平，结合成像技术，对细胞、组织乃至生物体内进行的复杂生物学过程进行成像，着眼于探测构成疾病基础的分子异常，对活体内参与生理和病理过程的分子，进行可视化定性或定量的检测，做到直观无创。

分子影像从分子水平研究和观察疾病的发生、发展中病理生理变化和代谢功能改变，使得传统的医学诊断方式发生了革命性变化。在疾病预防、精准诊断、治疗监控、药物研究等全链条应用方面具有广阔的应用前景。

二、临床分子影像检测技术的作用与任务

知识点 1-3　临床分子影像检测技术的主要作用与任务

临床分子影像检测技术的主要作用是：①能够对活体内参与生理和病理过程的分子,进行可视化定性或定量的检测。②对疾病的诊断能够做到扩大检测范围、加快检测速度、提高诊断效率、保证检验质量。③对疾病的治疗能够实行精准诊断治疗一体化。主要任务是：①研究分子影像检测技术及产品质量的持续提高。②研究新的分子影像检测项目的持续开发。③研究降低分子影像检测的成本价格。④研究具有自主知识产权的分子影像检测技术与方法。⑤研究更早期、简便、快速、精准地为病人提供一流的分子影像检测服务。

为临床分子影像检测提供质量可靠,价格合理的用于对人体各种分子影像检测的仪器、对比剂等,是分子影像检测技术的根本任务。因此,需要紧紧抓住"检测技术"这条主线主动学习,要十分重视训练分子影像检测技术规范的实践操作技能,注重在接受知识的同时,学习获取知识和创造知识的能力。并有意识地进行多学科交叉融合,培养发现问题、解决问题的创新能力。

第二节　临床分子影像检测技术的发展

纵观我国临床分子影像检测技术及其相关领域的发展,基本与国外的发展同步,有的已达到国际领先或先进水平。临床分子影像检测技术的发展伴随医学影像学、诊断学、生物化学、免疫学、分子细胞生物学等领域的发展而发展。临床分子影像检测技术与医学检验和医学影像的关系十分密切,已成为现代医学诊疗的基石。

一、临床分子影像检测技术的兴起

20 世纪 90 年代分子影像检测技术的研究开始兴起,并得到快速发展。1999 年第一届分子影像检测技术专题研讨会在美国召开,同年第二届生物医学成像研讨会在美国国立卫生院举行,探讨了分子影像检测技术相关的科学研究及临床应用问题,包括面临的挑战和机遇以及分子影像检测技术人员培养等。2002 年美国成立了分子影像学学会及学会期刊 *Molecular Imaging*。同年,我国也首次以"分子影像学"为主题召开了香山科学会议,探讨了分子影像检测技术的重要性、现状以及发展方向,从国家层面重视分子影像学的研究和探索并使得我国分子影像检测技术的整体水平步入世界先进行列。

21 世纪以来,随着物理、化学、生物医学等学科的高速发展,使得分子影像检测技术得到了空前的发展,已成为保障人类健康与构建和谐社会的重要技术。分子影像检测技术不但广泛应用在基础研究领域,受到学科本身发展水平和法律法规的不断推进,而且在临床前试验和临床实验也已经蓬勃开展。

二、新一代成像技术的发展

随着科技的发展,传统应用的影像技术例如光学成像(optical imaging)、超声成像(ultrasonography,US)、X 射线成像(x-ray scanning)、计算机断层扫描成像(computed tomography,CT)、磁共振成像(magnetic resonance imaging,MRI)等技术已经不能满足临床工作者对临床疾病检出和治疗的需求。目前,广大科技工作者在这些传统成像技术的基础上,已研究开发了新一代成像技术,例如单光子发射计算机断层扫描技术(single-photon emission computed tomography,SPECT)、正电子发射计算机断层扫描成像(positron emission tomography,PET)、光声成像(photoacoustic imaging,PAI)技术等。另外,

多种成像技术结合使用的新型影像技术如 PET-CT、SPECT-CT 和 PET-MRI 等的出现,实现了对同一病灶多种手段联合成像的目的,大大提高了检测的灵敏度和特异性,也为疾病治疗提供了更为有效的帮助。图 1-1 总结了在生物医学领域常用各分子影像学技术的原理、优势和劣势。

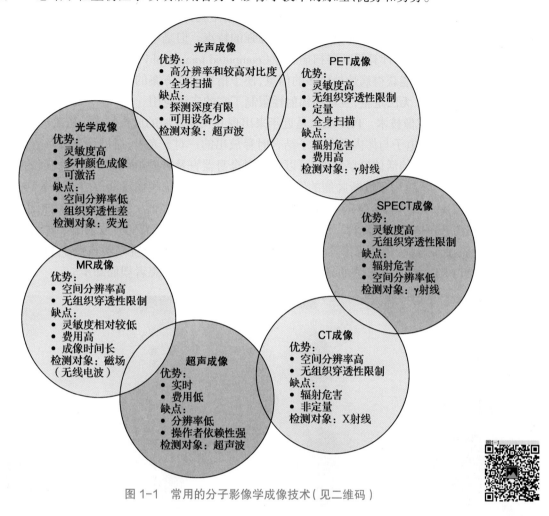

图 1-1　常用的分子影像学成像技术(见二维码)

传统的光学成像技术主要是内镜成像等,但光学纤维易折断、被检患者检查过程痛苦、易受雾气和血渍影响等限制了它的进一步发展。新型光学成像系统是将荧光物质的引入,观察被荧光标记物质在生物体内体外的生理代谢过程。常用的荧光物质如红色荧光蛋白(red fluorescent protein, RFP)、绿色荧光蛋白(green fluorescent protein, GFP)及异硫氰酸荧光素(fluorescein isothiocyanate, FITC)等,这些荧光物质具有不同的光谱特征,从而决定了它们各自的应用范围和优缺点。一般而言,注入到生物体内部的荧光物质的光穿透性如果较弱,则不能实现活体成像。因此需要针对特定的生物研究过程选择合适的荧光染料。荧光成像可以实现高灵敏度、多颜色成像的同时,设计荧光成像为基础的可激活探针可以进一步降低本底,并能实现特异检测。然而,光学成像的分辨率较低,限制了其临床广泛应用。

1. 超声成像技术　是一种利用超声波的多普勒效应的成像技术,通过发射超声能量进入生物体内,接收并处理返回的反射声音信号,通过相控阵超声系统可以生成体内组织、器官的成像,还可以映射血液流动和组织运动,同时提供高准确度的血流速度信息。超声成像技术有许多其他成像方法不可比拟的优势,例如使用成本低、成像快速、使用安全等,特别是其无辐射性质,适合于怀孕期女性和胎儿的健康诊断。超声成像的缺点是解剖学分辨率较低,需要特殊培训的人员熟练操作,存在不同人员之间操作造成的检查结果可能误差较大。随着超声分子探针技术的蓬勃发展,超声分子成像成为当前医学影像学研究的热点之一。分子探针的设计是超声分子成像研究的重点和先决条件。靶向超声微泡（球）造影剂在分子影像中的研究、应用，愈来愈受到关注，而多学科的融合使其具有更大的发展空间。

2. X 射线成像技术　X 射线成像技术是一种利用生物体各器官不同密度对 X 射线的吸收差异而成像的技术。具有波长极短、能量极大、穿透性强的特点。但是单独的 X 射线成像只能得到病灶处 2D 的成像结果，如果结合计算机断层扫描成像（computed tomography, CT），可以得到病灶的三维结构和高分辨率图像结果，能获得病灶处更多的信息，便于指导治疗方案的制定和实施。缺点是 X 射线对软组织的分辨率较低、无法定量，且具高辐射性限制了它的广泛应用。

3. 放射性核素成像技术　PET 成像是近年来出现并飞速发展的成像技术。PET 成像是通过检测放射性物质发射的正电子与体内的负电子结合时释放出的一对 γ 光子，通过计算机对数据的重建，得到高分辨率、高清晰度的活体断层图像，可以实现对全身器官及肿瘤组织的生理和病理的功能及代谢情况的监测。可广泛应用于诊断肿瘤的发生与发展、心血管系统疾病诊断等方面（图 1-2）。PET 的优点是：高分辨率、无创伤、全身定量和动态检测；另外，与 CT 的结合，使得在获得功能性成像结果的同时，可得到高分辨率解剖学图像。SPECT 成像是利用放射性核素衰变时放射出 γ 射线显影的技术，可以用于心肌血流显影、骨骼成像等。但 SPECT 成像的灵敏度和分辨率明显低于 PET，且定量数据的精确性不如 PET；此外，其检测的高成本和放射性隐患使得很多患者望而却步。

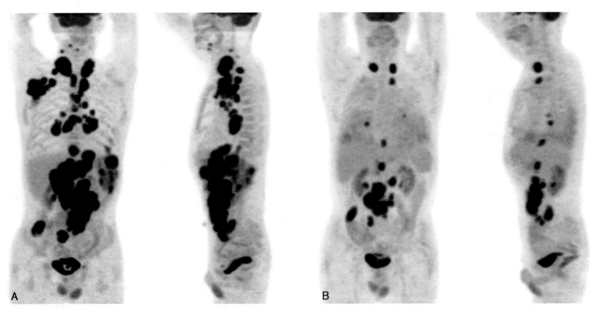

图 1-2　B 淋巴细胞瘤患者 ^{18}F-FDG PET 成像结果

A：化疗前；B：化疗后

4. 磁共振成像技术　MRI 是通过研究磁性原子核发生共振后的弛豫过程，借助计算机对采集到的信号编码拟合得到图像的技术。MRI 具有非侵入、无放射性、无辐射的优点。借助计算机还可以实现断层扫描，能广泛应用于临床上软组织（脑、心脏、肝脏、肌肉）的成像（图 1-3）。MRI 在有些情况下不需要造影剂就可以成像，但为了获得更高分辨率的图像，则需要造影剂的加入。造影剂通常分为 T_1 造影剂和 T_2 造影剂，分别用于获得更明亮和更暗的 MRI 成像照片。MRI 的缺点则是由于强磁场的引入，不适合对戴有心脏起搏器的病人扫描，另外扫描时间长，空间分辨率较低，成本昂贵等。

目前，应用于分子影像研究的成像设备包括核医学、放射学、光学、超声设备等。不同成像技术有其各自的优缺点，将多种影像手段的优点结合使用，可以实现对疾病的早发现和早治疗。目前，各种分子影像检测技术仅能作为诊断治疗平台的一种工具或者是一种手段,还需要以临床需求为导向,多学科合作,优化并研发出目的性和适用性更高的成像技术。

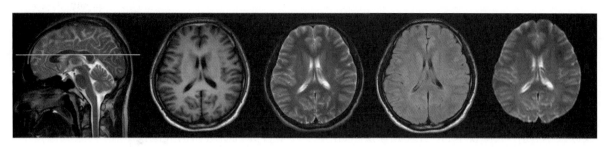

图 1-3 头 MRI 扫描图像

由左至右分别为矢状位 T_2WI 序列,轴位 T_1WI 序列,轴位 T_2WI 序列,轴位 FLAIR 序列,轴位 DWI 序列(临床用 3.0T)

三、诊疗一体化技术的发展

"疾病分子水平诊疗是未来医学的发展方向和新模式,而活体分子靶点的特异识别及靶向干预是实现疾病分子水平诊疗的技术关键"。分子影像检测技术是以疾病关键分子靶点作为识别及干预目标,借助注入体内的特异性分子探针和应用高灵敏成像设备,在活体状态下对分子靶点进行成像的新技术,已成为解决人类重大疾病的分子诊疗问题的重要手段,可以在疾病的诊断和治疗一体化上形成良性循环,为提高人类卫生医疗水平和健康生活质量做出贡献。

1. 诊断治疗学的发展　诊断治疗学或称诊疗学(theranostics),是由诊断学(diagnostics)和治疗学(therapeutics)组成的一个混编词语。诊断治疗学可以分为多层定义,它可以指用诊断的方法判断病人病情对治疗后的响应,也可以指以诊断为工具指导选择合适的治疗手段,还可以指诊断与治疗两种手段的同时实现。疾病的诊断治疗学则是结合了诊断和治疗方法以实现对疾病的快速早期检出、及时开展治疗以缓解病人病情。近年来,特别是诊断治疗学期刊杂志 Theranostics 创刊之后(2011年),诊断治疗学成为人类重大疾病诊疗技术研究热点,不断引领并推动分子影像检测技术飞跃发展。

2011 年,美国科学院、美国工程院、美国国立卫生研究院及美国科学委员会共同发出"迈向精准医学"的倡议。"精准医学"就是根据每个病人的个人特征量体裁衣式地制订个性化治疗方案。"精准医学"的终极目标是精准治疗,即为药物靶向作用于病变部位,以期最大程度降低毒性及不良反应。这恰恰又与分子影像检测技术的发展目标不谋而合,当前,分子影像探针已不再局限于单纯用于活体诊断,已向诊疗一体化(theranostic)方向更深入的研究。例如基于金纳米颗粒的光热学治疗(photothermal therapy)和光动力疗法(photodynamic therapy),利用金材料本身独特的理化特性,实现在靶向肿瘤成像的同时,给予定向治疗;将化疗药物包裹于分子探针内部,便可通过探针的主动或被动靶向使得药物浓聚在靶部位,以最低剂量发挥最大效用。因此,新一代的分子探针构建还需兼顾如何保证负载治疗药物的顺利释放、如何最大限度确保药物疗效不被破坏,以及如何实现多元复合靶向给药等。

2. 诊疗一体化发展的趋势　①将基因表达、生物信号转导等复杂的过程变成直观的图像,使得人们能够更好地在分子水平上理解疾病的发生机制及特征。②用于治疗的分子探针的快速发展,使得许多疾病有望在分子水平得到治疗,做到真正的"有的放矢"。③让医护工作者和研究人员能够在最短的时间内得到治疗的反馈信息,做到真正意义上的治疗效果监测。④可以在活体内早期、连续观察药物或基因治疗的机制和效果,应用于药物筛选和新药的开发等。

2015 年世界分子影像学大会提出了"精准医学,可视化(precision medicine——visualized)"的会议主题,预示分子影像检测技术向实现所有生物标记和事件"可视化"的目标宣战。2015 年北美放射学年会(Radiological Society of North America, RSNA)正是以"创新是我们的未来(innovation is the key to our future）"为主题。因此,从事分子影像检测技术的同仁们要不断进行思维创新、知识创新及技术创新,加速分子影像学的研究成果向临床转化,为未来的精准医学时代做好准备。

第三节 主要内容与学习方法

一、主要内容

本书以分子影像检测技术为主线,内容覆盖了分子影像检测技术的所有主流技术领域,包括光学成像技术、超声成像技术、X 射线成像技术、正电子发射计算机断层扫描成像技术、磁共振成像技术,以及部分新兴成像技术如光声成像技术、多模态成像技术等。体现了以下几个特点:①技术性:从分子影像检测技术入手,分别讲述了不同分子影像检测技术门类的诊断方法、知识点和技术关键。②实用性:讲述了分子影像检测技术的通用知识和典型案例等,对高校师生和工程技术人员具有实用价值。③系统性:简要梳理了分子影像检测技术的发展、研究进展和发展趋势,让读者可以系统地掌握相关技术的宏观情况。

二、学习方法

临床分子影像检测技术是医学检验技术专业的主要课程之一,也是一门实践性很强的学科,学习本课程前,学生应具备有关化学、生物化学、统计学、基础医学及临床医学的相关知识。在明确学科性质和主要任务的基础上,要紧紧抓住"检测技术"这条主线主动学习,要十分重视训练分子影像检测技术规范的实践操作技能,要充分利用网络增值服务 PPT 等拓展知识面,注重多学科知识交叉融合,提高学习效率,注重在接受知识的同时,学习获取知识和创造知识的能力。并有意识地培养发现问题、解决问题的创新能力。本书章前有【学习目标与要求】章中有知识点,章后有【小结】和【思考题】以便抓住重点教与学。书后附有附录、参考文献和中英文索引,以便查用。

小结

临床分子影像检测技术是由生物化学、分子生物学、免疫学、药学和分子影像学等相关技术组成,研发并应用相应的分子影像检测产品,对活体内参与生理和病理过程的分子,进行可视化定性或定量检测的一门交叉学科。内容包含:分子影像相关技术、分子影像检测设备和分子影像探针等。

临床分子影像检测技术最突出的特点是可实施非侵入性的活体体内诊断。即在分子水平,结合成像技术,对细胞、组织乃至生物体内进行的复杂生物学过程进行成像,着眼于探测构成疾病基础的分子异常,对活体内参与生理和病理过程的分子,进行可视化定性或定量的检测,做到直观无创。从分子水平研究和观察疾病的发生、发展中病理生理变化和代谢功能改变,使得传统的医学诊断方式发生了革命性变化。在疾病预防、精准诊断、治疗监控、药物研究等全链条应用方面具有广阔的应用前景。

临床分子影像检测技术的主要作用是:①能够对活体内参与生理和病理过程的分子,进行可视化定性或定量的检测。②对疾病的诊断能够做到扩大检测范围、加快检测速度、提高诊断效率、保证检验质量。③对疾病的治疗能够实行精准诊断治疗一体化。主要任务是:①研究分子影像检测技术及产品质量的持续提高。②研究新的分子影像检测项目的持续开发。③研究降低分子影像检测的成本价格。④研究具有自主知识产权的分子影像检测技术与方法。⑤研究更早期、简便、快速、精准地为病人提供一流的分子影像检测服务。

为临床影像检验提供质量可靠、价格合理的用于对人体各种标本进行影像检测的仪器、对比剂、试剂盒、质控品(物)等,是分子影像检测技术的根本任务。因此,要紧紧抓住"检测技术"这条主线主动学习,要十分重视训练分子影像检测技术规范的实践操作技能,注重在接受知识的同时,学习获取知识和创造知识的能力。并有意识地进行多学科交叉融合,培养发现问题、解决问题的创新能力。

 思考题

1. 什么是临床分子影像检测技术? 包括哪些内容?
2. 临床分子影像检测技术在临床医学和医学检验中的主要作用和任务有哪些?
3. 简述临床分子影像检测技术的研究进展和发展趋势。

（陈小元　刘　刚）

第二章　分子影像探针

学习目标与要求

1. **掌握** 分子影像探针的定义、结构与设计原则。
2. **熟悉** 分子影像探针的必备特性与研发策略。
3. **了解** 当前各类分子影像探针的发展现状。

分子影像探针的历史可追溯到 1906 年"钡餐"（$BaSO_4$）的使用使得 X 射线成像所得到的消化道图像质量大大提升。自 1954 年第一例分子影像探针泛影酸（diatrizoic acid）被美国食品药品监督管理局（U.S. Food and Drug Administration，FDA）批准用于临床 X 射线成像以来，一系列同类型的分子影像探针陆续被研发出来。20 世纪 70 年代 CT 的发明更是极大地促进了该类型分子影像探针的推广。20 世纪 80 年代以来，MRI 技术的成熟，为以钆造影剂（gadolinium-based contrast agents）及超顺磁性氧化铁纳米颗粒（superparamagnetic iron oxide，SPIO）为代表的 MRI 分子影像探针的迅猛发展奠定了基础。到了 20 世纪末期，随着 PET、SPECT、FMI 及 BLI 等一系列分子影像检测技术的发展以及分子影像学这门学科的出现，分子影像探针的研发进入了快车道，取得了令人瞩目的成就。

第一节　概　述

一、分子影像探针的概念

知识点 2-1　分子影像探针的定义

1. 分子影像探针的定义　分子影像探针（molecular imaging probe）是一种带有特定信号基团，能够被影像仪器检测到的特殊分子或者纳米颗粒。根据成像技术种类的不同，它常被称为探针、示踪剂、造影剂、对比剂、增强剂、显像剂、显影剂、成像探针等。

2. 分子影像探针的作用　分子影像探针是能够将活体生物过程图像化以进行定性及定量研究的一种中介。向生物体内注射分子影像探针，通过相应仪器追踪分子影像探针的信号，就能在细胞水平甚至是分子水平上对生物过程进行监测，进而给出相关的定性或者定量信息，从而为生物研究以及疾病的诊断与治疗提供详实的依据。分子影像探针在分子影像学中发挥着重要的作用。分子影像探针的设计与合成是分子影像学的中心主题之一，是分子影像技术发展的主要推动力。

目前，临床使用的许多分子影像检测技术都依赖于向生物体内注射分子影像探针来获得图像信号，比如正电子发射断层成像（positron emission tomography，PET）、单光子发射计算机断层成像

（single-photon emission computed tomography，SPECT）、荧光分子成像（fluorescence molecular imaging，FMI）和生物发光成像（bioluminescence imaging，BLI）等。另外，一些临床使用的分子影像检测技术虽然不依赖于分子影像探针，比如计算机断层扫描成像（computed tomography，CT）、磁共振成像（magnetic resonance imaging，MRI）及超声成像（ultrasonography，US）等，但分子影像探针的使用能够极大地提升所获得的图像质量，提供更为丰富的信息。

二、分子影像探针的结构

知识点 2-2 分子影像探针的基本结构

分子影像探针一般由信号基团（reporter）、载体（carrier）和修饰基团（modifier）构成（图 2-1）。

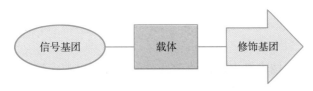

图 2-1 分子探针的基本结构

1. 信号基团 信号基团是能被相应的仪器检测到并进行图像化的基团，是分子影像探针最为重要的组成部分。对于一种特定的分子影像检测技术，其分子影像探针都有特定的信号基团，如 PET、SPECT 分子探针的信号基团是放射核素（^{18}F，^{99}mTc 等），MRI 分子探针的信号基团是顺磁性离子（Gd^{3+}，Mn^{2+} 等）或者超顺磁性纳米颗粒（SPIO 等）、FMI 分子探针的信号基团是荧光分子（吲哚菁绿）或其前体（氨基乙酰丙酸等），而 US 分子探针的信号基团是微泡。

2. 载体 载体主要起骨架作用，既为信号基团提供支撑，同时也为修饰基团提供连接位点。常见的一些载体有：有机小分子、多肽、蛋白质、高分子、无机纳米颗粒、脂质体等等。

3. 修饰基团 修饰基团主要是用来改善分子影像探针的理化性质和生物行为，提高其生物利用率及生物相容性。常见的修饰基团有改善其溶解性质的亲水基团、改变其吸附行为的电荷基团及提高其特异性的定位基团等。

由于分子影像探针的多样性，有些分子探针的这三个功能部分有重叠。比如顺磁性超小氧化铁纳米颗粒，其信号基团氧化铁纳米颗粒本身就能作为载体。又比如氟［^{18}F］代脱氧葡萄糖（^{18}F-FDG），其中的脱氧葡萄糖部分既是信号基团 ^{18}F 的载体也是整个分子探针的修饰基团。

4. 定位基团 定位基团（targeting group），又被称作靶向基团，可作用于特定的生物标志物或者定位于特定的生物进程，可以极大地提高分子影像探针的亲和力、特异性与敏感度，有助于提高分子影像探针的信噪比，从而大大提升所获得的图像质量。因此，带有定位基团的分子影像探针的研发是当前的分子影像检测技术的热门领域。常见的定位基团有：有机小分子、多肽、蛋白和抗体及其片段、核酸适配体及纳米颗粒等。

5. 靶标 能够与定位基团相结合的生物体标志物一般称为靶标。靶标与疾病的发生、发展及转移过程密切相关，其变化过程能够反映该生物过程的变化情况，同时靶标与分子探针定位基团的结合具有特异性和可逆性。靶标变化过程一般有如下几种：数量或者浓度的变化，结构的变化，位置的变化，与生物体其他分子结合情况的变化等。靶标的变化能够引起相应分子影像探针的变化，从而在对应仪器获得的图像上显现出来，为研究生物过程及疾病的诊断与治疗提供依据。蛋白质是最常见的靶标，这是由于蛋白质经常以受体、离子通道、酶等形式大量参与到生物过程中，能有效地反映疾病的发生发展等生物过程的变化。此外，特定的核酸、神经递质、激素、糖类等也常常被用作靶标。

第二节　探针设计原则

一、分子影像探针设计应具备的特性

分子影像探针主要是用来在生物体内以静默或者无创的方式来监测疾病及其变化过程,并以图像的形式报告该过程中在细胞及分子层面的相关信息,用于疾病的诊断与分析。因此,较高的相对信号强度、较好的生物利用率和一定的生物相容性是一个分子影像探针的基本要求。一个优秀的具有临床转化能力的分子影像探针,应具备以下特性。

知识点 2-3　分子影像探针设计应具备的特性

分子影像探针应具备高信噪比、高敏感度、高特异性、高亲和力、高生物相容性、高稳定性和经济可行性等特性。

1. 高信噪比　分子影像技术极大地依赖于高对比图像来反映疾病的生理和病理情况。低对比图像极难解析,不容易获得有用的信息,也容易产生误导性结论。一个具有高信噪比的分子影像探针,是生成具有高对比度图像的关键。

2. 高敏感度　分子影像探针要有高度敏感性,以最小剂量来获得最高质量的图像,同时对生物过程的干扰应降低到最小程度。此外,高敏感度也体现在分子探针应具有探测极少量靶点的能力,这也是疾病早期诊断的一个重要课题。

3. 高特异性　分子影像探针既可以是特异性,也可以是非特异性的。非特异性的分子探针没有明确的靶点,故常用来监测疾病的整体变化,如血流灌注变化。相对而言,特异性的分子探针能与特定的细胞或细胞器上的生物标志物互相作用,如受体、酶、转运器、信使 RNA 等。因此能够从分子水平上提供生物过程的相关信息。这种类型的分子探针能够帮助人们更好地认识疾病的生物过程,在早期疾病诊断方面也显示出了巨大潜力。此外,由于特异性的分子探针只与特定的生物标志物相互作用,故可减少非特异性摄入,有利于提高图像质量。

4. 高亲和力　定位基团和靶标的紧密结合是分子探针在靶组织中富集的先决条件。分子影像技术通常希望使用探针后能尽早采集图像。因此,分子影像探针必须具有较快结合速度(K_{on})和较慢的解离速度(K_{off}),才能实现在靶组织中的高吸收和长滞留以及在其他组织中的低吸收和快速清除。

5. 高生物相容性　分子影像探针的作用仅限于在分子水平上反应疾病或者生物进程的状态,而非改变其状态,因此分子探针必须具有良好的生物相容性。尽管分子探针的使用剂量通常十分微小,其生物学效应一般也很小,但仍然需要进行仔细的评估。在应用于人体之前,分子影像探针的生物学效应需求被优化至可接受水平。

6. 高稳定性　生物体对于许多内源性和外源性的分子都处于防御状态。许多在血清或靶组织中的蛋白酶和其他酶类都能降解分子影像探针。因此,在生物体中维持分子探针结构的完整性是一个重大挑战,特别是分子探针的使用剂量通常十分微小。此外,图像的质量以及定量分析的有效性也高度依赖于其稳定性。当然,有些分子影像探针的设计是利用其在体内特定环境下的结构变化进行显像,这样只需要其在到达靶区前保持稳定即可。

7. 经济可行性　易于制备的分子影像探针有利于其日常应用及有效推广,因此制作成本也是需要重点考虑的因素。过于复杂的制备过程或者难以接受的成本将严重阻碍分子影像探针的临床使用。

二、分子影像探针的设计模式

知识点 2-4　分子影像探针设计

分子影像探针设计是根据所需探测生理过程的特点,首先确定合适成像模式,然后将信号基团和定位基团基于一定原则和合理模式组合成探针。考虑到疾病生理过程的多样性和复杂性,分子影像探针的设计原则和研发策略具有非常大的灵活性。

(一)分子影像探针设计途径

虽然分子影像探针的基本组成如图 2-1 所示,但在实际应用中,常用的分子影像探针的设计模式有如下四种途径(图 2-2)。

1. 定位基团和信号基团通过载体结合途径　由于定位基团的特异性优势,定位基团和信号基团通过载体结合是最常用的方法(图 2-2A)。例如,一个定位基团(比如多肽或者有机小分子)可与一个信号基团结合来组成一个探针。一个定位基团也能够被多种信号基团标记来形成多模态分子影像探针。多个定位基团也可以与一个或多个信号基团结合,来形成多个靶标成像的分子影像探针。中间的载体可以使定位基团和信号基团紧密结合,并提供修饰作用或者修饰位点。

2. 两个或者多个信号基团通过特殊的酶底物结合途径　是两个或者多个信号基团通过特殊的酶底物结合(图 2-2B),激活型探针和智能型探针就是这种方法的典型代表。

3. 信号基团作为主要结构,定位基团用来修饰信号基团途径　信号基团将作为主要结构,而定位基团主要是来修饰信号基团(图 2-2C)。该方法主要用于信号基团是纳米颗粒的情形,比如 SPIO。

4. 信号基团位于载体的内部途径　在某些分子探针中,信号基团甚至可以位于载体(比如脂质体)的内部而不是表面(图 2-2D)。

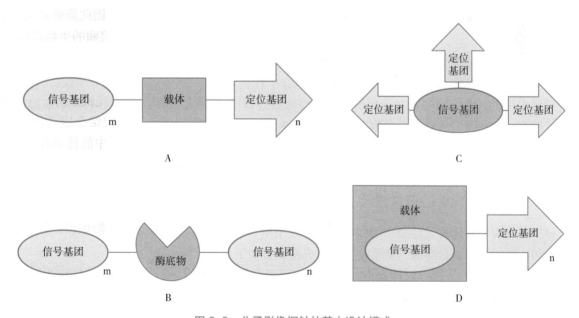

图 2-2　分子影像探针的基本设计模式

这些分子探针的设计方法都十分常用,而每种方法都有其优缺点。不同设计方法的选择取决于信号基团、定位基团,以及载体和其他修饰基团的选择。为了获得理想的分子影像探针,各个因素都应进行仔细的研究和优化。

(二)基团与载体的选择

1. 信号基团的选择　取决于所采用的分子影像技术。每种分子影像技术都有其对应的信号基团,比如 CT 是重核素,PET 和 SPECT 是放射性核素,FMI 是荧光分子,MRI 是顺磁性分子或者磁性纳米颗粒、US 是微泡等。每种分子影像技术都有其优势及缺陷,比如 PET 和 SPECT 灵敏度高,穿透力好,但不能提供解剖学图像;CT、MRI 虽然能提供解剖学图像,穿透力也不错,但灵敏度不够理想;FMI 和 BLI 成像方便,灵敏度也不错,但穿透力太低。因此,要对所要诊断、分析和研究的疾病生物过程进行综合考虑,选用最合适的分子影像技术。比如要研究生物体内部的疾病过程,那么就应该优先选用穿透力好的 CT、PET、SPECT 及 MRI 等影像技术;而如果对生物体体表的一些疾病过程进行研究,就可以采用成像方便、灵敏度高的 FMI 和 BLI。

2. 定位基团的选择　主要取决于所选用的靶标。靶标的选择对于分子影像探针的成败至关重要,需要经过认真的识别与筛选。如果一个靶标未被准确鉴别,或其生物特性未经过详细研究,那么在此基础上研制出的分子探针的应用将十分有限。更重要的是,靶标的数量、分布与位置将对分子影像探针的设计策略产生直接影响。例如,要设计一个分子探针来对极少量的靶点成像,那将很难成功。这种情况下,采用间接成像的分子探针设计可能更为有效。相反,如果靶标数量较多,比如表达量多的蛋白受体,则可直接作用于靶标的分子影像探针是一个更好的选择。此外,定位基团与靶标结合的特异性、敏感性也需要经过详细的评估,筛选出最合适的定位基团。

3. 载体及其他修饰基团的选择　要考虑到分子影像探针的理化性质和生物行为,选择合适的载体和修饰基团可以大大提高其在生物体内的生物利用率和生物相容性。一些分子影像探针的溶解性(水溶性或者脂溶性)差,生物利用率低,就可以通过添加亲水基团或者疏水基团来改善。一些分子影像探针的毒性比较大,比如 Gd^{3+},就可以通过选择合适的有机配体作为载体,降低毒性,提高其生物相容性。一些纳米颗粒形式的分子影像探针容易吸附蛋白质形成"蛋白冠"而被特定组织(比如肝脏)富集,这固然可以被用做针对肝脏组织的分子影像探针,但若靶标不在这些特定组织内,就需要用两性有机小分子加以修饰以避免"蛋白冠"的生成。合适的载体和修饰基团能够提高分子影像探针的稳定性,使其顺利通过体内的多重屏障,在靶标组织中实现高积累和长滞留,有力地提高成像的质量。

即便掌握了上述的分子影像探针设计原则,研发一种新的分子探针仍是一项极具挑战性的工作。如何从众多的信号基团、定位基团和修饰基团的组合中找到最好的一个组合来构建分子探针,仍然是一个异常艰巨的任务。科学家在长期研发分子探针的过程中,发展了一些行之有效的策略来提高研发的成功率。这些研发策略可以分为两大类:①理性设计和随机设计。每一大类策略中,都有一些策略成功地指导了分子探针的设计。②多种策略联合使用。在许多情况下,为了使分子探针达到某些特定的目的,常常是多种策略联合使用。

三、分子影像探针的理性设计

分子影像探针的理性设计是一类强有力的研发策略。但该策略需要科学家在该领域中具有丰富的经验和广博的知识。目前这一类策略中比较成功的有如下几个分类:

1. 利用现有的分子探针设计新型分子探针　对现有的分子探针进行修改并将其转化为新分子探针是一种比较直接的策略,能够在较短时间内获得较高成功率。这种转变需要改变原有探针的信号基团及连接方法,同时需要对其各项属性进行优化。例如,被放射性 ^{125}I 标记的苯甲酰胺类似物已被广泛用于黑色素瘤的 SPECT 成像。将其中的放射性 ^{125}I 换成放射性 ^{18}F 后,就可得到一种新型的 PET 分子探针(图 2-3A)。又如带有 RGD 序列肽(精氨酸 R- 甘氨酸 G- 天冬氨酸 D)的分子探针已被广泛应用于肿瘤的 PET 成像。将其 PET 信号基团(^{18}F)换成荧光分子(Cy5.5)后,就可以作为分子探针用于肿瘤的光学成像(FMI)(图 2-3B)。

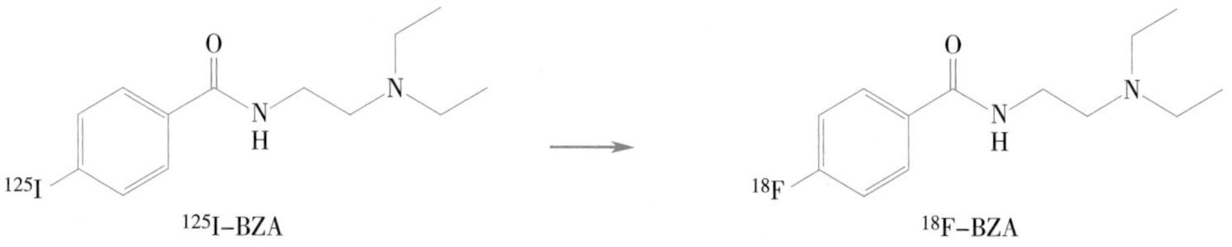

图 2-3 利用现有分子探针设计新型分子探针的成功实例

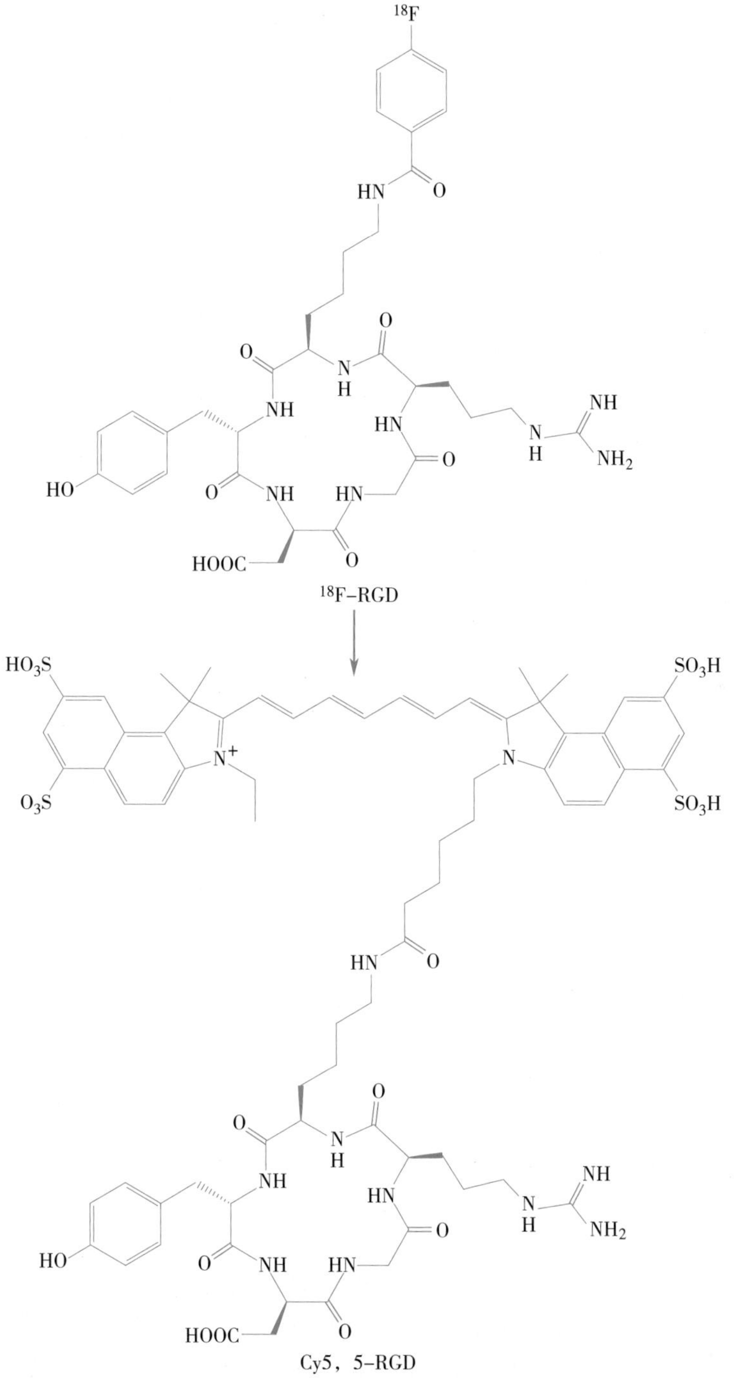

A：利用原有 SPECT 探针 N-（二乙氨基乙基）-4- 碘［125I］苯甲酰胺（125I–BZA）设计新型 PET 探针 N-（二乙氨基乙基）-4- 氟［18F］苯甲酰胺（18F–BZA）；B：利用原有 PET 探针氟［18F］代精 – 甘 – 天冬 – 酪 – 赖环肽（18F–RGD）设计新型荧光分子探针酞菁 5.5 代精 – 甘 – 天冬 – 酪 – 赖环肽（Cy5.5-RGD）

目前,美国国立卫生研究院(U.S. National Institutes of Health, U.S. NIH)已经建立了分子影像探针数据库(molecular imaging and contrast agent database, MICAD),免费为科学家提供大量分子探针结构。这个数据库可以帮助科学家简单快速地识别出可以修改和优化的探针,以此来促进分子探针的研发。

2. 利用天然存在的分子及其类似物设计新型分子探针 生物体内有着许多天然生物活性分子,包括小分子、多肽及蛋白质。其中许多分子是激活剂或者抑制剂,可以作用于受体、转运蛋白、胞内蛋白及细胞器等,在生物进程中起到关键作用。这些分子在分子探针的研究过程中可以被充分利用起来。例如,许多氨基酸被用来设计新型 PET 探针,对肿瘤的新陈代谢进行成像,例如 ^{11}C- 甲硫氨酸(^{11}C-methionine)、 ^{11}C- 酪氨酸(^{11}C-tyrosine),其化学结构如图 2-4A、B 所示。放射性 ^{18}F 标记的胸腺嘧啶类似物(3- 氟[^{18}F]-3- 脱氧胸腺嘧啶核苷, ^{18}F-FLT)被用来对肿瘤进行成像,其化学结构如图 2-4C 所示。此外,许多具有重要生理活性的多肽也被用来设计分子探针,包括放射性标记的生长抑素、奥曲肽、α-MSH 肽、铃蟾肽类似物、神经降压肽等。这种策略是分子探针研发中最常用的策略之一,它的成功是科学家们近年来在分子水平上认识生物进程取得巨大突破的重要体现。

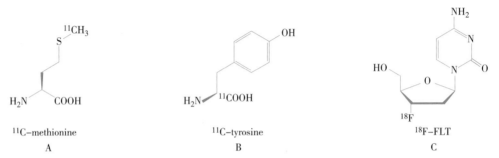

图 2-4 利用天然存在的分子及其类似物设计新型分子探针的成功实例

A: ^{11}C 标记的甲硫氨酸的化学结构;
B: ^{11}C 标记的酪氨酸的化学结构;C: ^{18}F 标记的胸腺嘧啶的化学结构

3. 利用药物或候选药物设计新型分子探针 药物及候选药物(甚至是失败的药物)代表了分子探针研发中的另一种重要资源。该策略与上一种策略高度相关,因为许多药物本身就来自天然生物分子。最常用的 PET 显像剂——^{18}F-FDG,就是这种策略的成功实例(图 2-5)。20 世纪 50 年代,葡萄糖类似物被用来抑制癌细胞的糖酵解速率进而抑制癌细胞生长。但该类药物也能抑制大脑内的糖酵解,这种神经毒性阻碍了进一步的临床研究。20 世纪 70 年代,科学家们转换思路,成功合成了放射性核素 ^{18}F 标记的葡萄糖类似物 ^{18}F-FDG 并将其用于人体成像,发现具有良好的效果。20 世纪 90 年代初,使用 ^{18}F-FDG 的 PET 成像技术开始用于全身成像。如今, ^{18}F-FDG 已成为应用最广泛的 PET 显像剂。这种策略是一种高风险高回报的策略。其高风险主要来自药物及其候选物对化学修饰的敏感性,特别是进行信号基团的修饰。然而,一旦结合成功,该分子探针往往会有很好的作用,并能迅速应用于临床。

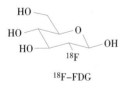

图 2-5 利用药物或候选药物（ ^{18}F-FDG ）设计新型分子探针的成功实例

4. 利用计算机辅助设计新型分子探针 目前,计算机辅助设计(computer-aided design, CAD)已经广泛应用于药物研发。它是利用计算化学的方法来发现相关的药物及生物活性分子,其核心是预测一个给定分子能否与靶标结合以及结合的强度。传统药物研发往往需要多个轮次的设计、合成与测试才能获得一个具有理想活性的分子,而 CAD 则大大加速了这一过程。CAD 也同样可以应用在分子探针的研发上,在实际合成分子探针前就可以对其性质进行预测,对其结构进行优化,从而大大加速分子探针的研发进程。例如,科学家通过分子模拟的方法寻找并筛选出能与整合素 $\alpha_v\beta_3$ 结合的小分子,将结合能力最高的小分子与荧光分子相偶联,从而设计并合成了新的分子探针(图 2-6)。体内和体外实验都证实了该分子探针的有效性,从而显示了 CAD 这一策略在分子探针研发的独到之处。

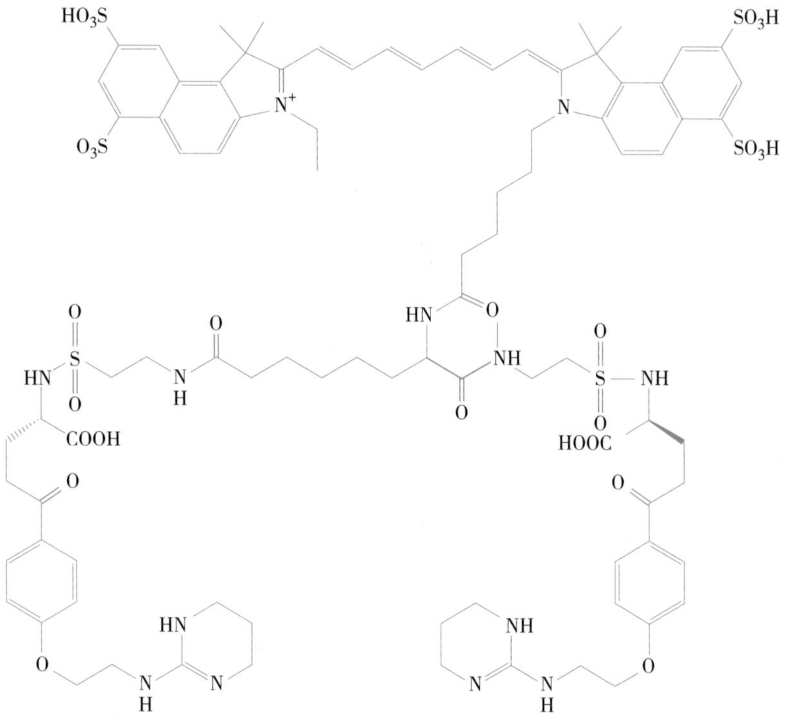

Bivalent-IA-Cy5.5

图 2-6　利用计算机辅助设计新型分子探针的成功实例

利用分子模拟技术筛选能与整合素 $\alpha_v\beta_3$ 结合的荧光分子探针 bivalent-IA-Cy5.5 的化学结构

5. 分子影像探针的随机设计策略　这是一类基于当前高通量筛选(high throughput screening, HTS)技术的策略。该类策略对于经验和知识的依赖较少,但高度依赖于能实现 HTS 的自动化设备。这类策略主要通过专门方法产生含有大量候选分子探针的分子探针库,然后利用 HTS 迅速筛选出其中性能优异的分子探针。这类策略中用来产生分子探针库的方法主要有化学方法和生物方法。目前常用的化学方法主要是组合化学方法。通过组合化学方法可以产生数百万计的分子探针,并用 HTS 在短时间内对其性能进行快速筛选。一珠一物法(one-bead-one-compound method)就是其中的代表性方法。目前常用的生物方法主要是各种体外展示技术,包括噬菌体、细菌、酵母、核糖体、信使 RNA 展示。这些蛋白展示技术的快速发展也促进了对多种不同的靶点有着高度亲和力和特异性的小分子蛋白和多肽的发现。此外,这些蛋白和多肽相对较小,有着较快的清除速度、肿瘤细胞内的高累积率以及相对较短的生物半衰期。这些都是分子探针的理想属性。例如,噬菌体展示随机组合肽库是目前使用较广的一种方法并已取得巨大成功。噬菌体展示肽库中包含着大量的噬菌体,每个噬菌体的表面又表达有特殊序列的多肽。通过 HTS 一旦筛选出合适的定位多肽,可以对其进行标记来引入信号基团,并通过进一步优化使其在生物体内达到最理想的属性。

第三节 临床常用的分子影像探针

一、CT 成像对比剂

CT 成像是一种基于不同组织对 X 线的吸收和衰减不同而进行成像的技术,具有无穿透深度限制、操作简单、成像速度快、无创、价格低廉等特点,是现代医学不可或缺的临床诊断工具。然而,CT 对软组织的分辨力较 MRI 差,当病变部位与周围组织的 X 射线衰减系数相近时,容易造成误诊和漏诊。CT 分子影像探针,又称 CT 对比剂,可以显著提高 CT 成像的敏感性和检测精度。

(一)常用 CT 成像对比剂

目前临床上常用的 CT 对比剂主要为水溶性有机碘化合物,包括离子型对比剂(如泛影葡胺、显影葡胺)和非离子型对比剂(如碘海醇、碘比乐、优维显)。碘对比剂种类繁多,用途广,研发进展快,产品更新快。其更新换代的主要宗旨是使其毒性和不良反应降到最低。

经静脉注射 CT 对比剂后,由于正常组织与病变组织之间的血供丰富程度不同,正常组织和病变组织的对比剂分布浓度不同,X 线通过时的衰减亦不同,因此可形成密度差,有利于发现 CT 平扫未显示或显示欠佳的病变,提高病变的检出率及鉴别诊断的能力。同时,根据病变的强化特点,有助于病变的定性。尽管目前的新一代非离子型对比剂不良反应发生率很低,碘对比剂在体内循环短、廓清快,限制了其在靶向成像和血管造影上的应用。

(二)新型纳米 CT 成像对比剂

随着纳米科技的快速发展,一些含有高原子序数和高电子密度金属元素的纳米材料被广泛研究作为新兴的 CT 对比剂,如金纳米颗粒、钆掺杂的上转换纳米颗粒、氧化钨、氧化钽、硫化铋纳米颗粒以及一些基于钡、铅、镱的纳米材料等。与常规商业化的碘对比剂相比,纳米材料具有循环时间长、X 线衰减系数大等优势。靶向分子(如叶酸)功能化修饰的纳米对比剂可有效提高病变区域对比度。尽管纳米 CT 对比剂在动物实验层面展示出了理想的成像效果,但这些高原子序数元素大多具有一定的毒性,需要进行表面修饰以提高其生物相容性。因此,制备具有良好生物相容性的新型纳米对比剂,提高其 CT 成像对比增强和病变部位靶向富集能力,发展稳定、成熟的大规模合成工艺流程,对于降低注射剂量、提高生物安全性,以及促进临床转化具有重要的意义。

二、分子影像检测显像剂

(一)核医学显像剂

放射性核素标记的用于显像目的的核药物称为核医学显像剂(imaging agent),属于诊断放射性药物(radiopharmaceuticals)。放射性药物的发展历史与核医学密不可分,二者相伴产生。乔治·赫维西(George de Hevesy)于 1935 年首次报道放射性核素 ^{32}P 标记的磷酸盐在大鼠体内的分布和磷代谢研究,开创了放射性药物在生物医学研究中应用。1936 年,被誉为美国"核医学之父"的约翰·劳伦斯(John Lawrence)首次使用 ^{32}P 用于白血病治疗,是第一次使用人工放射性核素用于人类疾病的治疗。

放射性药物可根据使用目的不同分为诊断放射性药物和治疗放射性药物。用于显像的诊断放射性药物又可以根据所用放射性核素性质不同分为 SPECT 药物(显像剂)和 PET 药物(显像剂)。

1. 显像剂中的核素 在选择医学诊断用放射性核素时应着重考虑辐射暴露、体外可测、易于获得和核素纯度。其中辐射暴露与放射性核素的活度、辐射类型、半衰期以及其在体内的滞留时间有关。只有 γ 衰变、同质异能转换(IT)或电子俘获(ε)的核素其辐射剂量很低,α 和 β 发射体则不适合用于诊断。用于 SPECT 显像的核素通常只发射 γ 射线，可以很容易从外部探测到。考虑到穿透组织和计数效率，γ 射线能量范围在 50~500keV 时最合适。用于 PET 显像的核素最好只发射 β+ 正电子，当其与体内的电子发生湮灭辐射时产生两个能量为 511keV 的 γ 光子。

用于核医学显像的放射性核素半衰期从几分钟到几天量级，取决于合成显像剂所需时间及其输运到体内特定部位的时间。若半衰期过长病人会受到长时间的辐射暴露以及增加环境污染的风险。若半衰期小于 10 小时，则在医院内或附近必须有放射性核素发生器或合适的加速器。

显像剂中的放射性核素主要通过核素发生器（nuclide generator）和加速器（cyclotron）方式获取。放射性核素发生器的发明使得较短半衰期的放射性核素获取更为简便。由于可以定时淋洗获得放射性核素，就像给奶牛挤奶，因此通常将放射性核素发生器形象地称之为"母牛"。使用最多的是 $^{99}Mo/^{99m}Tc$ 发生器，^{99m}Tc 只发射 γ 射线，半衰期非常适合用于诊断，能量为 141keV 的射线方便从外部测量。由于 ^{99m}Tc 具有如此优异的核性质，其在核医学成像中应用是最多的。利用冻干药盒制备方法的进一步简化了锝标记放射性药物的制备，简单可靠、质量可控。可以说，是 $^{99}Mo/^{99m}Tc$ 发生器与药盒化方法的发明推动了放射性药物的应用并促进了核医学 SPECT 显像的发展与普及。其他常用的放射性核素发生器还有 $^{68}Ge/^{68}Ga$、$^{90}Sr/^{90}Y$、$^{113}Sn/^{113m}In$、$^{188}W/^{188}Re$ 和 $^{82}Sr/^{82}Rb$ 等。在这些发生器中，$^{68}Ge/^{68}Ga$ 发生器由于 ^{68}Ga 的优良核性质以及易于药盒法标记，特别是 PET 设备的快速增长，使其有可能成为仅次于 $^{99}Mo/^{99m}Tc$ 发生器的产品。另外，$^{82}Sr/^{82}Rb$ 发生器的商业化名称为 CardioGen-82，由此获得的 $^{82}RbCl$ 注射液已经获 FDA 批准用于正电子心肌灌注显像。

随着加速器技术的发展，紧凑型医用加速器具有占地少、费用低的优势，越来越多的医院或者位于医院附近的放射性药物生产及配送中心安装了医用加速器，并建立配套的符合药品 GMP 要求的洁净间为医疗机构提供放射性药物制剂。加速器生产的放射性核素主要为短寿命诊断用核素，包括 ^{18}F、^{11}C、^{64}Cu、^{89}Zr 以及 ^{123}I 和 ^{124}I 等。常见的 SPECT 和 PET 显像核素及其生产方法列于表 2-1 和表 2-2。

表 2-1　常用的 SPECT 核素及生产方法

核素	T1/2（h）	主要衰变方式	射线能量（keV）	生产方式	核反应
^{99m}Tc	6.01	IT	141（89）	发生器	$^{98}Mo(n,\gamma)^{99}Mo$ $^{99}Mo(T_{1/2}=65.95h)(EC)$
^{111}In	67.32	EC	171（91） 245（94）	加速器	$^{112}Cd(p,2n)$
^{123}I	13.22	EC	159（83） 529（1.4）	加速器	$^{127}I(p,5n)$ $^{124}Te(p,2n)$ $^{123}Te(p,n)$ $^{124}Xe(p,pn)$
^{201}Tl	73.1	EC	135（2.6） 167（10）	加速器	$^{203}Tl(p,3n)^{201}Pb$ $^{201}Pb(T_{1/2}=9.33h)(EC)$

表 2-2　常用 PET 核素及加速器生产核反应

核素	T1/2（min）	衰变方式（分支比，%）	β 射线最大能量（keV）	γ 射线能量（keV）	生产方式	核反应
^{11}C	20.7	β+（99.8） EC（0.2）	960	511（199.5）	加速器	$^{14}N(p,\alpha)$
^{13}N	9.97	β+（99.8）	1198.3	511（199.6）	加速器	$^{16}O(p,\alpha)$

续表

核素	T1/2（min）	衰变方式（分支比,%）	β射线最大能量（keV）	γ射线能量（keV）	生产方式	核反应
^{15}O	2.04	β+（99.9） EC（0.1）	1731.7	511（199.8）	加速器	^{14}N（d,n） ^{15}N（p,n）
^{18}F	109.73	β+（96.7） EC（3.3）	633.4	511（193.4）	加速器	^{18}O（p,n） ^{20}Ne（d,α）
^{64}Cu	762.06	β+（17.40） EC（43.08） β-（39.0）	653.1	511（34.8） 1675（43.5）	加速器	^{64}Ni（p,n）
^{68}Ga	67.71	β+（89.1） EC（10.9）	821.7（1.2） 1899（87.9）	511（178.3） 1077（3.2）	发生器	^{69}Ga（p,2n）^{68}Ge ^{68}Ge（T1/2=270.95d）（EC）
^{89}Zr	4704.6	β+（22.7） EC（77.3）	902（22.7）	511（45.48） 909（99.0） 1713（0.7）	加速器	^{89}Y（p,n） ^{89}Y（d,2n） natSr（α,xn）
^{124}I	6013.44	β+（11.79） EC（88.21）	1535（11.8）	511（23.6） 603（63） 1691（10.9）	加速器	^{124}Te（p,n） ^{124}Te（d,2n）

2. 显像剂的制备　显像剂的制备是将放射性核素引入药物分子的过程,通常称为放射性标记。标记过程在具有放射性防护的通风橱（也称热室,hot cell）内进行。

放射性^{99m}Tc 显像剂绝大多数以 Na^{99m}TcO$_4$ 为起始物,通过加入还原剂和标记配体直接标记得到。有时配体本身也可能是一种还原剂,比如巯基化合物、有机膦和有机砷等配体。另外,配体交换方法也常用于制备^{99m}Tc 显像剂。这类标记方法首先用配位能力较弱的配体制得稳定性较差的配合物,再利用配位能力较强的配体取代先前的弱配体,从而制备得到相同价态的^{99m}Tc 显像剂。

在多肽和单抗（McAb）等生物活性大分子标记中利用双功能连接剂（bifunctional conjugating agent, BFCA）方法一般要优于直接标记法。主要优点在于标记位点明确、标记条件简单、标记物稳定,不易破坏生物活性等。双功能连接剂利用其一个反应基团与 McAb 共价结合,比如通过 N-羟基琥珀酰亚胺活化酯或异硫氰酸酯与生物大分子中的氨基连接,也可以通过马来酰亚胺或二环[1.1.0]丁烷与生物大分子中的巯基连接。再用其另外一个部位进行放射性标记,生成稳定的放射性标记物。为了最大限度地保持标记物的免疫活性,常在 BFCA 与 McAb 间插入一个连接基团增加它们之间的距离。

常用的 PET 核素中 ^{11}C、^{18}F 由于半衰期较短,通常需要借助于自动合成模块进行快速标记。另外,^{64}Cu、^{68}Ga 和 ^{89}Zr 为金属离子,需要通过配位方法进行标记。

^{18}F 是首选 PET 核素,其具有较适宜的半衰期,适于合成与运输;比活度高且发射正电子能量较低,能够获得更好的空间分辨率且对正常组织的辐射损伤较小;另外其范德华半径与氢相似,不会影响标记化合物的生物活性等优点。^{18}F 标记化合物的制备方法总体上可以分为亲核和亲电取代反应。^{18}F$_2$ 气体可通过亲电取代苯环上的氢或金属离去基团而标记在苯环上,也可用于 ^{18}F-FDG 的制备或者生成 ^{18}F-N 键化合物等。一般来说,^{18}F$_2$ 气体比活度较低,且亲电取代反应产率不高。

目前,^{18}F 标记主要通过亲核取代反应实现。^{18}F$^-$ 离子首先通过加速质子辐照 ^{18}O 富集水获得。K^{18}F/K$_2$CO$_3$ 为最常用的亲核氟化试剂。通过亲核取代反应可在芳香环、杂环和脂肪链上取代氢或离

去基团直接实现 ^{18}F 标记。对于生物大分子等对温度和有机溶剂敏感的分子,一般通过标记合成子(synthon)或辅助基团(prosthetic group)后,利用基团上的反应活性部位与生物大分子上的对应基团在温和条件下高效键合,从而实现放射性核素标记。

尽管目前 ^{18}F 标记方法已经多种多样,几乎可以实现任一化合物的标记,但是临床应用要求标记反应尽可能时间短、条件简单、高产率且易实现自动化操作,对于受体靶向药物还要求高比活度,即前体和产物要易于分离。近年来,不断有新的标记方法被报道,而且微波反应、微流控技术也已用于放射性标记。相信随着 ^{18}F 标记方法的突破和各种自动合成仪的出现,使药物的快速制备成为可能并更易于在临床上推广。

3. 显像剂的特点　放射性药物区别于其他药物的最大特点是其所含的放射性核素一直在发生衰变,因此操作放射性药物过程中除了注意辐射防护外,也必须注意到其药物剂量不断在减少。放射性药物的质量控制和药物安全性等方面,除了一般药物的研究项目外,还有放射性核素鉴别和放射性核纯度、放射化学纯度、放射性活度等检测项目。

(1)放射性活度检测:使用经过校准的活度计或其他合适的仪器测量药物的放射性活度并标注测量时间和放射性浓度。由于放射性显像药物的化学剂量极微,可以忽略不计,因此使用放射性活度(简称活度,A)来描述药物剂量,其国际单位是贝克(Bq),常用单位是居里(Ci),1Ci=3.7×10^{10}Bq。放射性活度的减少符合原子核衰变的指数定律,即:

$$A=A_0e^{-\lambda t}$$

其中,A_0 为起始时刻的放射性活度,A 为经过 t 时间衰变后的活度,t 为时间,λ 为衰变常数,其与半衰期($T_{1/2}$)的关系为:

$$T_{1/2}=\frac{\ln 2}{\lambda}=\frac{0.693}{\lambda}$$

λ 和 $T_{1/2}$ 被认为是核素的内在物理性质,不随其所处的环境变化而变化。因此,对于特定的放射性核素其半衰期和衰变常数是固定的,通常可以作为鉴别核素的手段之一。

可见,对于一种已知半衰期的核素,只要知道起始时刻的活度就可以计算出放置任意时间后的活度。

放射性活度为放射性核素的衰变率,单位:dpm 或 dps,即每分钟或每秒钟的衰变次数。计数率是用探测器在单位时间内测得的衰变次数,单位:min^{-1} 或 cpm 或 cps。放射性活度与计数率的关系为:$I=f×A$(f 是计数效率,$f≤1$)。f 与射线的类型与能量以及探测器类型等多种因素有关。

(2)放射性核素鉴别和纯度测定:一般用 β 和 γ 能谱仪或通过测定物理半衰期方式进行核素鉴别并确定放射性核素纯度。因为放射性核素杂质不仅会影响药效,还会带来药物安全性问题,增加不必要的辐射损伤,特别是对于毒性很强的放射性核素杂质还要满足限量规定。

(3)放射化学纯度测定:除了化学纯度要求外,放射性药物还特别要求测量放射化学纯度。通常采用薄层层析(TLC)或高效液相色谱(HPLC)法测定放射化学纯度。

(4)比活度测定:放射性药物存在化学量极微的特点,通常不用考虑药物的生理影响和化学毒性,但是毒性较强的药物来说因要求限制其化学用量而要求比活度。近年来,由于分子影像技术的发展,受体靶向药物越来越多的用于临床,由于体内受体数量有限,要求使用不加载体的放射性核素并限制未标记的前体含量,对药物比活度有较高要求。比活度通常根据标记前体(配体)、或采取高效液相色谱或紫外可见光谱法进行定量并计算得到。

另外,对于放射性标记的胶体等颗粒剂,其颗粒大小及其分布范围是一项重要的指标。颗粒大小决定了其用途,不符合要求颗粒会影响显像结果甚至造成错误判断。稳定可靠的生产工艺对颗粒大小及分布的控制极其重要,颗粒大小的测定可采用电镜或动态光散射法测量。还可以通过生物分布试验验证药物颗粒大小是否符合要求。

放射性药物要求在有效期内进行检测、使用,确保药物的有效性。由于放射性核素具有衰变的特点,质量控制检验需快速可行。一般采用快速简单的薄层层析法测试药物稳定性。

鉴于正电子类放射性药品半衰期较短的特点,临床使用前不可能对每一批正电子类放射性药品进行全项检验。为保证正电子类放射性药品的质量,确保用药安全有效,药品监管部门根据正电子核素半衰期长短制定了放射性药品质量控制指导原则。确定每批药品在使用前应进行质量检验的项目和追溯性检验项目。

4. 显像剂的应用 核医学显像是通过放射性核素发射的射线示踪显像剂分子在体内的分布并依此判断是否存在病变或者异常。根据显像设备不同,可分为 SPECT 显像和 PET 显像(具体可参见本教材第五章和第六章内容)。根据所显像的器官或组织不同,又可以分为脑显像、心脏显像、骨显像、肺显像、肾显像、肝胆显像、血池显像、甲状腺显像和淋巴显像等。根据疾病类型和显像机制不同,还可以分为受体显像、代谢显像、灌注显像、乏氧显像、基因显像、多药耐药显像、斑块显像、反义核酸显像和炎症显像等。以下选择几种显像应用作简要介绍:

(1)心肌灌注显像:放射性在心肌中的分布与局部心肌血流灌注及心肌细胞的功能密切相关,故称为心肌灌注显像(myocardial perfusion imaging)。在临床上,心肌灌注显像用于冠心病心肌缺血的早期诊断,心肌梗死和心肌病的诊断,以及心肌活力的评估等。已经用于临床的 SPECT 显像剂有 $^{201}TI^{+}$、^{99m}Tc-MIBI(甲氧异腈)和 ^{99m}Tc-Tetrofosmin(替曲膦)等,特别是 ^{99m}Tc-MIBI 在临床上获得广泛应用,但存在肝本底高及首次通过率低等缺点。PET 心肌灌注显像剂包括 $^{13}NH_4^{+}$ 或 $H_2^{15}O$,以及最近被 FDA 批准的 $^{82}RbCl$ 等,这些核素因半衰期过短而以简单标记物形式用于心肌血流灌注或血液动力学参数测定。^{18}F 标记的线粒体复合物抑制剂类似物或脂溶性阳离子用于 PET 心肌灌注显像还在临床试验中。

(2)糖代谢显像:^{18}F-FDG 是最重要的糖代谢显像剂(见图 2-5),在临床上广泛使用。恶性肿瘤和心脑组织的糖代谢旺盛,摄入 ^{18}F-FDG 明显高于周围组织,可用于肿瘤早期诊断并鉴别肿瘤的良恶性、心脏疾病诊断和心肌细胞存活的判断和脑生理功能及各类脑疾病的辅助诊断,具有适用范围广,灵敏度高,分辨率好和稳定性强等优点。但是 ^{18}F-FDG 并非肿瘤特异性显像剂,存在不能将肿瘤与炎症病灶区分开或者有些肿瘤不能摄取的缺点。

(3)肿瘤受体显像:肿瘤细胞及新生血管通常过度表达一些受体(receptor),通过放射性标记的受体配体(ligand)与之高亲和力、特异性结合并利用核医学显像技术可以在生理情况下研究人体受体的分布(定位)、数量(密度)和功能(亲和力),用于肿瘤的诊断、分级和疗效评估以及发病机制研究。配体通常为小分子抑制剂(或激动剂)、多肽、蛋白和抗体及其片段等,可以特异性、高亲和力与受体结合,发生分子构象变化从而引起细胞反应,如介导细胞间信号转导、细胞间黏合、胞吞等过程。由于受体与配体间的作用具有饱和性,因此,对受体显像剂的比活度要求比普通显像剂更高,以防止受体出现饱和现象。

根据受体蛋白结构、信息传导过程、效应性质、受体位置等特点,受体大致可分为含离子通道的受体、G- 蛋白偶联受体、酪氨酸激酶受体和细胞内受体。通常来说,位于胞外的膜受体显像剂种类更加丰富,包括小分子、多肽、蛋白、抗体以及纳米粒子,而位于胞内的核受体显像剂设计则更复杂,通常为一些脂溶性小分子或者具有特殊入胞和入核通道的多肽等。随着,基因组学和蛋白组学的发展,越来越多的肿瘤受体显像剂被报道,成为肿瘤显像和治疗的重要手段。

(二)磁共振造影剂

MRI 是利用原子核(如氢质子)在磁场内发生能级跃迁所产生的信号经计算机处理成像的一种技术。作为一种新型的影像诊断技术,磁共振成像具有很多独特优势,包括成像剖面选择自由度大;对软组织分辨力高;拥有多种成像模式;患者体验更为良好的非介入式检查方式;具有低辐射性与无放射性,安全性高。磁共振成像独特的技术优势使其在许多疾病,特别是在肿瘤、心血管疾病、神经疾病以及肌骨骼疾病的诊断、分期与随访中得到了非常广泛的应用。

磁共振成像技术是基于各种组织中水质子的 T_1 或 T_2 弛豫时间的不同从而在图像上产生明暗对比度的变化。然而，一些病变区域，特别是早期病灶，其包含的水质子的弛豫时间往往与正常组织的区别不大，在磁共振成像诊断中难以分辨。因此，临床诊断中往往需要使用磁共振分子影像探针来增大病变组织与正常组织中水质子弛豫时间的差异，从而在磁共振成像中获得更为清晰、对比更明显的图像以利于进一步的诊断分析，因此磁共振分子影像探针又常被称作造影剂、对比剂。据估计，临床诊断中有 40%~50% 的磁共振成像需要使用造影剂。目前常用的磁共振造影剂可以分为三大类：第一类是以钆、铁、锰等配合物为代表 T_1 造影剂，第二类是以超顺磁性氧化铁纳米颗粒为代表的 T_2 造影剂，第三类是其他造影剂。

T_1 造影剂因其能缩短水质子的 T_1 弛豫时间，在 T_1 加权成像中表现为高信号，又被称作明场造影剂或者阳性对比剂。临床上常用的 T_1 造影剂主要是钆、锰、铁等带有多个未成对电子的顺磁性金属离子的配合物。

1. 钆类造影剂　钆离子（Gd^{3+}）带有 7 个未成对电子，是已知金属离子中最多的，具有较大的磁矩和磁化率，是理想的 T_1 造影剂。不过 Gd^{3+} 离子有一定毒性，因此临床上使用的钆类造影剂一般是 Gd^{3+} 的配合物，可以将其毒性降至可接受的程度。

（1）常用钆类造影剂：目前常用的钆类造影剂如图 2-7 所示。

Gd-DTPA（钆喷酸葡胺，商品名 Magnevist®，马根维显）是第一个钆类磁共振造影剂，它于 1981 年被发明，1987 年被 FDA 批准用于临床诊断。Gd-DTPA 是当前使用最为广泛的钆类造影剂，主要用于血管成像及血管通透性增加的病变组织成像，比如肿瘤及血脑屏障异常的颅脑病变，亦可用于全身磁共振成像。Gd-DTPA 分子带有两个负电荷，溶液渗透压大，容易产生副作用，因此在其基础上发展了结构类似的中性钆类造影剂 Gd-DTPA-BMA（钆双胺，商品名 Omniscan®，欧乃影）及 Gd-DTPA-BMEA（钆弗塞胺，商品名 OptiMARK®，安磁力），它们的功能与 Gd-DTPA 类似。1998 年，第一个基于 DTPA 配体的靶向钆类造影剂 Gd-BOPTA（钆贝葡胺，商品名 MultiHance®，莫迪司）在欧洲上市。它的配体 DTPA 末端附近修饰了针对肝脏组织的定位基团苄氧基甲基，这大大提高了 Gd-BOPTA 对肝脏成像的特异性，使得其在肝脏成像时的使用剂量（0.05mmol/kg）大大降低，为其他钆类造影剂的 25%。此外，Gd-BOPTA 亦可用于中枢神经系统及全身成像。在 Gd-BOPTA 基础上发展而来的 Gd-EOB-DTPA（钆塞酸二钠，商品名 Primovist® 及 Eovist®，普美显），其 DTPA 配体中间部位修饰了定位基团乙氧苄基，使得肝脏对它的吸收率达到了 50% 以上，显著地提高了肝脏成像的图像质量。它的使用剂量低至惊人的 0.025mmol/kg，仅为其他钆类造影剂的 13%。另一个基于 DTPA 配体的靶向钆类造影剂是 MS-325（钆磷维塞三钠，商品名 Vasovist® 及 Ablavar®），它在 DTPA 配体上引入二苯环己基磷酸酯这一能与人血清蛋白可逆结合的定位基团，大大延长了 MS-325 的血液循环时间，使其成为一种性能优良的血池造影剂。Gd-DOTA（钆特酸葡胺，商品名 Dotarem® 及 Artirem®，多它灵）是基于另一类配体 DOTA 的钆类造影剂，它于 1989 年在法国上市，2013 年被 FDA 批准用于临床诊断。它可以用于中枢神经系统和全身的磁共振成像。由于 Gd-DOTA 分子仅带一个负电荷，溶液渗透压小于 Gd-DTPA，同时 Gd-DOTA 的稳定性要强于 Gd-DTPA，因此在临床副反应方面 Gd-DOTA 优于 Gd-DTPA。基于与 Gd-DTPA 相同的考虑，两种以 DOTA 配体为基础的中性钆类造影剂也被研发出来，Gd-HP-DO3A（钆特醇，商品名 ProHance®，普络显思），Gd-BT-DO3A（钆布醇，商品名 Gadovist® 及 Gadavist®，加乐显）。

（2）钆类造影剂的优点：成像效果好，副作用相对较小，安全性高，经济可行性好，因而得到了广泛的应用，目前临床诊断使用率达到了 90%。然而钆类造影剂有增加肾源性系统纤维化（nephrogenic systemic fibrosis，NSF）的危险，因此有肾功能障碍的患者应减少或者避免使用。FDA 特别为钆类造影剂发布了黑框警告（black box warning）。

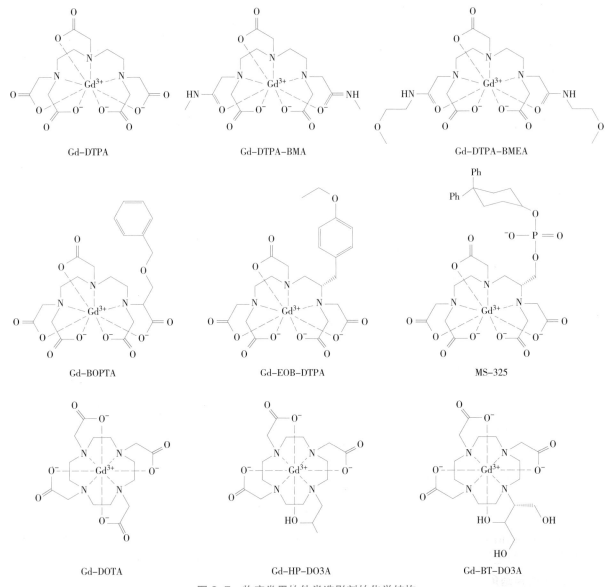

图 2-7 临床常用的钆类造影剂的化学结构

2. 锰类造影剂 锰离子（Mn^{2+}）带有 5 个未成对电子，具有较大的磁矩和磁化率，也可以用作 T_1 造影剂。锰是人体必需的微量元素，Mn^{2+} 的毒性较小，可以直接作为造影剂使用，如 $MnCl_2 \cdot 4H_2O$（商品名 LumenHance®）可被用来做肠道造影。Mn-DPDP（商品名 Telsascan®，泰乐影）是唯一一个被 FDA 批准的锰配合物造影剂，其结构如图 2-8 所示。由于锰可被肝脏组织选择性吸收，因此 Mn-DPDP 常被用来做肝脏造影。然而由于造影效果较差，容易引起恶心、呕吐、血压升高等副作用，加上销路欠佳，Mn-DPDP 分别于 2003 年及 2012 年于美国和欧盟退市。

3. 铁类造影剂 Fe^{3+} 离子带有 5 个未成对电子，也可以用作 T_1 造影剂。柠檬酸铁铵（商品名 Ferriseltz® 及 FerriSeltz®）是一种含 Fe^{3+} 离子的铁类造影剂，可以用来做肠道造影。但由于所需剂量较大，一般也仅用做肠道造影。

T_2 造影剂因其能缩短水质子的 T_2 弛豫时间，在 T_2 加权成像中常表现为低信号，又被称作暗场造影剂或者阴性对比剂。临床上常用的 T_2 造影剂主要是氧化铁纳米颗粒。超顺磁性氧化铁纳米颗粒（SPIO）及超小超顺磁性氧化铁纳米颗粒（ultrasmall superparamagnetic iron oxide，USPIO）是临床上最为常用的 T_2 造影。SPIO 的直径一般在 50~150nm，USPIO 的直径一般在 30~50nm。这些

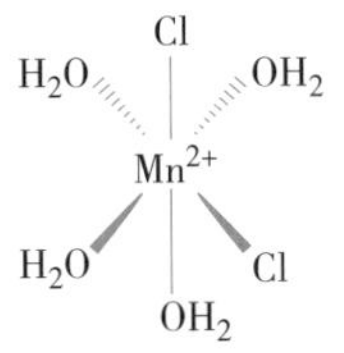

图 2-8　临床常用的锰类造影剂的化学结构

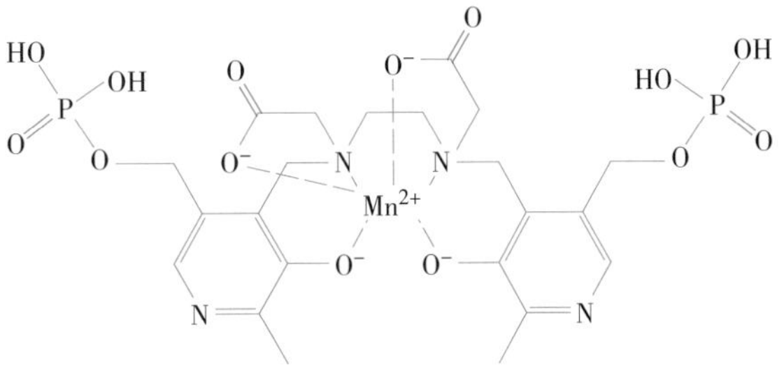

纳米颗粒在进入体内容易被网状内皮系统（reticuloendothelial system RES）捕获而进入肝脏，因此常被用作肝脏造影剂。此外也经常被用作肠道造影剂，比如 ferumoxsil。目前已经被批准用于临床的的此类造影剂有 ferumoxides（SPIO，商品名 Feridex I.V.® 及 Endorem®，菲立磁）、ferucarbotran（SPIO，商品名 Resovist® 及 Cliavist®，铁羧葡胺）、ferumoxtran（USPIO，商品名 Sinerem® 及 Combidex®）、ferumoxsil（SPIO，商品名 GastroMARK® 及 Lumirem®）。然而由于这些造影剂成像效果较差，容易引起恶心、腹泻（胃肠造影时）、血压升高等副作用，市场销售不佳，先后退市或停产。目前仅存的此类造影剂是 ferumoxytol（USPIO，商品名 Feraheme®），但其是作为一种补铁剂获得 FDA 批准用于临床。ferumoxytol 有较长的血液循环时间，可用作血池成像。

第三类造影剂主要是利用其他机制来增强对比，提高图像质量。比如矿物油、蔗糖聚酯等含有较短 T_1 弛豫时间的质子，服用之后可以在 T_1 加权成像中表现为亮信号，可用于肠道造影。硫酸钡悬液（商品名 VoLumen®）、甘露醇等可以锁住水分，提高肠道内的水含量，使得 T_2 加权成像中肠道内容物表现为亮信号，肠壁表现为暗信号。全氟溴辛烷（PFOB，商品名 Imagent GI®）可以显著降低肠道里的水含量，使得 T_2 加权成像中肠道内容物表现为亮信号。这类造影剂所需的剂量比较大，恶心、呕吐、腹泻等副作用比较显著，一般仅能用于肠道造影。

经过了三十多年的发展，磁共振造影剂取得了相当大的进展，在当前磁共振成像诊断中发挥着巨大的作用。但目前临床所使用的这些磁共振造影剂仍然存在用药剂量大、靶向性低，有一定的毒副作用等问题。相信随着磁共振造影剂的深入发展以及磁共振成像技术的继续进步，高性能、低毒副作用、靶向性强、稳定性好的磁共振显影剂指日可待。

（三）超声造影剂

超声成像是利用不同生物组织的声阻抗不同，从而引起不同强度回声的临床诊断技术，具有操作简便、无放射性、实时动态及成本低廉等优势。然而，当病变组织与正常组织的声阻抗比较接近时，容易造成误诊和漏诊。使用超声造影剂能够增大病变部位和周围组织之间的差异，从而有效提高图像对比度，便于诊断。常规超声造影剂由外壳和微泡内气体两部分组成。通常是指直径为 2~10μm 的有壳的微气泡，微泡外壳厚 1~500nm，壳体材料可以是白蛋白、磷脂、半乳糖、聚合物、液膜（表面活化剂）等。微泡内气体通常是二氧化碳、氟碳气体（C_3F_8）、氟化物（如 SF_6）及空气等。

按照制备材料和方法不同，常规包膜超声造影剂的发展大致分为三个阶段，分别称为第一代超声造影剂、第二代超声造影剂和第三代超声造影剂。

1. 第一代超声造影剂　即包裹空气的微泡造影剂，选用的包裹微泡气体和材料种类繁多，大致可分为蛋白质外壳、多聚体外壳、表面活性剂等，比较具有代表性的是 Albunex®、Levovist® 和 AIP201。

2. 第二代超声造影剂　主要是指含氟碳气体或六氟化硫等高分子惰性气体的微泡造影剂，其微气泡的外壳构成与第一代超声造影剂相似，但包裹气体不同。比较有代表性的有 Optison®、Definity®、SonoVue®、Imagent®、EchoGen®、PB127、Sonazoid® 等。

3. 第三代超声造影剂　则是用于靶向诊断与治疗的微泡造影剂。即通过对微泡外壳进行改造，将特异性配体结合或连接到微泡表面，并可作为非病毒基因或药物载体，以达到靶向诊疗的目的。目前研究较热的新型靶向超声造影剂主要包括纳米级超声造影剂、多模态超声造影剂、相变超声造影剂等。

高特异性靶向超声造影剂的设计和构建是实现超声特异性分子显像的基础和重要环节。稳定性、安全性和超声造影增强效果是评价造影剂性能的关键指标。超声造影剂配合超声造影显像技术（如谐波成像、触发成像、反相脉冲）的应用，能够有效提高超声对人体各种疾病的诊断和鉴别诊断能力，具有广阔的临床应用前景。相信随着超声造影剂制备工艺的成熟，在不远的将来，超声造影剂将实现靶向多模态显影、诊断治疗一体化，为医学诊疗工作提供更大帮助。

三、光学成像分子探针

光学分子成像技术是利用荧光物质和荧光素酶探针在分子水平上对生物体生理、病理变化进行实时、无创、动态监测的一种技术。这种成像技术灵敏度高、成像快速、成本低廉，目前已广泛应用于生命科学、医学研究和药物研发等领域。但其缺点也很明显，光在生物组织中穿透性差、散射严重，信号采集困难，这大大制约了光学成像技术在临床上的使用。此外，目前光学分子影像探针的发展还不成熟，发光效率和稳定性较差，有一定的细胞毒性，仍有待进一步的发展。

当前的光学成像分子探针主要有两大类，分别对应两种主要的光学成像技术：荧光分子成像技术（FMI）和生物发光成像技术（BLI）。

1. FMI 分子探针　主要是荧光分子。由于近红外波段的荧光（near-infrared fluorescence，NIRF）在生物体中穿透力较好，检测难度低，是当前临床研究和使用的主要方向。吲哚菁绿（indocyanine green，ICG）和荧光素钠（fluorescein sodium）及盐酸氨基戊酮酸（aminolevulinic acid hydrochloride，ALA-HCl）是当前仅有的被 FDA 批准用于临床荧光成像的分子探针。它们的结构如图 2-9 所示。吲哚菁绿主要被用于心脑血管及眼科血管的术中实时造影。荧光素钠主要被用于眼科血管造影。盐酸氨基戊酮酸则主要用于神经外科的肿瘤手术。吲哚菁绿和荧光素钠本身都是有机染料分子，能够在特定激发波长下发出特定荧光，从而实现荧光成像。盐酸氨基戊酮酸本身没有荧光，在肿瘤中可被转化为有机染料分子原卟啉 IX（protoporphyrin IX）从而实现荧光成像。此外，还有一些荧光分子

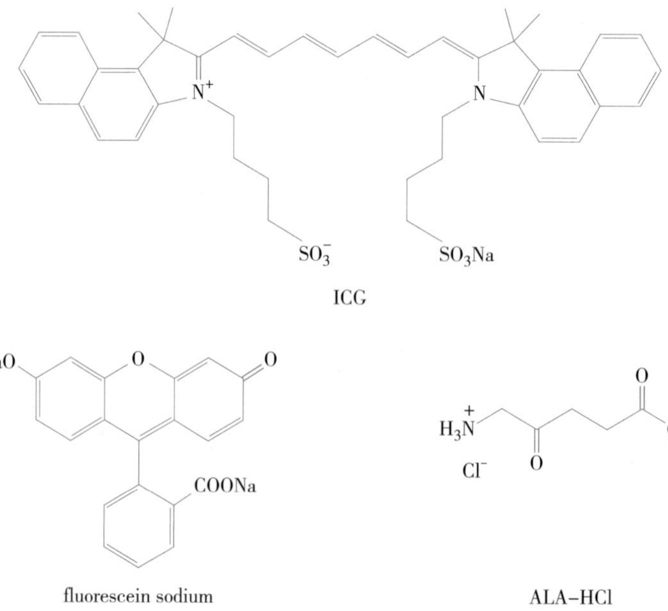

图 2-9　临床使用的荧光成像分子探针实例

探针也进入了临床前或临床研究,比如叶酸荧光素衍生物 OTL38 以及 IRDye 800 CW。除此之外,量子点(quantum dots, QD)也因其良好的光学性质而得到了广泛的关注。量子点也叫做半导体纳米晶体,是一种由Ⅱ族和Ⅵ族或者Ⅲ族和Ⅴ族元素组成的纳米颗粒,如 ZnS,CdSe,InP 等。其激发谱带宽,发射谱窄,发射强度高,抗干扰能力、稳定性和可"调谐"性远胜于传统的有机染料分子。然而量子点水溶性差,毒性较大,表面修饰困难,想要取代有机染料分子仍然需要进一步的研究与开发。

2. BLI 分子探针　当前,BLI 主要的分子探针是荧光素酶。荧光素酶本身不能发光,但能催化荧光素氧化而发光。荧光素酶本身是一种蛋白,将它引入活体中目前仍然存在着很多困难,这也是 BLI 应用在活体成像的最大障碍。此外,氧化荧光素需要一定量的氧气,这也限制了 BLI 在一些乏氧区域的应用,比如大肿瘤的坏死中心。因此目前 BLI 主要应用在生命科学和基础医学研究上。临床上想要使用 BLI 来帮助疾病诊断,仍有很长的路要走。

相比于其他分子影像技术,光学成像技术的临床应用仍处在比较初步的阶段,主要用于手术导航和体外检测。已经能用于临床手术的 FMI,BLI 成像技术目前还处在探索阶段。相信随着光学成像技术的进一步发展,比如断层成像技术引入,以及对光学分子影像探针的进一步研究,光学成像技术有望成为临床诊断的一件利器。

小结

分子影像探针是一种带有特定信号基团的特殊分子或者纳米颗粒,它在分子影像学中发挥着重要的作用。分子影像探针一般由信号基团、载体和修饰基团三个部分构成,各个部分都有其独特的作用。信号基团能被相应的仪器检测到并进行图像化,是分子影像探针最为重要的组成部分。载体主要起骨架作用,既为信号基团提供支撑,同时也为修饰基团提供连接位点。修饰基团主要是用来改善分子影像探针的理化性质和生物行为,提高其生物利用率及生物相容性。由于分子影像探针主要是用来在生物体内以静默或者无创的方式来监测疾病及其变化过程,因此一个优秀的具有临床转化能力的分子影像探针应具备一系列特性,包括高信噪比、高敏感度、高特异性、高亲和力、高生物相容性、高稳定性和良好的经济可行性。为了更好地设计和研发分子影像探针,一系列分子影像探针的设计原则被确立起来,主要是围绕信号基团、定位基团、载体和其他修饰基团的选择和优化来进行。为了提高分子影像探针的研发效率,科学家发展了包括理性设计和随机设计在内的两大类研发策略,极大地提高分子影像探针研发的成功率。随着各种分子影像技术的飞速发展,针对特定分子影像技术的分子探针也取得了长足的进步,在临床实践中得到了广泛的应用。本章还介绍了 CT 成像对比剂、核医学显像剂、磁共振造影剂、超声造影剂、光学成像分子探针等五种分子影像探针的特点、发展状况和应用。与分子影像探针对应的成像技术及其临床应用可参见本教材相关章节内容。

 思考题

1. 简述分子影像探针的各个组成部分及其功能。
2. 什么是靶标? 靶标主要有哪些类型?
3. 一个好的分子影像探针应具备哪些条件?
4. 分子影像探针常用的研发策略有哪两大类?
5. 核医学显像剂是根据什么分为两类的? 其相比于一般药物其有哪些特点?

（高锦豪　张现忠　郑铁生）

第三章　临床分子影像常用检测设备

1. **掌握**　CT 成像、MRI、PET/CT、SPECT、超声成像的基本工作原理。
2. **熟悉**　CT 成像、MRI、PET/CT、SPECT、超声成像仪器结构。
3. **了解**　CT 成像、MRI、PET/CT、SPECT、超声成像仪器发展史。

　　临床分子影像检测设备常用的主要有 CT、MRI、PET/CT、SPECT 和 US 等。CT 成像主要依赖生物组织对 X 射线的吸收不同,实现对疾病的检测,主要用于脑、脊髓、肺、肝、胆、胰以及盆部器官的高分辨成像。MRI 成像主要依赖原子核在磁场作用下产生共振,实现对疾病的诊断,可以用于头颅、脊柱、胸腔(心脏)、腹部、骨骼等部位的检查。PET/CT 和 SPECT 主要采用核素衰变过程中产生的正电子湮灭释放出光子或者 γ 光子实现成像,是唯一依赖成像探针的医学检测方法,其中,PET/CT 主要用于肿瘤、脑和心脏疾病的等病灶的成像,由于在成像过程中使用了分子成像探针,可用于骨骼显像、心脏灌注断层显像、甲状腺显像、局部脑血流断层显像、肾动态显像及肾图检查、阿尔茨海默症早期诊断等。US 成像是利用人体组织对高穿透性超声波的吸收和反射实现成像,具有实时、无创、可重复成像的优势,主要用于眼科、妇产科、心血管系统、消化系统、泌尿系统相关病灶的成像。如联合应用这些成像模态,可以全方位、多角度实现疾病的早期诊断和精准治疗。

第一节　计算机断层扫描成像检测设备

　　计算机断层扫描成像(computed tomography,CT)是电子计算机和 X 射线相结合的产物,是 80 多年来对 X 射线诊断学上的一次重大突破,开创了数字化成像的先河。随着科技的进一步发展,CT 技术正向着多源、多排、多层的方向发展,临床应用范围越来越广,可供检查的项目和种类越来越多,已成为临床上成熟的、必不可少的影像学检查手段之一。

一、CT 成像仪器的基本结构与相关参数

(一)CT 成像设备的基本结构

　　常规的 CT 成像设备主要有扫描系统、计算机系统、图像显示及储存系统、操作控制与图像处理系统四部分构成(图 3-1)。

　　1. 扫面系统　CT 成像系统的扫描部分主要由高压发生器、X 线球管、准直器、探测器、扫描架和扫描床几部分构成。高压发生器主要用于为 X 球管产生 X 线提供稳定的直流高压。X 线球管主要用于发射 X 线。准直器通常位于球管前方,通过调节窗口大小使 X 线呈有一定厚度的扇形束状,改

变窗口的宽度可变换 X 线束的厚度,决定扫描的层厚。探测器主要用于接收衰减后的 X 线并将其转化成为电信号。扫描架和扫描床可以用于调节扫描的方向,放置扫描对象。

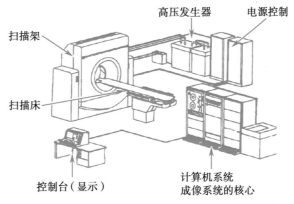

图 3-1 常规 CT 成像设备的主要构成示意图(见二维码)

2. 计算机系统 CT 成像设备主要由计算机系统和阵列处理器组成。前者主要用于控制机器数据和图像处理;后者主要用于图像的采集和扫描。二者相互配合,实现快速的成像和分析。

3. 图像显示及存储系统 CT 的图像显示通常由高分辨、大屏幕的液晶显示器构成。存储部分主要有高性能硬盘组成。二者相互配合,完成了图像高清晰显示和大数据储存。

4. 操作控制与图像处理系统 控制操作台主要用于实施 CT 扫描的各种操作,通过选择合适的参数以达到快速采集数据的目的。采集到的数据通过软件重建以后,医生可以快速地对结果进行分析。

(二)CT 成像设备的相关参数

CT 成像仪器的主要参数有:CT 值、体素 / 像素、空间分辨率、窗宽 / 窗位等。

1. CT 值 CT 值代表了 X 射线穿过组织后的衰减值。每种物质的 CT 值是一个相对量,其定量关系为:物质的 CT 值 =1000×(U–U 水)/U 水,U:物质的衰减系数;U 水:水的衰减系数。单位为 HU。物质的 CT 值反映物质的密度,CT 值越高密度越大。例如:骨骼的 CT 值大约为 1000HU,软组织的 CT 值为 20~70HU,水的 CT 值为 –10~10HU,脂肪的 CT 值为 –100~–50HU。

2. 体素 / 像素 CT 图像是一定厚度的体层图像,将每一体层按矩阵的形式分成若干个小的基本单元,每个 CT 值代表了每个小单位内的物质密度之和。这些小单位称为体素(voxel)。如果把 CT 图像也按照矩阵的形式进行划分,这些组成图像的基本单元被称为像素(pixel)。由此可见,体素是一个三维概念,像素是一个二维概念,像素是体素在成像时的一种表现。像素越小,图像清晰度越高。

3. 空间分辨率 空间分辨率是衡量 CT 图像质量的一个重要参数,是测定一个图像的量化指标。CT 图像的空间分辨率是指在高对比度情况下,图像对组织结构空间大小的鉴别能力。CT 的空间分辨率通常用每厘米内的线对数(LP/cm)表示。线对数越多,空间分辨率越高。矩阵越大,像素越小,图像越细致。层厚越薄,体素越小,Z 轴方向的空间分辨率越高。临床常用的 CT、MRI、B 超的分辨率依次降低。密度分辨率是指在低对比度情况下,两种组织之间最小密度的图像分辨能力通常以百分比(%)来表示。临床常用的 MRI、CT、B 超的密度分辨率依次降低。密度分辨率和空间分辨率密切相关,又相互制约。通常情况下,层厚越薄,矩阵越大,像素越小,空间分辨率越高。在 X 线总能量不变的条件下,体素的光子数越小,密度分辨率下降。时间分辨率是指单位时间内可采集影像最大帧数,反映出单一层面的成像时间及可连续采集影像的能力。临床常用的 B 超、CT、MRI 时间分辨率依次降低。

4. 窗宽/窗位　窗宽是指显示图像时所选用的 CT 值的范围,在此范围内的组织结构按照密度高低从白到黑分为 16 个灰阶。如窗宽为 320Hu,则可分辨的 CT 值为 320/16=20HU,表示两种组织 CT 值的差别在 20Hu 以上,即可通过 CT 成像分辨出来。因此,窗宽与图像的对比度密切相关。窄窗宽对比度强,宽窗宽对比度小。例如,检查脑组织宜选用窄的窗宽;检查肺和骨质宜选用宽的窗宽。窗位是指窗宽上、下限 CT 值的平均数。不同组织 CT 值不同,想检测其细微结构宜选用 CT 值中心进行扫描,这个中心就是窗位。窗位的高低直接影响图像的亮度。

5. 扫描方式　CT 的扫描方式分为平扫和增强扫描两种。平扫是指不使用造影剂的 CT 扫描方法,主要包括连续扫描、间隔扫描、重叠扫描、薄层扫描等。增强扫描是通过注射造影剂提高病变组织和正常组织的密度差,以显示平扫上未被显示或显示不清晰的病灶。目前常用的临床造影剂有离子型的泛影葡胺和非离子型的 Omnipaque、Ultravist 等。

二、CT 成像的基本原理

知识点 3-1　CT 成像的基本原理

CT 成像原理如图 3-2 所示,X 线束扫描一定厚度的生物体组织时,不同生物组织对 X 射线的吸收和透过率不同,通过探测器检测透过生物组织的 X 射线的能量,由光电转换器把 X 光转变为电信号,再由模拟/数字转换器把电信号转为数字信号,经计算机处理得到图像。

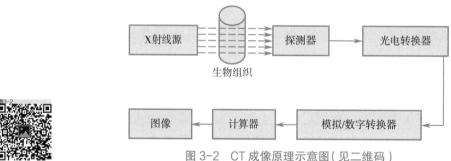

图 3-2　CT 成像原理示意图(见二维码)

X-CT 成像的本质是对 X 光的衰减系数进行成像。由于 CT 采用断层扫描的方式进行,因此可以得到三维的 CT 图像。

与其他成像模态相比,CT 成像具有以下优点:①检查方便、迅速安全、无创伤;②图像是断面图,密度分辨率高,解剖关系明确,可显示普通 X 线照片无法显示的器官和病变组织;③可以获得不同的正常组组与病变组织的 X 线吸收系数,用于定性分析。

第二节　单光子发射断层显像检测设备

单光子发射计算机断层扫描技术(single-photon emission computed tomography, SPECT)是利用人体组织脏器对放射性元素的选择性吸收进行成像,可得到一系列横向断层图像,对横断面信息进行重新处理可以得到矢状面和冠状面断层图像。SPECT 和正电子发射计算机断层扫描成像(positron emission tomography, PET)都是对从病人体内发射的 γ 射线成像,故统称发射型计算机断层显像(emission computed tomography, ECT)。

一、γ照相机与SPECT的结构组成

（一）γ照相机的结构组成

γ照相机（γcamera）于1957年由美国工程师安格尔（Anger）及其同事研发成功，因此也叫Anger照相机，是用来记录和显示成像物体中射线活度分布的一个照相系统。临床上，γ照相机收集病人体内发射的γ射线，通过计算机重建出射线发射分布图像，从而了解人体内特定器官或系统的功能情况。

γ照相机由探头、显示记录装置及显像床等部分组成。探头决定了γ照相机的图像质量，是γ照相机的核心组成部分，探头由准直器、闪烁晶体、光导、光电倍增管、定位电路、支架等部分组成。从人体内发射出的γ射线首先到达准直器，准直器能够限制散射光子，只允许特定方向的γ光子到达晶体。通过准直器的γ光子，到达晶体，晶体产生的荧光光子可以被多个光电倍增管检测到，但是离晶体产生荧光光子位置越近的光电倍增管产生的电信号幅度越高，定位电路根据电信号的幅度及能量信息确定其产生位置及放射性强度，得到放射性分布图。

（二）SPECT的结构组成

SPECT主要由探头、机架及检查床系统、计算机图像重建及显示系统等部分组成。

1. 探头 SPECT的探头类似于一台可旋转γ照相机，由准直器，闪烁晶体，光导，光电倍增管，电子学部分组成。由于SPECT成像的需要，其探头有单探头，双探头，多探头之分。临床采用的SPECT系统的探头多为双探头和多探头，通过旋转机架的控制，可以绕人体进行180°、360°或特定角度的扫描，从而获得体层图像。

（1）SPECT准直器：准直器（图3-3）允许特定方向运行的射线通过准直器到达闪烁晶体，而运行方向不"正确"会影响成像结果的射线，则会被准直器阻挡住，无法到达闪烁晶体。准直器起到"筛选"射线的作用，提高成像效果。

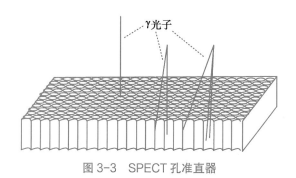

图3-3 SPECT孔准直器

（2）闪烁晶体和光导：通过准直器的γ光子到达准直器后的晶体被晶体捕获，γ照相机和SPECT中多采用一整块的连续NaI晶体，当经过准直器的γ射线进入闪烁晶体后，由于光电效益和康普顿散射，γ光子被转换为荧光，从而能被光电倍增管探测到。闪烁晶体和光电转换器件之间加有光导，使闪烁晶体产生的可见光光子能更有效的传输到光电转换器件。

（3）光电倍增管和电子：临床应用中，γ照相机和SPECT中的光电转换器件多为光电倍增管（photomultiplier tube，PMT），连续的NaI晶体后面耦合着光电倍增管阵列，光电倍增管工作时需要上千伏的偏置电压，为各倍增级提供工作电压，通常每7~10个可见光光子入射到PMT的光阴极上就会产生一个电子，这个电子经过后面各级倍增极的倍增将形成很大的电信号，光电倍增管的增益一般为 10^4~10^8 倍，因此能检测到微弱的光信号（图3-4）。

2. 机架及检查床系统 机架是整个成像仪器中不可或缺的部分，机架包括控制SPECT探头进行任意角度扫描，支撑整个扫描成像系统，使得各个部分能够协调运转。双探头或多探头的SPECT中，

机架还能控制各个探头进行独立扫描,从而获得不同角度的放射性分布信息。在全身扫描中,机架可以控制探头相对病人移动进行扫描或者控制病人相对探头移动进行扫描。

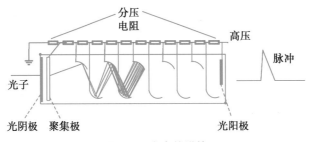

图 3-4 光电倍增管

3. 计算机图像重建及显示系统 由于 SPECT 在 γ 照相机的基础上增加了计算机图像重建系统,使得 SPECT 不仅能像 γ 照相机一样,进行平面成像、动态成像,还能对二维图像信息进行重新处理,得到人体内放射性分布的三维数据信息,根据成像需要,可以得到脏器、组织的横状面、冠状面、矢状面或任意角度的体层影像并进行显示。

二、SPECT 的成像原理

SPECT 的探头部分其实就是一台可旋转的 γ 相机,在其基础上增加计算机图像重建系统及探头旋转运动装置就组成了一台 SPECT。SPECT 不仅能像普通 γ 照相机一样,进行脏器的平面和动态功能成像,也能给出脏器的各种断层图像和三维图像信息。SPECT 利用一个或几个 γ 照相机获得的平面图像信息来得到二维图像或者三维图像。断层成像中的一个像素表示空间中一个点的放射性测量值,而平面图像中,一个像素表示一个方向上放射性测量值的积分。

知识点 3-2 SPECT 成像的基本原理

SPECT 利用人体组织脏器对放射性元素的选择性吸收进行成像,如 [131]I 用于甲状腺疾病诊断,[99m]Tc 用于全身骨成像。在 SPECT 的成像过程中,将放射性同位素标记的药物即示踪剂注入人体内,示踪剂通过生理代谢到达需要成像的断层位置后,产生衰变,发射出 γ 光子,体外的 γ 相机探头探测沿一条投影线进来的 γ 光子,SPECT 探头通过围绕病人旋转,对病人进行 360° 信号采集,探头中的闪烁晶体将探测到的 γ 光子转换成可见光,可见光再被光电转换器件转换成电信号,对 360° 采集得到的叠加信号进行重建,可得到一系列横向断层图像,对横断面信息进行重新处理可以得到矢状面和冠状面断层图像,从而实现对病灶的定位以及定量分析。

三、SPECT 的图像特点

SPECT 有多种显像方式,不仅同 γ 照相机一样能对人体进行平面显像、动态显像、门控显像、全身显像;并且,由于 SPECT 扫描时,多个探头进行 180° 或 360° 扫描,利用计算机图像重建系统对扫描数据进行处理,可以得到任意角度,任意切面的断层图像,能获得更精确的病灶信息。相比于 γ 相机,SPECT 图像在空间分辨率,病灶定位精确度,病灶大小等方面具有明显优势。

SPECT 作为一种发射型显像技术,同 PET 一样,得到的图像具有丰富的人体生理功能信息,缺乏解剖信息,虽然能明显的显示是否有病灶,却无法对病灶在人体中的位置进行精确定位。将 CT 图像与 SPECT 图像进行融合可以弥补这一缺点。

第三节　正电子发射断层成像检测设备

正电子发射断层成像(positron emission tomography, PET)是核医学领域的一种临床影像检测技术。不同于传统临床影像检测技术反映人体解剖结构变化,PET 反映人体的功能变化。疾病的发生往往伴随着生化改变,PET 显像能在人体产生解剖结构变化之前,检测到生化改变,因此能更早的发现疾病,诊断疾病。在临床上,PET 在肿瘤、心血管、神经系统等疾病的早期诊断和评估具有独特的价值。

PET 和 SPECT 的不同之处在于,SPECT 采用的示踪剂为直接发射 γ 光子的同位素标记物,且对单个 γ 光子进行探测;而 PET 采用的示踪剂为能发射正电子的同位素标记药物,探测正电子湮灭产生的一对 γ 光子。另外一个不同之处为 SPECT 采用铅准直器进行机械准直,PET 采用电子准直。

一、PET 的结构组成

PET 系统通常由探测器、射线屏蔽装置和棒源、电子学系统、图像重建及处理工作站和机架五部分组成。

(一)探测器

PET 探测器的典型结构中,其基本结构单元一般为探测器块(Block),通常由一个 8×8 或者 13×13 根晶体条组成的晶体阵列耦合 4 个 PMT 构成。若干个探测器块(Block)又构成一个探测器组(Module),若干个探测器组(Module)再构成一个探测器环(Ring)。探测器环的多少决定了 PET 轴向视野的大小及断层面的多少,探测器环越多,轴向上可探测到真符合事件的长度越长,轴向视野越大。PET 的轴向视野是指与探测器环平面垂直的 PET 长轴范围内可探测值符合事件的最大长度。PET 系统的探测器主要由闪烁晶体、光电转换器件、耦合剂及相关电子电路组成。

1. 闪烁晶体　是作为能"看见"高能粒子射线的"眼睛",当高能粒子射线照射到闪烁晶体上时,晶体能发出一定波长的闪烁荧光,探测晶体所发出的荧光的能量、方向、位置信息就可以得到高能粒子射线的能量、方向、位置信息。PET 系统中采用的闪烁晶体多为锗酸铋闪烁晶体(BGO)。

2. 光电转换器件　光电转换器件的作用是将闪烁晶体产生的荧光转换成电信号,用于电子电路检测。传统 PET 中采用的光电转换器件同 SPECT 一样,都为光电倍增管。

3. 耦合剂　PET 探测器的闪烁晶体和光电倍增管之间设有光学耦合剂,以增加光的传播效率,减少全反射。

(二)射线屏蔽装置和棒源

1. 射线屏蔽装置　包括轴向屏蔽铅板和轴向隔栅,轴向屏蔽铅板用于屏蔽轴向视野以外的射线;轴向隔栅用于减少散射及随机符合。

2. 棒源　是装在中空小棒内的放射性 ^{68}Ge,用于 PET 显像仪的质控,也可用于获得衰减系数图,对 PET 图像进行衰减系数校正。

(三)电子学系统

主要包括前端电子学系统和符合电路系统,前端电子学系统对光电倍增管输出的电脉冲信号进行放大、时间甄别及能量甄别,然后将其转换成为数字信号;符合电路系统对脉冲进行符合,筛选出真事件,起到电子准直的作用,对探测到的数据进行筛选,保证图像质量。

(四)图像重建及处理工作站

数据经过电子准直后被送入图像重建及图像处理工作站,进行重建和处理。图像处理的关键步骤为数据校正,主要进行散射校正、随机符合校正、衰减系数校正、死时间校正。经过图像重建及图像处理的 PET 图像被显示在计算机上,供医师分析诊断。

（五）机架

PET 机架主要用来固定探测器并控制其围绕人体进行平移,旋转运动,另外机架还包括检查床,用来承托病人并将病人送入探测器环内。

二、PET 的成像原理

1. PET 基本成像原理

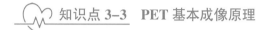 **知识点 3-3 PET 基本成像原理**

PET 系统成像过程中,将具有正电子发射的同位素标记药物(临床上称为示踪剂)注入人体内,这些药物参与人体的生理或代谢过程,在人体中发射正电子,正电子遇到体内的负电子发生湮灭,产生一对能量相同,都为 0.511MeV,但方向相反的 γ 光子。若探测器同时探测到两个能量均为 0.511MeV 的 γ 光子,则认为这两个 γ 光子产生于同一正电子湮灭,为一次真符合事件,并且认为正电子的位置在这对 γ 光子被探测位置的连线上,这样一条连线称为响应线(line of response, LOR)。PET 探测器探测穿透人体的 γ 光子,获取其时间,位置,数量信息,后续计算机系统通过计算这些信息进行符合事件甄别得到湮灭位置,从而进行图像重建,得到人体组织、器官的放射性分布图像。

人体中,代谢高或者产生癌变的组织、细胞对同位素标记药物的吸收能力较强,因此这些组织、细胞中同位素的富集浓度较高,在 PET 图像中呈高亮状态。

2. 正电子湮灭 正电子湮灭产生的一对 γ 光子被探测器环探测到,转换成电信号,送到前端电子电路进行放大、事件甄别及能量甄别,再送到符合电路中进行符合甄别,得到的事件数据送到图像工作站进行重建和图像处理,从而得到 PET 图像(图 3-5)。

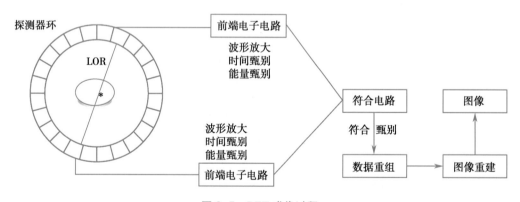

图 3-5 PET 成像过程

正电子放射性核素通常为富质子的核素,它们衰变时会发射正电子,原子核中的质子释放正电子和中微子并衰变为中子(图 3-6):

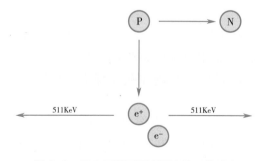

图 3-6 正电子湮灭原理图(见二维码)

$$P \rightarrow n+\beta^{+}+v$$

其中 P 为质子，n 为中子，β⁺为正电子，v 为中微子。

一个正电子和负电子产生湮灭会发射出两个能量相同，方向相反的 γ 光子，并释放出一个中微子。β⁺衰变产生的正电子和物质中的自由电子互为反物质，它的质量和电荷量都与电子相同，但电荷符号相反。正电子遇到负电子会与负电子发生湮灭，即发生完全的物质—能量转换，产生一对能量相同，都为 511keV，运行方向相反互成 180°的 γ 光子。

3. 符合事件甄别　符合事件分真符合，随机符合和散射符合三种（图 3-7）。

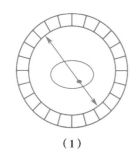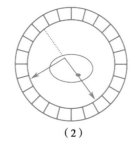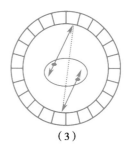

（1）　　　　　　　　（2）　　　　　　　　（3）

图 3-7　三种符合事件

（1）真符合事件；（2）散射符合事件；（3）随机符合事件

理论上同时被探测器探测的一对 γ 光子才为一次符合事件，实际应用中由于两个探测器的触发总有一定的时间差，只要探测器探测到两个 γ 光子的时间差小于某个值，都会被认为是一次符合事件。当两个不相关的光子被探测器探测到的时间差值小于这个值时，也会被认为是一次符合事件，称之为随机符合。而 γ 光子在体内发生康普顿散射，能量及运行方向改变后被探测器探测到，正电子的湮灭位置就不再位于这对 γ 光子被探测到的位置的连线上，这种符合事件被称为散射符合。散射符合和真符合的区别在于，散射符合中的 γ 光子发生了散射，能量及运行方向发生了改变，随机符合和真符合的区别在于，随机符合中的两个 γ 光子不是来自于同一次正电子湮灭。因此可以总结出，真符合事件具有以下三个性质：①真符合事件中的两个 γ 光子源于同一次正电子湮灭；②γ 光子运行方向相反，互成 180°夹角；③γ 光子能量相同且为 511KeV。

4. 图像重建　图像重建就是根据人体放射性分布测量数据，逆向求人体的放射性分布图。PET 对每个角度的采样得到的都是这个角度上所有响应线的积分，即这个角度的投影数据。PET 探测器围绕人体进行各个角度探测，得到各个角度的投影数据，图像重建算法有很多，常用的方法有解析法中的滤波反投影法（filtered back-projection，FBP）、最大似然估计法（maximum likelihood，MLEM）、有序子集最大期望法（ordered subsets expectation maximization，OSEM）。

三、PET 的图像特点

PET 图像是对人体内放射性核素分布的三维重建，PET 成像时，注入人体内的放射性药物是能参与人体代谢过程的物质，高代谢的组织摄取的放射性较高，因此代谢高的组织如癌变组织在图像上会呈高亮状态，就能在组织发生形态学改变之前，显示出癌症引起的代谢水平的变化。PET 图像是功能式图像，具有很高的分辨率，能较清晰地辨别是否有病灶，但病灶的解剖结构位置却无法准确确定。因此，PET-CT、PET-MRI 应运而生，CT 和 MR 图像显示人体组织的形态结构，和 PET 的同机融合使得图像既有精确的解剖结构又有清晰的功能信息，实现肿瘤诊断、定位的精确性。

四、PET 图像与其他成像同机融合

现今，临床上很少甚至没有单一的 PET 用来显像。虽然 PET 图像分辨率高，能清晰分辨出病

灶,但是由于 PET 图像显示的是组织的分子生化功能信息,没有清晰的组织器官边界信息,无法对病灶进行精确定位。将 PET 图像与 CT 图像或 MRI 图像同机融合,对疾病信息的获得具有独特的优势。

(一) PET 与 CT 融合

CT 等解剖学成像仪器能对软组织、器官进行高分辨率的成像,与 PET 的联合应用具有独特的优势。在 PET/CT 未实现同机融合之前,医师通过肉眼将 CT 图像与 PET 图像结合起来或是通过网络将 CT 图像传送到 PET 上进行融合,从而对病灶进行定位、定性、分析诊断。如今,已经实现 PET、CT 同机融合(图 3-8),PET/CT 一体机不仅有 PET、CT 各自的功能,并且实现优势互补,达到了 1+1>2 的效果,不仅提高了病灶定位的准确性,同时 CT 扫描可对 PET 图像进行衰减校正,大大缩短检查时间,提高设备利用率。PET/CT 显像也存在一定的局限性,PET/CT 虽然实现了同机融合,但是 CT 扫描和 PET 扫描是分开进行的,图像中会存在不同的运动伪影,影响衰减校正的结果;另外,在 PET/CT 图像中,感染、炎症等会呈假阳性,生长缓慢、分化程度高或者富含黏液的肿瘤呈假阴性。PET/CT 在肿瘤疾病、神经系统疾病、心血管疾病等领域的高临床应用价值使其成为发展最迅速的医学影像仪器之一。1998 年,第一台 PET/CT 原型机问世,2000 年年底才正式商品化,现已取代单一 PET 成为临床核医学仪器的主流。在 PET/CT 的带动下,其他多模显像仪器也在稳步发展。

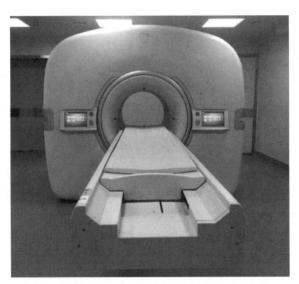

图 3-8　PET/CT 整机(见二维码)

(二) PET 与 MRI 融合

PET/CT 一体机的成功,促使人们对 PET/MRI 进行研究,MRI 和 CT 一样属于解剖学成像仪器,此外 MRI 对软组织成像具有独特的优势,并且没有辐射,对人体危害少,对软组织有着更高的对比能力,并且 MRI 可以基于多种参数成像,可根据成像需求选择不同的参数,从而提供丰富的诊断信息。将 PET、MRI 图像进行融合也实现了 1+1>2 的效果,PET、MRI 优势互补,MRI 图像提供高分辨率的组织、器官解剖学信息,PET 图像提供清晰的人体代谢功能信息,有助于对病灶进行精准定位。MRI 的多参数成像能为 PET 图像提供更多的诊断信息。同机融合 PET/MRI 系统实现同机融合、同步扫描、同一生理条件下对患者进行扫描,缩短扫描时间,提高仪器利用率。1997 年,研究者首次将闪烁晶体置于 MRI 系统中,并通过光纤将闪烁晶体与磁场外的光电倍增管连接。接着出现 PET/MRI 异体机,2010 年起,各大医疗器械公司推出 PET/MRI 一体机,实现 PET/MRI 系统同机融合。目前,PET/MRI 在临床上用于肿瘤早期诊断、良恶性诊断,心血管疾病,神经系统疾病的诊断。未来 PET/MRI 将是多模医学显像仪器的发展方向。

第四节 磁共振分子影像检测设备

磁共振成像（magnetic resonance imaging，MRI）技术是利用原子核在磁场内共振产生的信号经重建成像的一种影像技术。与其他成像技术相比，MRI 具有无创伤、无电离辐射的特点。它通过三维断层扫描获取生物组织的电磁信号，并重建出人体生理和病理的分子信息，实现人体各系统的解剖、分子和功能成像。经过五十多年的快速发展，尤其是近二十年相关技术的飞跃进步，磁共振分子影像检测技术在生物医学的应用远远超过了人们的预期和想象，成为分子影像检测领域不可或缺的重要工具。

一、磁共振分子影像设备的结构

磁共振成像设备主要由三大基本构件组成，即磁体部分、磁共振波谱仪部分、数据处理和图像重建部分。此外，还包含一些附属的配套设施，包括磁屏蔽体、射频屏蔽体、冷水机组、不间断电源以及超导磁体的低温冷却系统（图 3-9）。

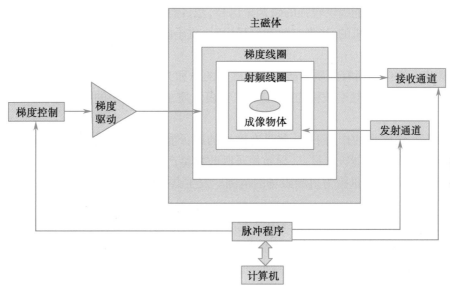

图 3-9 MRI 仪器构成示意图（见二维码）

1. 磁体部分 磁共振成像设备的磁体部分主要由主磁体、补偿线圈、射频线圈和梯度线圈四部分组成。

（1）主磁体：主要负责提供强大的静磁场，通常占据了较大的空间范围，具有高度均匀的磁场强度，常用的磁共振成像设备的磁场强度为 1.5T 和 3.0T。静场强度越高，检测的灵敏度和空间分辨率也越高，扫描时间越短。目前，主磁体主要分为普通电磁体、永磁体和超导磁体三类。

（2）补偿线圈：通过计算机控制，补偿主磁体磁场不均匀处，使得达到理想的均匀磁场。

（3）射频线圈：主要用向生物体发射指定频率的射频电磁波，激发原子核产生共振，通过接收线圈接收信号。根据成像部位的不同，配用专用的线圈提高转换效率和图像质量。

（4）梯度线圈主要用于控制磁场中的梯度，实现磁共振信号的三维空间编码。这个系统有三组线圈，产生 x、y、z 三个方向的梯度场，线圈组的磁场叠加起来，可得到任意方向的梯度场。

2. 磁共振波谱仪 磁共振波谱仪主要包括射频发射系统和磁共振信号接收系统。发射系统是波形和频率可调节的单边发射装置，类似于无线电发射机。接收系统主要用于接收人体反映出来的极弱的自由感应衰减信号。该信号经过放大和滤波以后,可进行有效检测。

3. 数据处理和图像重建部分　磁共振信号的处理和图像重建是实现高清晰磁共振成像的最后环节。磁共振系统采集到的数据经变换器转化为数字量,后经图像处理机处理,获得磁共振相关参数图像,存入图像存储器。这种图像进行一系列的后置处理和重建后,依次送入高分辨率的显示装置。

二、磁共振成像原理

知识点 3-4　磁共振成像的基本原理

磁共振成像是利用特定频率的射频脉冲作用于生物体,激励氢质子产生磁共振。当射频脉冲停止后,氢质子在弛豫过程中释放磁共振信号。检测器接收该信号后,通过空间编码和图像重建,实现对生物体的成像检测。

1. 自旋　原子核由质子和中子组成,质子带有正电荷,自旋产生一个小磁场,称为磁矩。中子自旋也会产生一个磁矩。当质子和中子总数为奇数时,将产生明显的自旋磁矩,例如,^1H,^{13}C,^{19}F,^{23}Na,^{31}P 等元素,质子和中子之和为奇数,存在发生磁共振现象的可能性。其中,氢原子结构相对简单,只包含一个自旋的质子,因此能提供较强的磁共振信号,是目前最常见的体内成像应用的元素。无外磁场时,自旋质子的取向是随机的,当把它放在磁场中时,质子倾向于北极的比倾向于南极的要多,使得南北两极形成一个能量差。

2. 拉莫频率　人体内所有的质子产生的小磁场的总和为零。在外磁场的作用,氢质子沿着主磁场的方向进动,这个进动的频率被称为拉莫频率,它表示质子在磁场中的磁化过程,使得自旋的质子绕磁场轴进动。

3. 核磁共振　在磁场的作用下,一些具有磁性的原子能够产生不同的能级,如果外加一个射频磁场,其能量等于相邻 2 个能级能量差,导致原子吸收能量产生跃迁(即产生共振),从低能级跃迁到高能级,能级跃迁能量的数量级为射频磁场的范围。发生共振时,质子大量吸收交变场的能量,同时向外辐射能量。

4. 弛豫时间　弛豫过程是指原子核由高能态恢复到至初始的磁矩状态(也称磁化矢量)的过程,其间所需的时间被称为弛豫时间。根据磁化矢量恢复至平衡态的不同,弛豫时间可分为纵向弛豫时间(T_1)和横向弛豫时间(T_2)。纵向弛豫时间是指磁化矢量从最小恢复至平衡态的 63% 所经历的弛豫时间。从成像效果直观来看,其信号变亮。横向弛豫时间是指磁化矢量由最大衰减至 37% 所经历的弛豫时间。从成像效果直观来看,其信号变暗。

第五节　超声分子影像检测设备

超声成像(ultrasonography, US)是在传统的超声医学影像的基础上,采用靶向配体偶联微泡,通过配体受体相互作用(例如抗原-抗体相互作用),将微泡特异性结合到病灶或者生物组织表面,通过微泡产生的强烈回声反射,实现病变部位高特异、高灵敏的分子成像。超声分子影像是一种常用的医学检测模态,可以实现各种脏器的形态、大小、位置的判定,这些影像数据对于确定病症的解剖结构和物理性质发挥了重要作用。与其他分子影像技术相比,超声分子影像具有无创和无辐射的特点,能实现较深组的实时、动态追踪、多次重复成像。此外,通过微泡装载不同的药物和基因分子,超声分子影像已经突破了单一的分子造影功能,实现了超声成像引导下的药物的定点、定时输送,推动了超声分子影像检测的新发展。

一、超声分子影像设备的结构

超声分子影像设备主要由超声探头、基本电路、图像显示和用户控制四个部分组成。从仪器外观来看,主要由主机,超声探头和显示器构成(图 3-10)。

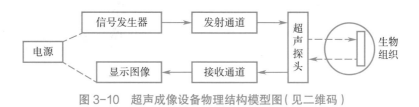

图 3-10　超声成像设备物理结构模型图(见二维码)

1. 超声探头　超声探头也被称为超声换能器,是一种将电能转换成超声波,同时能将超声波转换成电能的一种器件。超声换能器主要由外壳、匹配层、压电陶瓷圆盘换能器、背衬、引出电缆和阵列接收器组成。超声换能器的核心元件是压电晶体。当压电晶体受到外力作用时,其内部发生形变而产生极化现象,导致受力表面产生正负相反的电荷。当外力作用去掉后,压电晶体恢复到初始状态,正负电荷抵消,这种现象被称为正压电效应,其核心是将机械能转化为电能。相反,当施加一定的电场作用于压电晶体,导致其发生变形。当电场取消以后,其形变随之消失,恢复到初始状态,这种现象称为逆压电效应,其作用是将电能转化为机械能。常用的超声探头主要有机械扇扫超声探头、电子阵列探头等。

2. 超声成像设备的分类　超声成像设备根据功能的不同主要分为四类:A 型超声诊断仪、M 型超声成像诊断仪、B 型超声成像仪、D 型超声成像仪。

(1)A 型超声诊断仪:是幅度调制型(amplitude modulated mode)的简称,是超声诊断仪中最基本的一种成像方式。它主要通过超声换能器定点发射超声波,超声波碰到生物组织后会产生强烈的回波信号,通过探测回波信号的强度能获取生物组织的大小和深度等信息。A 超主要用于肝、胆、脾、肾、子宫的检查。

(2)M 型超声成像诊断仪:介于 A 型超声和 B 型超声诊断仪之间的一种成像模块。它主要针对运动的脏器,例如心脏组织。M 超声通过辉度调制,通过采集运动回波信号,按时间顺序获得一维空间多点运动时序(motion-time)图。因此,这种用于探测运动的生物组织的超声成像仪器称为 M 型超声成像诊断仪。该仪器主要适用于心脏、心脏瓣膜的运动速度、加速度的测量,不适用于静态脏器的诊断。目前,M 型超声成像已完全融入了 B 型超声诊断仪中,成为其重要的成像功能。

(3)B 型超声成像仪:通过移动探头在人体不同位置的移动,采用辉度调制方式(brightness modulation),逐次获得不同位置的深度方向所有界面的反射回波,获得垂直平面二维超声断层影像,即 B 超图像。B 超能较为直观地显示体内脏器的大小、形态、内部结构,实时观察心脏的运动功能、胎心搏动,以及胃肠蠕动等,能有效的区分实质性、液性或含气性组织。B 超对软组织具有很好的成像能力,其成像分辨力是 X 射线的 100 倍以上。

(4)D 型超声成像诊断仪:又称超声多普勒诊断仪。该仪器主要采用超声多普勒原理,通过检测多普勒频移信号,结合数据和图像处理技术,实现对人体内部器官的运动状态的探测。根据超声探头发射超声波方式的不同,超声多普勒诊断仪主要分为连续式超声多普勒成像诊断仪、脉冲式超声多普勒成像诊断仪及实时二维彩色超声多普勒血流成像诊断仪。

二、超声成像的基本原理

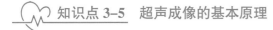

知识点 3-5　超声成像的基本原理

超声成像是利用高穿透性的超声波扫描人体组织,通过接收回声反射信号,经数据处理后获得体内各种组织和器官的影像。

1. 超声波 超声波是一种机械波,其振动频率超过了人耳能感受到的声波频率范围(20-20MHz),达到每秒 20MHz 以上,包含纵波、横波和表面波三种形式。用于超声成像的超声波是声源振动在弹性介质中产生的纵波。

超声波的基本物理参数包括:周期(T)和频率(f)。声波在平衡位置来回振动一次,所需要的时间称振动周期(T)。在单位时间内全振动的次数为频率(f),单位是赫兹(Hz)。超声波的振动周期与频率之间的关系为 f=1/T。声波在介质中以一定速度传播,质点振动一周,波动就前进一个波长(λ)。三者的定量关系是波速(C)=λ/T 或 C=f·λ。

2. 声阻抗 超声波具有束射性,可集中向一个方向传播,其形状呈窄束的圆柱形分布。超声波的传播速度与传播的媒介密切相关。超声波在密度较大介质中的传波速度比密度较小介质中的传播速度要快。在弹性较大的介质中的传播速度比弹性较小的介质中的传播速度要快。声阻抗(Z)表示超声波传导时介质位移需要克服的阻力,声阻抗的值与介质密度(ρ)和声速(C)密切相关,其定量关系是 Z=ρ·C。与光的性质类似,超声波在介质中传播,同样会发生反射、折射、散射与衍射的现象,其能量会随着传播距离的增加而逐渐减小。

3. 超声多普勒效应 1842 年,奥地利物理学家克里斯汀·约翰·多普勒首次提出了多普勒效应。他经过实验发现,当声源和接收器出现相对运动时,接收器接收到的振动频率与声源的发射频率存在一定的差异。这个差值被称为多普勒频移。这种由多普勒频移引发的物理效应称为多普勒效应。超色多普勒超声(即彩超)的工作原理就基于超声波的多普勒效,它为超声诊断提供了更加丰富的信息。

4. 超声微泡 超声分子影像依赖于超声造影剂。常用的超声造影剂是微泡,它主要由白蛋白、高分子聚合物、磷脂等材料组成外壳,内部充满气体(例如空气、氟化碳、全氟丙烷、六氟化硫等气体),形成的微米级气泡。超声微泡在超声波作用下,会产生强烈的回声反射。通过化学修饰,微泡表面可以偶联抗体等靶向识别分子,特异性结合到病灶表面,实现靶向超声分子成像。

第六节 临床分子影像检测设备的发展

一、CT 分子影像检测设备的发展

X-CT 的诞生是物理、数学、医学相结合的产物。从 1895 年伦琴发现了 X 射线,到 1917 年奥地利数学家 Radon 提出图像重建理论的数学方法,为 X-CT 的诞生奠定了基础。1963 年美国物理学家柯马克(A.M.Cormack)在论文中详细叙述了他做的实验及计算方法,称为正确应用图像重建数学的第一人,为 CT 图像重建算法打下了基础。1967 年豪斯菲尔德(G.N.Hounsfield)博士提出体层成像的具体方法,并于 1971 年由英国的 EMI 开发出世界上第一台用于临床的 CT 扫描机。豪斯菲尔德博士作为 CT 发明人获得了 1979 年的诺贝尔生理或医学奖。1974 年美国研制出第一台 CT 全身扫描机。

随着科技的不断发展,X-CT 成像仪已从平移加速旋转的第一代扫描机发展到第五代的超高速电子束 CT 扫描机。1989 年螺旋 CT 的问世把 CT 技术推向了一个新的水平。螺旋 CT 扫描速度快,可实现图像的三维重建。在此基础上,又发展了多层螺旋 CT,把 CT 成像技术推向了一个新的高度。之后,8 层、16 层、64 层螺旋 CT 相继问世,推动了医学的发展。

二、SPECT 分子影像检测设备的发展

19 世纪 70 年代,基于 γ 照相机的成像原理,第一台 SPECT 研制成功,并应用于临床,随后 SPECT

成像技术高速发展,如今,由于SPECT很好的成像性能和较低的价格,SPECT已成为核医学中应用最广泛的一种显像仪器。SPECT图像同PET图像一样,不能提供很好的解剖信息,因此仿照PET与CT的融合,SPECT与CT融合一体机应运而生,SPECT/CT的问世使得核医学在医学影像领域占据更高的地位,成为医学影像领域不可或缺的成像设备。随着SPECT/CT的飞速发展,现已成为一种有价值的规范化核医学诊断手段。

三、PET分子影像检测设备的发展

物理是科学技术进步的基石,PET的发明与发展基于正电子的发现。自20世纪20年代至今,PET系统不断的更新换代,性能参数不断优化,从最开始简单的PET显像仪,到现在的多模融合显像,甚至到未来的全身PET。

1927年,英国物理学家狄拉克语言正电子的存在,1932年,这一预言被美国物理学家安德森证实,同一年,美国物理学家欧内斯特·劳伦斯设计和制造了第一台高能粒子回旋加速器。随后,科学家们开始探索正电子发射体在医学影像中的应用。1953年戈登·布劳内尔等人研制了基于正电子探测的检测湮灭光子符合技术的设备。20世纪60年代,詹姆斯·罗伯逊和他的同事设计出一种可进行断层显像的PET扫描仪。1976年,菲尔普斯等人设计了第一台商品化的临床PET。80年代开始,大公司的介入,新技术,新材料的应用使PET发展进入新阶段。回旋加速器的研制,正电子显像剂的合成都有助于PET的发展。如今,PET系统已趋于成熟,PET/CT、PET/MR等多模显像设备也已经研制成功。数字化PET,飞行时间(TOF),反应深度(DOI)等新技术及新型晶体材料硅酸钇镥都被应用在PET研发中,旨在以最低的成本达到更高的分辨率,更好的成像效果。

四、磁共振分子影像检测设备的发展

磁共振成像技术是随着计算机技术、电子技术、低温超导技术、系统科学技术、磁体制造技术及图像处理技术的迅速发展发展起来的一门医学诊断技术。在半个多世纪的发展过程中,磁共振成像的基础和应用研究先后5次获得诺贝尔奖。1946年,美国哈佛大学的Edward Purcell和斯坦福大学的Felix Block两个研究小组发现了物质的核磁共振现象,并于1952年获得诺贝尔物理学奖。之后,核磁共振波谱学发展起来,并应用于无创分析物质的分子结构。1967年,Jasper Jackson第一次应用磁共振波谱技术从活的动物身上测得信号。1971年,美国纽约州立大学的R.Damadian教授利用核磁共振谱仪发现了小鼠肿瘤组织和正常组织有明显不同的T_1值。1972年,美国纽约州立大学石溪分校的Paul C.Lauterbur发展了自旋密度成像法第一次实现了水样品的二维图像。英国科学家Peter Mansfield发展了梯度磁场的方法,通过数学方法对MRI信号进行精确描述。他发展的磁共振快速成像技术为临床应用打下了坚实基础,因此获得了2003年诺贝尔医学奖。

五、超声分子影像检测设备的发展

从声纳的发现,到当今数字化超声的广泛应用,超声成像设备从无到有,走过了100年的历史。1942年,奥地利科学家最早开展了超声波穿透大脑颅骨的实验研究,并于1949年首次获得了脑部的超声图像。1951年,A超成功应用于人体,并首次获得了乳腺组织的回声图像。三年后,超声妇科检测进入临床,并推广到腹部器官的检测。1965年,多普勒超声检测首次用于胎心的检测。20世纪70年代,超声实时成像开始用于心脏的检测。之后,超声多普勒成像技术与二维超声相结合,实现了对血流动力学的检测。20世纪80年代,随着数字技术的不断进步和发展,超声图像的分辨率和清晰度得到进一步的提高。而且,随着多普勒和脉冲超声的联合,进一步提高了医学成像和检测的准确性。90年代,三维超声进入临床应用,进一步推动了超声医学的发展。

小结

　　本章主要介绍了临床常用的分子影像检测设备的基本原理,仪器的主要组成结构及其发展。作为临床常用的影像设备:CT、SPECT、PET、MRI 和 US 应用面非常广阔,包含了疾病的早期诊断、影像引导治疗以及预后评估等方面。随着科学发展的不断进步,这些常用的分子影像检测设备也在不断的更新换代。例如,MRI 设备已经从临床常用的 1.5T、3.0T 往 14.0T 更高场迈进。超声成像也从常规的检测往神经调控方向发展。而且,随着图像采集序列的不断发展和成像算法的不断完善,高分辨的图像为疾病诊断提供了更加丰富的信息。本章要重点抓住仪器的成像原理和主要的结构,注重掌握基本的概念,在此基础上,进一步拓宽自己的知识面,增加对分子影像检测仪器的深入了解。

 思考题

　　1. 简述 CT 成像的基本原理。

　　2. 简述 SPECT 的成像原理。

　　3. 简述 PET 的成像原理。

　　4. 简述超声成像的基本原理。

　　5. 简述磁共振成像的基本原理。

（郑海荣　谢庆国）

第四章　计算机断层扫描检测技术

 学习目标与要求

1. **掌握**　CT 的扫描参数、扫描方式、CT 图像后处理的基本概念。
2. **熟悉**　CT 成像的临床应用。
3. **了解**　CT 新技术。

计算机断层扫描（computed tomography, CT）是 X 射线成像系统和计算机系统相整合的产物，开创了数字化成像的先河。由于 CT 成像方便、安全、无创，图像无重叠、密度分辨率高、空间分辨率高及时间分辨率高等诸多优点，加上随着科技的发展，出现越来越多的 CT 新技术的开发和应用，CT 已成为临床最常用的医学影像检测手段之一。不仅能够为临床提供形态学的影像显示，还可以提供功能性图像及数据等的信息。

第一节　CT 基本原理与技术

CT 是通过 X 射线球管在围绕受检者旋转的过程中产生 X 射线束，经过前准直器准直后穿透受检者一定厚度的层面，经不同密度的组织结构衰减后，再经过后准直器准直后激励灵敏的探测器产生可见光，经光电转换后由模拟－数字转换器将模拟信号转换为数字信号，再传输到计算机系统进行后处理得到所需的 CT 图像。图像处理时将选定层面分成若干个体积相同的立方体，称为体素。扫描所得数据经计算而获得每个体素的 X 线衰减系数或称吸收系数，再排列成矩阵，即构成数字矩阵。数字矩阵中的每个数字经数字／模拟转换器转为由黑到白不等灰度的小方块，称为像素，并按原有矩阵顺序排列，即构成 CT 图像。

一、CT 的扫描参数

知识点 4-1　层厚的定义

1. 层厚　CT 层厚是指对应于 CT 图像的受检者扫描体层的厚度。根据临床不同的检查目的及定量检查和显示的要求对 CT 层厚有不同的设置。通常 CT 层厚在最早期是由准直器宽度决定的，随着探测器排数的增加，目前都是通过探测器在 z 轴方向不同的组合来控制的。

准直器分为前准直器（也称 X 线球管侧准直器）和后准直器（也称探测器侧准直器），后准直器通常只起到过滤散射线以提高图像质量的作用，是由在探测器表面薄薄的金属合金片按照平行于 z 轴方向排列组成；前准直器起到过滤散射线以提高图像质量、降低受检者接受 X 射线辐射剂量及通过补偿器补偿射线硬化效应的作用，由前准直器限制出的 X 射线扇形束的厚度通常称为准直器宽度。

（1）非螺旋 CT 和单层螺旋 CT 扫描模式下的层厚：CT 图像的厚度通常由前准直器的宽度决定，即层厚等于前准直器宽度。前者的层厚值不能改变；而后者的层厚可以通过回顾性重建获得不同的值。

（2）多层螺旋 CT 扫描模式下的层厚：在 2 层、6 层、16 层、64 层、128 层及 320 层等多层扫描模式下（EBCT 除外），可以根据一个采集通道所对应的采集总宽度来切换至不同前准直宽度的缝隙，层厚由前准直器对应的相同或不相同宽度的探测器组合决定，其宽度通常等于最小探测器宽度的整数倍。

（3）有效层厚：螺旋扫描由于载着受检者的检查床与球管旋转同步移动，X 线束覆盖受检者纵轴范围超过检查床静止时的准直宽度，所以实际采集的层厚一般都大于准直宽度，称为有效层厚，即扫描时实际所得的层厚。

层厚越薄图像纵轴分辨率越高，图像信噪比越低，采集时间和读片时间越长，采集数据量越大。反之亦然。垂体、内耳、颞骨乳突、眼眶、椎间盘、肾上腺及局灶性病灶等检查需要薄层扫描，软组织扫描或大范围扫描时选择较厚层厚扫描。

知识点 4-2 层距的定义

2. 层距　是指 CT 扫描时相邻 2 个扫描体层中心之间的距离。多层螺旋 CT 扫描所获得的容积数据可重建出不同层厚和层距的图像。

在重建过程中采用较短的层距形成部分重叠的图像，也就是重叠重建，可以提高容积数据 3D 图像的显示质量，配合较薄层厚可以获得更多贯穿病灶中心的高对比图像，从而提高微小病灶的检测率，且减轻重组图像的阶梯伪影。多层螺旋 CT 图像重建的灵活性可更好地服务于临床需求，采用较厚层厚较长层距重建图像可用于大范围快速地浏览，采用较薄层厚较短层距重建图像可用于更好的细节显示。

知识点 4-3 螺距的定义

3. 螺距　包括单层螺旋螺距和多层螺旋螺距。前者是指 CT 的 X 线球管每旋转 360° 检查床移动的距离与准直器宽度的比值。后者与前者基本相同，是指 CT 的 X 线球管每旋转 360° 检查床移动的距离与全部准直器宽度的比值。螺距是一个无量纲参数。当检查床移动的距离等于准直器宽度时，螺距为 1，此时曝光剂量、重建使用的数据量与非螺旋扫描相同。当检查床移动的距离小于准直器宽度时，螺距小于 1。反之亦然。

螺距越小，重叠越多，纵轴分辨力越高，图像信噪比越高，图像失真越小，但扫面时间越长且辐射剂量越大。反之亦然。扫描中螺距的最佳选择需要结合探测器的设置和 CT 投影数据的内插算法模式等因素综合来考虑，同时还要在扫描速度、扫描范围、图像质量及 X 射线辐射剂量之间做好权衡。

知识点 4-4 管电压和毫安秒的基本作用

4. 管电压和毫安秒　CT 所产生的 X 射线通常从 2 个方面来评价，即 X 射线的质和量，质由管电压决定，它的选择决定于受检者检查部位的密度及临床需要，现在新的技术（如 care kV）为了降低 X 射线辐射剂量，软件会自动调节 kV 值；量由毫安秒决定，它的选择取决于受检者的胖瘦。

管电压和毫安秒值的正确选择，对于降低 X 射线辐射剂量和提高图像质量至关重要。

（1）X 射线的辐射剂量和管电压的平方成正比：降低管电压比降低管电流更容易产生噪声。低电压（如 80kVp）产生的 X 射线束能量低，虽然产生高噪声，即使较少的造影剂也能增加血管和周围组织的对比，并减少 X 射线辐射剂量。所以低电压扫描模式可以作为 CT 血管成像的首先方案及探索方向。

低管电压时 X 射线能量降低不易穿透密度高的组织,如骨骼等,但容易穿透密度低的组织,如皮肤和乳腺等软组织,并且随着管电压的降低,这些软组织对 X 射线吸收剂量增加。CT 的 X 射线剂量优化功能会在低管电压时自动提高管电流,以弥补图像质量的降低,X 射线辐射剂量理论上也会增加。但有研究表明胸部模型表面剂量的测量结果却相反。入射体表剂量在 80kVp 时明显低于 100kVp 时。这表明虽然管电压降低导致管电流的增加,但有效剂量及体表剂量还是可得以控制。

（2）毫安秒与图像信噪比及低对比密度分辨率成正比:毫安秒比管电压更方便修改用来显著降低 X 射线辐射剂量,但由于受检者个体体型及密度的差异导致对 X 射线的衰减存在很大区别,同样地,毫安秒不同的受检者产生差异很大的噪声,所以应该个体化调整扫描参数。通常 CT 设备具有毫安秒自动调节功能,对不同的受检者自动进行更准确的调整,在保证获得满意的图像信噪比的前提下,更加有效地减少受检者所接受的整体 X 射线辐射剂量。

知识点 4-5　旋转速度的基本概念

5. 机架转速　CT 扫描基本都伴随着装载球管和探测器的机架旋转（EBCT 除外）,用机架旋转一周所需的时间来表示机架转速,用 s/ 周表示,该值越小扫描速度越快。目前机架转速最快能达到 0.25s/ 周。

知识点 4-6　重建算法的基本概念

6. 重建算法　重建算法是指 CT 扫描中探测器采集的原始数据被计算机系统用来进行 CT 图像数字化重建时所采用的数学函数。如代数重建法、反投影算法或褶积 – 反投影算法等。其中最常用的是褶积 – 反投影算法。通常 CT 设备预设骨算法、标准算法或软组织算法等数学函数。骨算法空间分辨力高,密度分辨力低,图像噪声高;软组织算法空间分辨力低,密度分辨力高,图像噪声低;标准算法介于两者之间。可以根据临床的不同需求对不同的扫描部位选择不同的算法。多种图像重建算法的应用,可在降低辐射剂量的同时减小图像噪声等。

知识点 4-7　视野的基本概念

7. 视野　视野包括采集视野、扫描视野和重建视野。

（1）采集视野:是指 CT 扫描过程中 X 射线球管产生的 X 射线束能够激发所有探测器系统进行数据采集时机架中心最大的采集范围,通常该值是随设备固定的,即所能采集的最大视野,采集视野可为 1 个或数个。

（2）扫描视野:扫描视野和重建视野实际的意义是相同的,只是表现的形式不同而已。扫描视野是指扫描前设定的扫描的中心和轴位扫描范围,理论上扫描视野只能小于采集视野。

（3）重建视野:是指扫描完成后利用原始数据重新更改视野中心及视野大小后再重建图像的有效视野,此时采集视野的大小仍可改变,理论上重建视野只能小于采集视野。

二、CT 扫描方式

CT 扫描方式分为 CT 平扫和 CT 增强扫描。

（一）CT 平扫

知识点 4-8　CT 平扫的基本概念

CT 平扫又称 CT 普通扫描,是 CT 成像最基本的扫描方式。CT 平扫是指不在静脉中给予含碘造影剂进行的扫描,根据定位像定义一个或多个器官的扫描范围,并逐层完成扫描的 CT 扫描方法。CT 平扫包括高分辨力扫描（薄层扫描）、CT 定量测定、容积扫描及非血管 CT 造影等。

1. 高分辨力扫描   是指采用 1~2mm 扫描层厚的薄层扫描方法,同时采用高分辨力图像重建算法对机体细微组织结构进行鉴别诊断。

2. CT 定量测定   是 CT 平扫的一种方式,主要包括定量骨密度测定、肺密度测定和冠状动脉钙化积分测定等。

定量骨密度测定可用于确定有无骨质疏松等,是利用受检者不同组织对 X 射线的衰减不同,根据组织 CT 值与物质密度线性相关,采用已知密度的专用体模,通过软件计算得到受检者某部位的骨密度值。目前,临床常采用单能定量 CT(single energy quantitative CT, SEQCT)进行骨密度测定。

肺密度测定可以通过对肺多个特征部位进行扫描获得各自的平均 CT 值,依据相关软件获得全肺的平均 CT 值,即肺密度值。对结缔组织病(CTD)肺间质病变(ILL)等的早期发现具有重要意义。

冠状动脉钙化积分测定是通过测定冠状动脉各个分支的钙化积分和冠状动脉总钙化积分,对冠心病的预测诊断及预防做出具有重要意义的判断。

3. 容积扫描   不同于非螺旋 CT 扫描,螺旋 CT 利用滑环技术,X 射线球管和探测器(360°固定的探测器除外)系统在曝光的同时围绕受检者单向连续旋转,与此同时检查床做同步单向连续移动,螺旋 CT 因 X 射线球管围绕受检者做螺线形的旋转轨迹而得名,由于是对受检者纵轴方向连续的容积数据的采集,故称容积扫描。容积数据可用来任意反复地进行回顾性图像重建或重组。多层螺旋 CT 扫描一次采集可同时得到多层图像,如 16 层、64 层、128 层及 320 层等。其多排探测器、大容量 X 线球管及机架快速旋转等的特点,既提升了图像质量又加快了扫描速度,且降低了辐射剂量等。临床应用时,CT 平扫可以使用体层扫描或容积扫描模式。

4. 非血管 CT 造影   是指除了用于血管造影以外其他类型的 CT 造影方法,应用非常广泛、便利、安全及经济,如口服造影剂以充盈胃和十二指肠的腹部扫描,憋尿或并灌肠以显示膀胱,区分肠道的盆腔扫描,以及脑池 CT 造影、脊髓 CT 造影及胆囊 CT 造影等。

(二)CT 增强扫描

当进行常规 CT 平扫时,某些感兴趣的组织器官如血管等与周围组织之间或病变组织如肿瘤与正常组织之间由于缺乏明显的密度差异,很难清晰地区分显示或定性诊断或鉴别诊断时,就需要采用 CT 增强扫描。

1. 造影剂   CT 增强扫描需要人为地通过静脉将某种特定含碘物质注入受检者体内,以增加机体某些血供丰富与血供不丰富或无血供组织的影像显示对比度。这种被注入的特定含碘物质称为含碘造影剂,简称造影剂。

造影剂已广泛应用于 CT 扫描。造影剂可分为:离子型和非离子型;单体和双体;高渗、次高渗和等渗等。造影剂通常使用静脉团注法通过肘静脉或手背静脉注射,团注是指往血管内快速注入造影剂,单位时间内注射的造影剂容量即速度要略高于同时期内该血管的血流量即血流速,便于局部血管内的血液全部被注射的造影剂快速置换而使动脉中的造影剂浓度快速达到峰值,从而更好地观察病变的强化效应和特点,并避免由于注药时间过长而使静脉产生干扰。造影剂尽量采用以达到诊断目的的最少使用量,一般按体重计算,1.5~2.0ml/kg,儿童用量酌减。造影剂还可以通过快速静脉滴注法注入受检者体内。根据受检者体型、检查部位及扫描方法等的不同,其用量及注射速率略有不同。造影剂具有化学毒性、渗透压毒性、免疫反应、离子失衡及肝脏损害等,所以使用造影剂时医务人员应检查前询问患者相关信息,排除造影剂过敏史;询问有无其他不能和造影剂同时注入的药物;安抚患者放松心情,严格掌握剂量和方法,同时观察受检者各项生命体征,做好出现不良反应前的预防工作,随时密切观察可能发生的类过敏反应等不良反应,并熟练掌握出现不良反应后的对症处理及相应的治疗方案;检查后多饮水,快速排除造影剂等。

知识点 4-9　**CT 增强扫描方式**

2. CT 增强扫描方式　CT 增强扫描包括普通 CT 增强扫描、动态 CT 增强扫描、延迟 CT 增强扫描、双期和多期增强 CT 扫描及 CT 血管造影等。

（1）普通 CT 增强扫描：是指通过静脉给予含碘造影剂后进行类似于普通 CT 平扫的 CT 扫描，其作用是增加受检者体内感兴趣区不同结构组织之间的对比度，目前在临床上已普遍使用。静脉给予含碘造影剂后，血供少的组织含碘量较低甚至没有，而血管、血供丰富或血流缓慢或血脑屏障破坏等的正常组织或病变组织内含碘量增加，在 CT 图像上显示高密度，使得不同血供的结构组织之间尤其是某些病变组织和正常组织之间的密度差别增大，可更清楚地显示它们之间的比邻关系及病变的大小、形态、范围，更利于发现平扫未显示或显示不清的病变。不仅可清晰地显示血管结构及血管性病变，还可通过动态观察某些病变或脏器中造影剂的分布与排泄情况对病变加以定性诊断或鉴别诊断，对器官功能加以分析。

普通 CT 增强扫描与普通 CT 平扫的扫描方法基本相同，均可采用体层扫描或容积扫描模式，二者的区别是前者需要给予造影剂，而后者不用给予造影剂。另外，口服造影剂使得脏器增强的扫描在狭义上不属于增强扫描范畴。

（2）动态 CT 增强扫描：动态 CT 增强扫描是指静脉注射含碘造影剂后在极短的时间内对感兴趣区进行快速连续扫描。造影剂通常采用团注法静脉注入。动态 CT 增强扫描可以获得动脉早期、动脉期、静脉期、静脉晚期等不同时相的强化图像，用于诊断或鉴别诊断。动态 CT 增强扫描除了可以获得单期增强 CT 扫描，还可以获得双期和多期增强 CT 扫描。

双期和多期增强 CT 扫描：双期和多期增强 CT 扫描是增强 CT 扫描常用的检查方法之一，是指从外周静脉一次性注射造影剂后，对受检者某一脏器（如肝脏、肾脏等）进行动脉期、静脉期等不同血管增强时期对感兴趣区范围进行两次或多次扫描的增强检查。

由于非螺旋 CT 扫描速度慢，注射造影剂后，血管内造影剂浓度持续时间只能做一个血管相位的扫描。随着多层螺旋 CT 技术的不断发展，CT 成像扫描速度大幅度提高，可实现某一脏器两期或三期血管显影的连续扫描，如在肝脏增强扫描过程中，临床上已经实现对动脉期、静脉期、平衡期三期的扫描检查，大幅度提高了影像诊断的准确性。

（3）延迟 CT 增强扫描：延迟 CT 增强扫描是在常规 CT 增强扫描后延迟数分钟至数小时后再行同一感兴趣区范围 CT 扫描的方法。可作为增强扫描的一种补充，观察组织与病变在不同时间的密度差异，可用于肝脏小病灶的检出及肝癌和肝海绵状血管瘤之间的鉴别及肾盂、膀胱病变的显示等。

（4）CT 血管造影：CT 血管造影（computed tomography angiography，CTA）是 CT 增强扫描的一种特殊类型，是指通过外周静脉快速注射碘造影剂，并在感兴趣血管内造影剂浓度达到峰值时进行 CT 扫描，然后将采集到的容积数据通过后处理软件进行重建最终获得感兴趣血管影像的成像方法。CTA 是一种三维成像方法，常用于机体血管性疾病的诊断。根据导管的插管部位可分动脉 CT 造影和动脉性门静脉 CT 造影。

与传统 X 线数字减影血管造影（digital subtraction angiography，DSA）相比，CTA 能够清楚显示血管的三维立体结构，不仅可以提供感兴趣血管的形态学信息，而且能够提供局部血管血流动力学改变等功能性参数信息，具有更高的诊断准确率，并且创伤性更轻。但同时，CTA 容易受部分容积效应影响，使得直径较小血管的密度降低，特别是血管走形与扫描平面平行时，部分容积效应影响更加显著，三维重建后易出现边缘模糊，相比而言，空间分辨率和时间分辨率仍然不及传统 DSA。

通过增强 CT 扫描，可以提高血管性病变的显示和诊断，如心血管 CTA 病变的显示和诊断及血管与淋巴结的鉴别等；提高微小病灶的检出率，如小肝癌的检出；提高病变定性诊断的能力，如通过动态增强 CT 扫描对肝脏病灶增强的不同时期的特性加以定性诊断；明确勾画病灶与周围组织的界限，为手术的可能性及方案提供帮助等。

三、CT 图像后处理技术

CT 扫描所获原始数据经过一系列的图像后处理技术获得不同需求的二维或三维图像。通过 CT 图像后处理技术,为临床提供更直观、更准确的复杂解剖结构、病变形态等,并进行病变大小和容积测量及病变与周围组织的对比显示等。

知识点 4-10　重建技术

1. 重建技术　是指计算机对 CT 扫描所获原始数据根据不同的需求设置不同的参数组合(如层厚、重建视野、卷积核及窗宽床位等)重建数学运算出轴位图像。可重复多次重建出不同的图像。如肺窗和纵隔窗图像。

知识点 4-11　重组技术

2. 重组技术　是指若干连续相邻的轴位图像根据不同的需求重组出不同类型的 2D 或 3D 图像。这些重组技术包括多平面重组(MPR)、曲面重组技术(CPR)、最大密度投影技术(MIP)、最小密度投影技术(MinIP)、表面阴影显示(SSD)、容积再现(VR)、透明显示(raysum)、仿真内镜成像(VE)及 CT 血管造影(CTA)等。

(1)多平面重组技术:是从原始的横轴位图像经后处理获得受检者组织器官任意冠状位、矢状位、横轴位及任意斜位的二维图像的处理方法,显示全身各个系统器官的形态学改变,尤其在判断颅底、颈部、肺门、纵隔、腹部、盆腔及大血管等解剖器官的病变性质、侵蚀范围、毗邻关系方面有着明显的优势,是目前临床应用最广泛的重组技术。

(2)曲面重组技术:是多平面重组技术的延伸和拓展,是通过人工描绘或自动跟踪容积数据对应的空腔或曲面组织的轨迹,将走行弯曲的血管、空腔或曲面组织及邻近组织在一幅二维图像上展现,避免了感兴趣组织的重叠或周围组织干扰对诊断的影响。能够准确地显示钙化及斑块导致的血管狭窄,准确地评估狭窄程度。

(3)最大密度投影技术(maximum intensity projection, MIP):是利用容积数据中在视线方向上密度最大的全部像元值成像的投影技术之一。可以随意改变投影的方向;可清晰确切地血管形态、血管壁的钙化及骨骼结构。可方便地对体内异常的高密度异物进行显示和定位。一键去骨技术去除骨骼结构,使得进行最大密度投影显示更加方便快捷,且避免了骨骼等高密度物质常和血管的重叠。广泛地用于显示血管、骨骼和软组织肿瘤等病变。缺点是对密度接近且结构相互重叠的复杂解剖部位很难区分。

(4)最小密度投影技术(minimum intensity projection, MinIP):与 MIP 正相反,是对每一线束所遇密度值低于所选阈值的像素投影重组二维图像。就是将层面内每个体素的信号强度与其他所有层面内同一投影方向的对应体素进行比较,选择信号强度的最小值,对层面内所有的体素重复此过程,可将空间中具有最低信号的点连接产生图像。这样,最小密度投影图像代表成像容积内的最小信号强度。目前主要用于血管和气道的显示。

(5)表面阴影显示技术:是指预先确定感兴趣区域内组织结构的像素最高和最低值,然后标定兴趣区内的组织结构,经计算机重建程序处理形成图像。可以显示器官的立体形态,并通过旋转从各个方位观察空间解剖关系。用此方法通过设定多个阈值,以各种颜色标注不同的 CT 值(强度)的组织结构,描绘出复杂的三维解剖重叠关系。通过此方法获得的图像具有立体感强,操作简单,但受阈值影像大,严重影响对血管狭窄程度的评估。该技术最早应用于骨 3D 成像,目前主要应用于颜面部、骨盆和脊柱等解剖结构复杂的部位、病灶的定位及其与周围解剖结构的空间关系,以及各个部位的血管成像及气道成像。因此随着容积再现及其他后处理方法的出现,这种图像重组方法已经较少使用。

（6）透明显示:是在表面阴影显示技术的基础上克服对密度差异大的交界组织的掩盖而成像的技术。尤其适用于含气器官,如胃肠消化道、呼吸道及含气骨骼等。产生类似于X线胃肠气钡双重造影的图像。

（7）容积再现技术:是利用CT扫描后获得的三维容积数据经过三维后处理软件,以不同灰度或颜色及透明度三维立体显示扫描范围内的各种组织结构,因此能逼真清晰地显示组织脏器的形态和空间关系。

（8）仿真内窥镜成像:采用虚拟现实技术对CT容积数据通过采用近大远小的透视算法,重组出空腔器官的立体影像,类似于纤维内镜所见,使图像能够实现虚拟地在管腔内被"飞行"漫游显示。多用于如气道、胃肠道、血管等空腔器官。优势是可以无创伤性多角度三维清晰显示腔内状态、可以观察血管腔和鼻旁窦。但对扁平和较小的病变难以显示,重组后空腔的内表面并非是真实的黏膜和内膜表面,且不能够像内镜一样取材活检。

（9）CT血管造影（CT angiography, CTA）:是一种无创且简便的血管成像技术,在静脉注射含碘造影剂前后分别获得机体的三维容积数据,再经计算机后处理获得感兴趣区的各部位血管细节。CTA在头颈部及中枢神经系统疾病、心脏大血管疾病、肿瘤和外周血管疾病的诊断和治疗疗效评估中都发挥着重要作用。由于相对于常规DSA来说CTA是非创伤性的且具有类似DSA的诊断价值,在临床诊断上,基本上可以取代DSA检查。

四、CT新技术

1. 超快速CT扫描技术　要想更进一步地提高CT成像的速度,无外乎主要从硬件和软件两个方面来考虑,而硬件方面是最需要考虑的关键,也是抑制其更快发展的瓶颈,整个CT成像过程分为采集和后处理两大步骤,后处理部分的计算机硬件及软件技术日新月异,使得后处理的时间对整个成像的时间所占的比例已经很小,而数据采集过程即X球管旋转过程中的扫描时间原因受到硬件的限制而很难进一步得到提升。随着技术的发展CT设备的物理性能得到了巨大提升。通过提高X球管旋转速度、增加X球管的热容量、增加探测器探测灵敏度、增加探测器排数及增加X球管数量等方法得以快速提高CT成像速度。如采用磁悬浮机架、气垫悬浮等技术使得在保证机架旋转精度高、旋转噪声低的前提下,目前机架旋转的最快速度已经降到0.25秒/圈;探测器材料的改进使得X线从可见光转化为数字信号的效率得了提高,整个模数转换过程完全整合在单个微晶片内,避免了复杂电路构建及电器元件的热能产生和电子噪声干扰;探测器由最初的单排发展到320排,最大纵轴覆盖宽度达到了16cm,机架旋转一圈即可完成心脏、头颅、肝脏、肾脏、胰腺及关节等器官的扫描;双源CT采用2套X射线球管和2套探测器系统,分别独立的X射线球管探测器组之间以90°相交,机架只需旋转90°,即可完成一个CT层面的扫描,第三代双源CT（Force CT）的时间分辨率达到了66ms。通过如此的快速发展,使得心律不齐受检者冠状动脉CTA、不配合婴幼儿快速CT检查等已经成为可能。

2. 能量CT技术　目前主要的CT生产厂家提出了不同的能量CT设计方案,如快速千伏切换技术、"三明治"探测器技术、同源动态能谱扫描技术及双源双能量CT技术等。

（1）双源双能量CT技术:由于具有2套不同的X射线源,通过设置可以在同一个采集时间产生不同能量（千伏和毫安）的X射线经受检者衰减后分别由对应的数据采集系统采集而实现双能量成像。

（2）快速千伏切换技术:是单源CT的在X射线球管每旋转半周的采集周期内通过对受检者同一感兴趣区范围以不同管电压（140kV和80kV）的快速切换分别进行两次CT扫描而实现双能量CT成像。其主要不足在于每个能量X射线投射量只有标准单能成像的一半,图像质量降低,管电流不能实时随管电压切换而变更,通常使用较高的管电流,辐射剂量高,80kV 和 140kV 的切换延迟过程数据采集的间隔和总采集时间较长,应用上有一定的局限性,切换时间增加受检者的辐射剂量,增加数据采集噪声,采集期间有一半时间是无效曝光,又增加了辐射剂量,减少了采样率。该技术主要用于非对比增强或运动较小的器官的双能量 CT,如尿路结石、痛风石检测及去除骨伪影等方面。

（3）"三明治"探测器技术：是在单源 CT 上采用紧密排列薄厚不等的双层探测器,成像时上层探测器吸收部分中低能光子,下层探测器吸收高能光子,获得双能量数据而实现能量成像。其主要不足在于同一 kV 值（通常 120kV）扫描很难准确量化区分 2 种不同能谱的数据,双层探测器内的光电转换等电路之间的干扰噪声、散射线的噪声增加,且为弥补噪声的增加而提高管电流从而增加辐射剂量。

（4）同源动态能谱扫描技术：也称 DNA 能谱成像。是在单源 CT 上对采集到的高、低能量投射数据（140 千伏和 80 千伏）在原始数据空间进行同源配对,受检者自主与非自主运动及生理活动的影响小;采样率高,扫描过程中管电流与管电压同样可以调节,图像质量得以保证;辐射剂量低,能谱图像清晰。广泛地应用于神经、呼吸、腹部、泌尿、骨骼关节等各个系统疾病。

3. CT 灌注成像（computed tomography perfusion, CTP）　CT 灌注成像是指经外周静脉快速团注射造影剂,造影剂首次通过被测组织的过程中,对选定层面进行快速连续重复扫描,基于造影剂具有弥散特点,利用灌注分析软件,根据特定数学模型得到局部血流灌注信息的成像方式。

CTP 可以测得选定层面每一像素的时间 – 密度曲线（time density curve, TDC）,进而计算出不同的血流动力学指标,如血流量（blood flow, BF）、血容量（blood volume, BV）、达峰时间（transit time to the peak, TTP）、平均通过时间（mean transit time, MTT）、血管表面通透性（permeability surface product area, PS）、微血管密度（micro vessel density, MVD）等灌注参数,通过灌注分析软件处理即可得到上述参数的伪彩图像。

CTP 可以相对快速准确的定量反应局部组织血流灌注量的改变,从而评价组织的灌注量及通透性等。是一种常用的功能成像扫描方式。

4. CT "双低" 扫描技术　所谓的 "双低" 扫描技术即同时采用低辐射剂量及低对比剂用量的 CTA 技术,在保证影像质量的基础上降低 CT 检查中受检者所受辐射剂量及对比剂用量。目前CT "双低" 扫描技术主要应用于冠状动脉、肺动脉、头颈部血管、胸腹主动脉等血管成像检查。

5. 迭代重建技术　迭代重建技术目前已经成为 CT 低剂量成像发展的一个重要方向。迭代算法通常使用最大似然 – 期望最大化法（maximum likelihood–expectation maximization, ML–EM）进行计算,可以弥补传统的滤波反投影算法（filtered back–projection）所固有的问题。其原理是：首先对 X 线光子分布进行原始估计,在此基础上估算每个投影方向上探测器获得的可能计数（即正投影）,再将正投影数据与探测器实际采集的投影数据进行比较,用于更新原始估计数据;不断重复此过程,直至下一次迭代结果无限接近。

第二节　CT 分子影像检测的临床应用

目前,CT 分子影像检测技术因具有较高的空间分辨力与时间分辨力,能够准确定位和定性病灶,可为临床诊断提供直观可靠的影像资料等优势,已经广泛应用于临床,亦已成为临床医学不可或缺的影像检测手段。随着 CT 机的不断发展,其扫描速度和分辨率大幅度提升,可用于机体各个部位疾病的检查和诊断。在临床应用中,通常需要综合考虑疾病诊断及病人需求,在以能够为临床诊治提供可靠准确的诊断信息,便于确定病变的性质的前提下,制订出合理的扫描方案,既能够较好地显示病变的全貌特征,又尽可能减少被检测者 X 线辐射剂量。根据扫描方式不同,CT 成像在临床上的应用主要包括以下几方面的内容。

一、CT 平扫描的临床应用

CT 平扫描又称 CT 的常规非增强扫描，是 CT 成像最基本的扫描方式。CT 检测技术最早由颅脑检查发展而来，目前可用于全身各个部位疾病的检查和诊断。由于 CT 扫描速度快、费用低、病灶检出率高的特点，目前在许多颅脑疾病临床诊断中仍是首先检查方法，颅脑 CT 检查常采用横断面和（或）冠状面逐层扫描的方式，如对脑出血、脑外伤和脑梗死患者等一般只做 CT 常规扫描（平扫），如图 4-1 所示，既可满足诊断需要，又能为患者抢救节省时间。另外，CT 常规扫描还可应用于头颈部（如，眼眶、鼻窦、鼻咽、内耳、颧骨、颌面部、喉部等）炎症性病变或外伤等疾病的诊断。胸部肺组织内因含有丰富气体，使得肺脏与其邻近组织形成良好的天然对比，胸部 CT 常规扫描可清楚显示胸膜下、纵隔旁、近横膈区的病变，同时也可敏感显示毛玻璃样病灶、小结节病灶及肺间叶病变，一般用于肺部急性或慢性炎症、肺部弥漫性病变、胸部外伤及术后复查随访等疾病诊断。脊柱的骨质结构与邻近组织密度差异较大，一般采用 CT 平扫即可，脊柱 CT 常用于椎间盘扫描，也可用于脊柱结核、炎症及骨折等病变的检出。盆腔 CT 常规采用横断面螺旋扫描平扫，检查前需进行胃肠道准备，可用于盆腔内各个器官（如，子宫、卵巢、睾丸、前列腺、精囊、膀胱及直肠等）解剖结构及相关病变的显示。同时，近年来 CT 检查在四肢中的应用逐渐增多，除了由于人体四肢骨关节本身具有良好的自然密度对比外，也与 CT 检查具有高密度分辨率及丰富的后处理技术密切相关，四肢骨关节 CT 可用于肩关节、胸锁关节、锁骨、肘关节、腕关节、手、膝关节、踝关节和足等部位的结核、炎症及骨折等病变的检查和诊断。

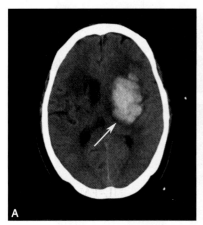 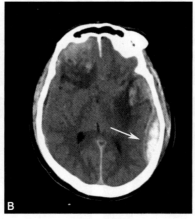 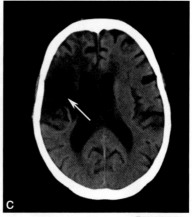

图 4-1　脑出血、脑挫裂伤及脑梗死的 CT 平扫图像（见二维码）

A：急性脑出血（左侧基底节区不规则高密度区，灶周低密度水肿带）；B：脑挫裂伤引起硬膜下血肿（左侧枕叶梭形高密度区，边缘略光滑）；C：右侧额顶叶陈旧性脑梗死（右额顶叶大片低密度区，边界清晰，密度与脑脊液相似）

二、CT 常规增强扫描的临床应用

CT 增强扫描常分为常规增强扫描、动态增强扫描和延迟增强扫描，静脉注射造影剂后，血液内的碘浓度提高，血管及血供丰富的组织器官或病变组织含碘量升高，而血供少的组织器官或病变组织含碘量较低，正常组织和病变组织之间的密度差别增大，更有利于病变的显示和区分。

在临床应用时，通常在 CT 平扫基础上，对怀疑血管性、占位性、感染性及骨转移的病变，均需加做增强扫描。CT 常规增强扫描常用于机体（头颈、胸部、盆腔、脊柱、四肢等）良恶性肿瘤的诊断鉴别，或是肿瘤与脓肿、囊肿等良性疾病的区分诊断。一般情况下，CT 增强扫描与常规扫描通常需要同时进行，图 4-2 和图 4-3 显示了 CT 增强扫描在脑脓肿诊断鉴别中的应用。

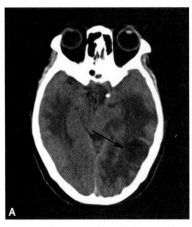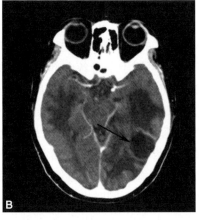

图 4-2　左颞叶脑脓肿 CT 平扫及常规增强扫描图像（见二维码）

A：CT 平扫图像（左颞叶见一环形高密度影，占位征象明显）；

B：CT 常规增强图像（增强后呈环形明显强化，环壁光滑，腔内呈水样低密度）

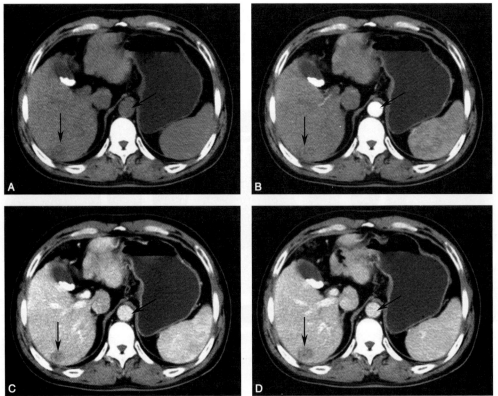

图 4-3　低分化肝细胞癌的 CT 多期增强扫描图像（见二维码）

A：CT 平扫图像（肝右叶见一类圆形病灶，呈低密度影）；B：动脉期图像（腹主动脉清楚显示，肝实质尚未明显强化，肝右叶病灶强化，密度接近肝实质）；C：门静脉期图像（门静脉清楚显示，肝实质明显强化，肝右叶病灶密度明显下降，呈低密度影）；D：平衡期图像（门静脉和肝实质仍可见强化，肝右叶病灶呈低密度影）

　　颈部组织结构复杂，其中肌肉、软骨、淋巴组织、筋膜及血管等在 CT 平扫图像上均为软组织密度影，通常需要加做增强扫描，以提高病变组织与邻近正常组织的密度差别，更好区分正常血管结构与增大淋巴结或结节性病变，常用于甲状腺结节或肿块性质鉴定等。盆腔 CT 常规采用横断面螺旋扫描平扫，必要时可进行 CT 增强扫描，如可用于膀胱内息肉样病灶（如膀胱肿瘤、结石、肿块）的鉴别诊断,注射造影剂后立即进行扫描,此时膀胱尚无造影剂充盈,而膀胱壁或肿瘤组织增强显示,5 分钟后进行延迟增强扫描,此时膀胱充盈造影剂,可观察膀胱内肿瘤与充盈膀胱的关系,综合进行鉴别诊断。

三、CT 增强多期扫描的临床应用

CT 的增强多期扫描是动态增强扫描常用的检查方法之一,由于非螺旋 CT 扫描速度慢,注射造影剂后,血管内造影剂浓度持续时间只能做一个血管相位的扫描。随着多层螺旋 CT 技术的不断发展,CT 成像扫描速度大幅度提高,在一次静脉注射后,造影剂经过血液循环到达靶器官,首先是动脉灌注,随后进入靶器官实质微循环,最后经静脉循环流出靶器官,根据被检测靶器官的血供特点,在强化的不同时期对被检测靶器官进行两次或多次螺旋扫描,可获得靶器官两期或多期增强扫描图像,如在肝脏增强扫描过程中,临床上已经实现对动脉期、门静脉期、平衡期三期的扫描检查,大幅度提高了影像诊断的准确性。

在临床使用中,CT 的多期扫描主要用于肝脏、胰腺和肾脏等组织器官良、恶性肿瘤的诊断和鉴别,如图 4-3 所示。另外,在肝脏脓肿、肝脏囊肿、弥漫性肝脏疾病、慢性胰腺炎等疾病的诊断鉴别中,CT 的多期扫描也有重要应用。

在肝脏多期扫描过程中,造影剂采用高压注射器静脉注射,注射速率通常选择 3~4ml/s,扫描延迟时间 22~25s 为动脉期,55~60s 为门静脉期,120s 为平衡期,另外,怀疑肝血管瘤时扫描延迟时间要适当延长,通常为 300s 以上。多期扫描图像常采用 MPR 和 MIP 图像后处理技术进行分析处理,以便更好观察。肝脏的三期增强扫描在肝内低密度占位性病变的诊断鉴别中具有重要的意义,肝脏动脉期肝实质尚未明显增强,此时以肝动脉供血为主的病灶(如肝细胞癌)呈现明显强化高密度影,肝实质与病灶密度差别增大。肝脏门静脉期时肝实质明显强化,密度增高,而此时血供较少或主要由肝动脉供血的病灶密度下降至低密度,造影剂呈现"快进快出"的特点,肝实质与病灶密度差别亦增大。肝脏 CT 多期增强扫描可有效了解肝脏内病灶的血供特点,提高病灶的检出率,更有助于病灶的鉴别诊断。

胰腺疾病的 CT 双期增强扫描时间与肝脏的动脉期和门静脉期扫描相同,常称为胰腺的动脉期和实质期增强扫描。动脉期时正常胰腺组织的强化程度明显高于实质期,有利于胰腺小病灶的发现,观察胰腺周围血管、淋巴结的情况及明确病灶血供情况。胰岛细胞癌、胰岛素瘤等胰腺富血供病变,动脉期明显强化,密度高于正常胰腺实质,实质期密度下降,与正常胰腺实质基本相同。而胰腺癌等胰腺少血供病变,动脉期强化不明显,密度低于正常胰腺实质,表现为相对低密度影。

肾脏多期扫描过程中,造影剂采用高压注射器静脉注射,注射速率通常也选择 3~4ml/s,扫描延迟时间 25~30s 为肾皮质期,70~120s 为肾实质期,延迟 5~10 分钟为肾排泄期或肾盂期。肾皮质期在对富血供的小肾癌鉴别、肾血管及肾肿瘤动脉供血情况的显示优于肾实质期。肾实质期皮髓质均已强化,强化程度低的病灶与肾实质形成良好对比,可有效鉴别诊断强化不明显的小病灶。肾排泄期或肾盂期有利于了解肾脏的排泄功能,协助肾脏、肾盂病变的诊断鉴别。

四、高分辨力 CT 扫描的临床应用

CT 的高分辨力扫描图像具有较高的图像分辨力,受部分容积效应影响较小,常用于颞骨岩部、内耳、骨小梁等部位某些疾病的鉴别诊断。另外,CT 的高分辨力扫描可以清晰显示肺部结节的内部结构和边缘形态,对临床上难以鉴别的肺部结节性病变具有重要的诊断价值,如图 4-4 所示,同时还可用于肺部弥散性病变、肺部囊性病变、气道病变、胸膜病变、矽肺等胸部病变的诊断鉴别。肺部 CT 的高分辨力扫描通常采用平扫即可,但部分肺结节或气道病变仍然需要进一步采用增强扫描进行鉴别诊断。

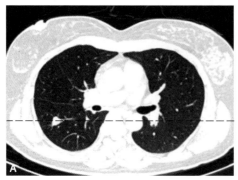
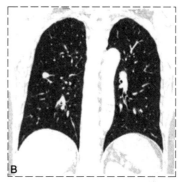

图 4-4　肺部结节性病变的 CT 高分辨力扫描图像，
在肺部结节性病变鉴别诊断中的应用（见二维码）
A：CT 高分辨扫描原始图像；B：MPR 图像

CT 的高分辨力扫描图像后处理常采用小于 1mm 的层厚进行薄层重建，而后在后处理工作站上采用 MPR、MIP、VRT、VE 等 2D 或 3D 图像后处理技术对原始图像进行分析。

五、CT 定量测定的临床应用

CT 的定量测定是指通过 CT 检查测定某一感兴趣区内特殊组织的某种化学成分含量的方法，主要包括定量骨密度测定、肺组织密度测定和心脏冠状动脉钙化含量测定等。定量骨密度测定可用于确定有无骨质疏松等。目前，临床常采用 SEQCT 进行骨密度测定。

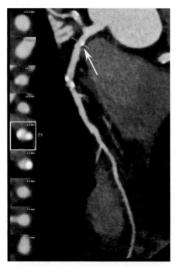

冠状动脉钙化含量测定常可用冠状动脉钙化计分（coronary artery calcification score，CACS）表示，可用于冠状动脉搭桥术后疗效观察等，是一种借助心电门控装置，屏住呼吸后完成一次心脏容积扫描，得到的横断图像按照平滑算法进行重建，再用后处理工作站上的钙化计分软件进行自动钙化计分评估，确定钙化范围及冠心病发生的危险程度，如图 4-5 所示。钙化积分的计算公式为：CACS= 钙化斑块密度积分 × 钙化面积（mm^2）。冠状动脉有无钙化及钙化程度常作为评价冠状动脉狭窄程度的指标，其行经处的 CT 值大于 90Hu 时，即可认为有钙化存在。冠状动脉钙化计分为 0 时，表明冠状动脉明显狭窄可能性极小；冠状动脉钙化计分大于 0 而小于 250 时，表明有冠状动脉狭窄的可能性；冠状动脉钙化计分大于 250 时，表明冠状动脉明显狭窄可能性极大。

图 4-5　心脏冠状动脉钙化
与狭窄（见二维码）

六、CT 灌注成像的临床应用

CT 灌注成像（computed tomography perfusion，CTP）已成熟应用于临床多种疾病的诊断及器官功能评价，其能够反映被测组织的血管化程度及血流灌注情况，可提供 CT 常规增强扫描不能获得的血流动力学信息，提供的是被测组织的生理功能变化情况。CTP 主要用于脑部灌注成像，对急性或超急性期脑梗死及脑肿瘤的诊断鉴别具有重要意义。同时，近些年来，随着 CT 检测技术的不断发展，CTP 在心脏、肺脏、肝脏、肾脏及胰腺等器官上取得较好应用效果。

CTP 最早应用于颅脑，颅脑 CT 灌注成像在扫描过程中应尽可能选择包含病变各种成分及颅内较大血管的层面,以便于图像后续分析处理。CTP对急性或超急性缺血性脑梗死的早期诊断具有明显优势,可动态观测及半定量分析脑内缺血性病变的位置、范围、程度等信息,来区别梗死核心区域和缺血半暗带,如图4-6所示。同时,CTP对于其他脑缺血性疾病的诊断及颅内肿瘤的诊断分级也具有较高价值。

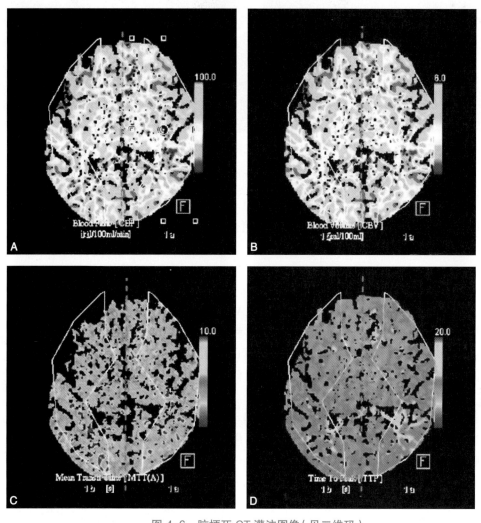

图4-6　脑梗死CT灌注图像(见二维码)

A:CBF图,B:CBV图,C:MTT图,D:TTP图(灌注图像显示梗死脑区CBF和CBV下降,MTT和TTP升高)

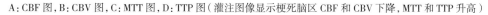

心肌CT灌注成像可检测流经心肌组织冠状动脉血管网的血流情况,包含小动脉流入、经毛细血管道小静脉流出的血流,能够敏感地检测心肌灌注缺损情况,如图4-7所示。临床上主要用于心肌梗死的早期诊断及心肌活性评价,其中可逆的心肌灌注缺损提示负荷诱导的心肌缺血,而固定的心肌灌注缺损提示心肌梗死,通常需要结合延迟增强的CT成像结果进行综合分析。同时,可用于定性及定量分析冠状动脉不同程度病理改变对心肌微循环功能的影响情况。

肝脏CT灌注成像的灌注计算较其他器官复杂,主要由于肝脏为双重供血脏器,扫描层面应尽可能同时包含病变最大层面及主动脉、门静脉、肝脏和脾脏。肝脏CT灌注成像能够反映肝硬化的肝实质区血流动力学变化情况,评价肝脏肿瘤的血流灌注情况、肝脏移植术后血流量变化及肝脏移植器官存活情况等。

胰腺作为一种血供较为丰富的脏器,各种胰腺疾病均会影响胰腺实质的血流灌注情况,胰腺功能学的改变常于形态学改变。胰腺CT灌注成像可用于胰腺的血供状况评价及胰腺肿瘤性质的鉴别诊断。

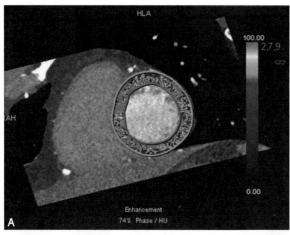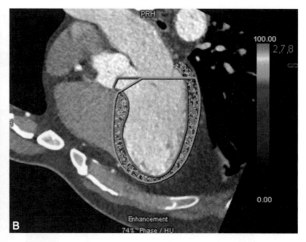

图 4-7　心肌 CT 灌注图像（见二维码）

A：短轴层面，B：三腔心层面

肾脏 CT 灌注成像扫描层面应包含病灶层面及肾门，常用于肾脏肿瘤的鉴别诊断、肾动脉狭窄时肾脏血流灌注及移植肾的血流灌注状况评价。

七、CT 血管造影的临床应用

CTA 是一种三维成像方法，通常采用 MIP、SSD、VR 等后处理方法重组三维血管影像，为机体血管性疾病的诊断提供依据。MIP 能对血管形态、走形和管壁钙化较好显示，但无法区分强化的动脉和静脉、重叠的骨骼及钙化等。SSD 仅能够显示出血管的表面形态，对血管壁表面、血管的立体走形及与周围结构的空间关系显示直观且精度较高。VR 可任意角度显示高密度血管、较低密度肿瘤病灶及小血管等。

在临床使用中，颅脑 CTA 主要用于脑动脉瘤、脑动脉狭窄或畸形、脑动脉血栓形成、急性脑卒中及血管闭塞性疾病等脑血管疾病的鉴别诊断，同时可用于脑肿瘤血管生长状况评估等，具有较高的阳性检出率和确诊率。

颈部血管 CTA 可清晰显示颈部血管形态、走形，主要用于颈部血管疾病、颈动脉粥样硬化、颈动脉血栓、颈动脉瘤、颈动脉间隙恶性肿瘤、神经纤维瘤、神经鞘瘤和副神经节瘤等疾病的鉴别诊断。另外，咽旁、咽后及椎间隙等其他颈部良恶性肿瘤的诊断鉴别，也可选择颈部 CTA 检查。

肺动脉 CTA 可清晰显示肺动脉主干及 4~5 级分支形态，常用于肺动脉栓塞的诊断，并可用于肺、静动脉畸形病灶位置、大小及供血动脉数目直径的确定，有利于更好制定治疗策略。

腹部大血管 CTA 能够清晰显示升主动脉、主动脉弓、腹主动脉、肾动脉等大血管的大体解剖形态，显示能力达到主动脉的 3~4 级分支，对血管畸形、狭窄、闭塞、动脉瘤及主动脉夹层等具有较高的诊断价值。如腹主动脉 CTA 可用于精确测定腹主动脉瘤的大小及于肾动脉的间距，肾动脉 CTA 可显示处于肾动脉小分支和肾段动脉供血区的肾实质，用于判断有无肾脏梗死。

四肢动脉 CTA 可较好显示上下肢动脉，判断动脉钙化、狭窄、阻塞、迂曲、侧支循环状况及四肢肿瘤血供情况，主要用于诊断下肢动脉瘤及动脉内血栓形成。MSCT 一次注射造影剂可完成腹部至足部完整的 CTA 图像，同时对细小动脉也可更好显影，可用于手和足动脉的检测。

另外，CTA 已广泛应用于各类心脏冠状动脉疾病的鉴别诊断，如冠状动脉各种先天性变异的诊断、冠状动脉狭窄或闭塞的检测诊断、冠状动脉搭桥或支架术后血管畅通情况评价、心功能分析和心脏各类肿瘤检测等。CTA 在几种常见血管性疾病鉴别诊断中的应用如图 4-8 所示。

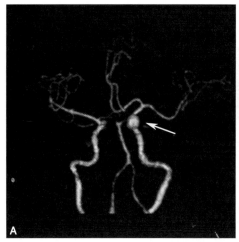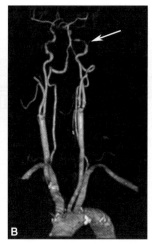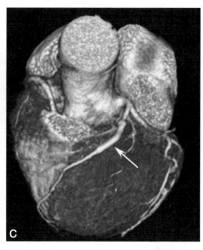

图 4-8　常见血管性疾病的 CT 血管造影三维重建图像（见二维码）

A：脑动脉瘤（左侧海绵窦段）；B：颈动脉粥样硬化（左侧颈动脉狭窄）；

C：心脏冠状动脉支架置入术后（提示支架形态完好，未见明显狭窄）

小结

　　CT 成像是 X 射线成像和计算机发展相结合的产物。在 CT 成像的过程中，结合成像部位的不同，以及病人辐射等问题，需要注意层厚、螺距、管电压管电流等扫描参数的设置。CT 扫描方式可分为 CT 平扫和 CT 增强扫描，根据病灶的大小和形态、组织密度的差异、病变的性质等成像需求，可以选择不同的扫描方式。随着计算机技术的飞速发展，多种图像后处理技术的结合使用，可以为临床医师提供更加准确的解剖结构、病变参数等信息，有效解决各种临床问题。超快速 CT 扫描技术、能量 CT 技术、CT 灌注成像、CT"双低"扫描技术及迭代重建技术等 CT 新技术的开发，获得更好的成像效果和更广的应用领域。各种不同的部位不同的疾病可以使用不同的检查方法而广泛应用于临床，展现了 CT 不可磨灭的优势。

 思考题

1. CT 的扫描参数包括哪些？如何通过扫描参数的设置来控制辐射剂量？
2. 请简要说明 CT 的成像原理。
3. 探讨如何减少造影剂不良反应事件时的发生。
4. CT 影像重建方法有哪些？最常用的是哪一种？
5. CT 影像伪影形成的原因有哪些？

（卢光明　程敬亮）

第五章 单光子发射体层显像检测技术

1. **掌握** SPECT 影像检测技术的定义,SPECT 显像的临床应用,SPECT/CT 成像的工作原理。
2. **熟悉** SPECT 显像类型。
3. **了解** SPECT 显像基本技术,SPECT 显像图像处理与分析。

第一节 概 述

 知识点 5-1 SPECT 显像检测技术的定义

单光子发射计算机断层扫描技术(single-photon emission computed tomography,SPECT)检测技术是利用单光子放射性核素示踪技术,标记各种可以特异性靶向至生物体特定器官组织乃至特定细胞、受体、分子化合物,展现人体体内发生于细胞、亚细胞乃至分子水平的生理生化过程,实现在功能和分子水平上诊断或研究疾病。

SPECT 显像是利用放射性药物能选择性地分布于特定的器官或病变组织的特点,将标记有单光子核素的放射性药物引入患者体内,在体外利用核医学专用仪器采集放射性药物在体内分布图像的方法。

临床工作中会根据不同的显像对象或显像方法,选择相应的单光子核素标记化合物(即显像剂)。目前在临床上使用最广泛的单光子放射性核素是 ^{99m}Tc,它具备适宜的 γ 射线能量及合适的有效半衰期,还可以利用它和不同待标记化合物进行组合,形成多种多样的单光子显像剂来满足临床工作需要。

一、SPECT 显像类型

SPECT 显像根据不同的分类标准可得出不同的类别区分,同一种方法依据分类角度不同也可以归为不同的显像类型。

(一)根据影像获取的状态分类

1. 静态显像 当显像剂在脏器或病变组织中摄取浓度处于相对稳定状态时进行的显像,称为静态显像(static imaging)。这种显像可以允许采集足够多的放射性计数成像,影像相对比较清晰,适合于观察脏器或病变的位置、形态、大小和放射性分布。例如甲状腺静态显像(图 5-1A)。

2. 动态显像　显像剂引入人体内,以设定的速度动态采集脏器或病变组织的多帧连续影像或系列影像,称为动态显像(dynamic imaging)。通过动态观察,可分析判断脏器或病变的运动及功能情况。例如肾动态显像(图 5-1B)。

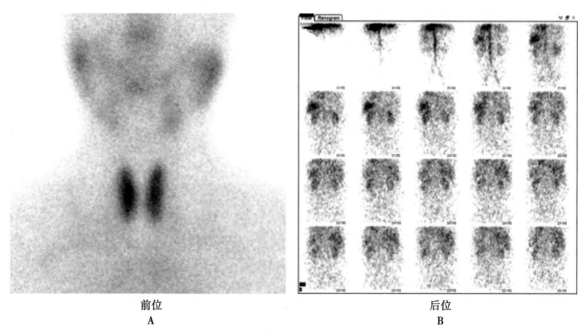

前位
A

后位
B

图 5-1　SPECT 静态显像(A)和动态显像(B)

(二)根据影像获取的部位分类

1. 局部显像　采集界面仅限于人体某一局部区域的显像,称为局部显像(regional imaging)。这种显像可以使用较大的矩阵采集,得到的图像信息量较大,分辨力较高,影像相对比较清晰,适合于观察局部脏器或病变的位置、形态、大小和放射性分布。例如骨局部静态显像即为局部显像(图 5-2A)。

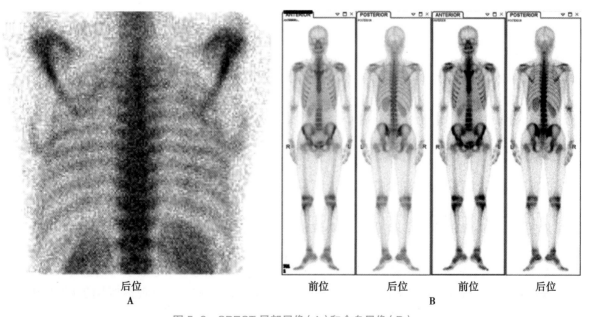

后位
A

前位　　后位　　前位　　后位
B

图 5-2　SPECT 局部显像(A)和全身显像(B)

2. 全身显像 利用核医学仪器采集探头沿患者前、后体表做匀速移动,从头到脚依序采集影像,称为全身显像(whole body imaging)。通过注射一次显像剂即可完成在全身范围内寻找病灶。例如全身骨显像(图5-2B)。

(三)根据影像获取的方法分类

1. 平面显像 将核医学仪器采集探头置于待观测脏器或病变局部来采集影像的显像,称为平面显像(planar imaging)。这种显像是由待观测脏器或病变在该方位上所有组织的放射性叠加形成的,对体内较小较深的病变不易发现,临床上会根据具体情况补充不同体位的平面显像或直接采用断层显像来弥补其不足。例如,甲状腺静态显像即为平面显像(图5-3A)。

2. 断层显像 利用SPECT采集探头在体表连续或间断采集多体位平面影像数据,再由计算机重建为各种断层影像的方法称为断层显像(tomographic imaging)。它能在一定程度上避免了平面显像造成的放射性重叠,有助于发现较深较小的病变。例如脑血流灌注显像(图5-3B)。

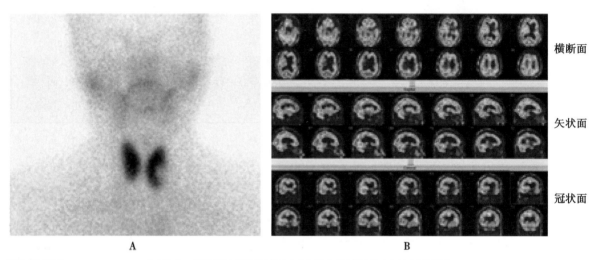

图5-3 SPECT平面显像(A)和断层显像(B)(见二维码)

3. SPECT/CT同机断层融合显像 随着医学影像技术的发展和进步,多种模式的医学影像成像技术进行了有机融合,从而得到了SPECT/CT同机融合技术。SPECT/CT同机断层融合显像是将SPECT(功能代谢显像)和CT(解剖结构显像)两种影像技术相结合在一起的显像方法。其中,CT显像带来了丰富的解剖学和形态学的信息,大幅度提高了SPECT显像的灵敏度和特异性。在临床上,SPECT/CT同机断层融合显像的诊断效能远远大于单独的SPECT显像或单独的CT显像,因此越来越受到临床科室和影像学科的重视。目前,SPECT/CT同机断层融合显像已经广泛应用于核医学的临床工作中(图5-4)。

(四)根据影像获取的时间分类

1. 早期显像 显像剂注入体内后2小时内进行的显像称为早期显像(early imaging),主要反映脏器的血流灌注和早期功能状况,大多数核素显像均属此类显像。例如,甲状旁腺显像的早期相(图5-5A)。

2. 延迟显像 显像剂注入体内2小时以后,在进行早期显像之后延迟数小时或更久时间进行的再次显像称为延迟显像(delay imaging),通过与早期显像的对比观察,可以观察脏器的功能变化或更清晰地显示病变。例如,甲状旁腺显像的延迟相(图5-5B)。

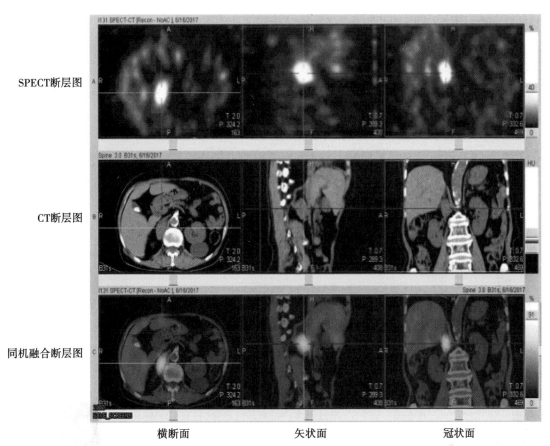

SPECT断层图

CT断层图

同机融合断层图

横断面　　　　　　　　矢状面　　　　　　　冠状面

图 5-4　SPECT/CT 同机断层融合显像（见二维码）

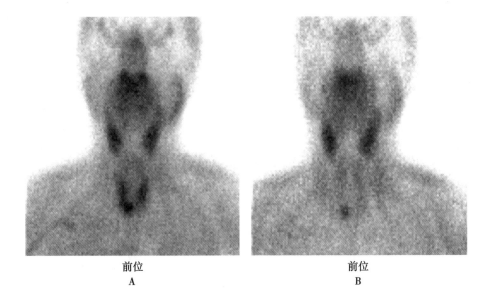

前位　　　　　　　　　　　　前位
A　　　　　　　　　　　　B

图 5-5　SPECT 早期显像（A）和延迟显像（B）

（五）根据病变组织是否摄取显像剂分类

1. 阳性显像　阳性显像（positive imaging）指病变组织摄取的显像剂要高于正常组织而呈"热区"的显像方法。例如 ^{131}I-MIBG 肾上腺髓质显像（图 5-6A）。

2. 阴性显像　阴性显像（negative imaging）指显像剂可被正常组织摄取，而病变组织基本不摄取，在显像上表现为放射性分布的稀疏缺损改变而呈"冷区"的显像方法。例如，甲状腺显像（图 5-6B）。

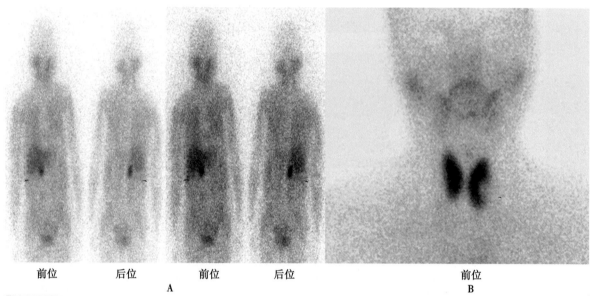

前位　　　　后位　　　　前位　　　　后位　　　　　　　　前位

A　　　　　　　　　　　　　　　　　B

图 5-6　SPECT 阳性显像（A）和阴性显像（B）（见二维码）

（六）根据显像时机体的状态分类

1. 静息显像　静息显像（rest imaging）注入显像剂时机体处于安静状态下的显像方法称为静息显像。

2. 负荷显像　负荷显像（stress imaging）注入显像剂时机体处于负荷状态下的显像方法称为负荷显像。负荷方法可以是生理活动，如运动负荷；也可以是借助药物作用，如各种药物负荷。显像目的是通过负荷状态下观察脏器对刺激的反应能力，增加病变组织与正常组织间的差别，有利于发现静息状态下不易发现的病变，提高诊断的灵敏度。

二、SPECT 显像基本技术

1. 特殊准备　绝大多数 SPECT 显像无需患者特殊准备，只需仰卧位平躺于检查床，不要有身体位置移动即可。只有对特定目的的显像或特定人群需要一些特殊准备，例如对不能配合检查的婴幼儿或特定人群，因为在检查过程中需要制动，不能移动身体，故要求在检查前完成镇静或催眠，保障检查的顺利完成。对于某些检查，出于检查目的，会要求患者空腹，例如胃排空显像、肝胆动态显像等。也有为了保障显像质量对患者的一些特殊要求，例如行肾动态显像前需饮水、某些心肌灌注显像需注射显像剂后一定时间服用脂肪餐、脑血流灌注显像要求患者安静状态及视听封闭、某些负荷试验对患者用药有特殊要求等。

2. 显像剂　因为 ^{99m}Tc 来源方便以及具有良好的能峰条件及半衰期，目前临床上使用的绝大多数都是 ^{99m}Tc 标记的各种显像剂。当然针对某些特定检查目的的显像剂还有 ^{201}Tl、^{131}I 等标记的各种显像剂等。

3. 采集条件及要求　不同的显像方法它的采集条件及要求各异,简述如下。

（1）静态采集:静态采集为了保证图像具有良好的计数及分辨率,一般采用较大的采集矩阵（如256×256或128×128）。采集小器官或婴幼儿图像,可以适当使用放大倍数。

（2）动态采集:动态采集用于观察图像的连续变化。根据待检对象的不同预先设定特定的时间间隔进行采集,时间间隔的大小主要取决于被观察对象的时间变化规律。门控动态采集以心电 R 波触发进行动态采集,多用于心肌显像或心血池显像。

（3）全身扫描采集:通过探头与受检者的相对移动来采集,根据检查项目或计数率预先设定床速。

（4）断层采集:待检靶器官一般要位于视野中心,每帧以 3 度或 6 度间隔采集,共 360 度。

三、SPECT 显像图像处理与分析

（一）图像处理

将采集获得的各项数据进行计算机重建后处理,选择适当的色标并调节好上下阈值,以便图像视觉分析。

（二）图像分析

1. 图像质量评价　进行图像分析首先要对已经获得的核医学图像质量进行评价,一个良好的图像应该被检脏器或组织图像清晰、对比度适当、病变显示清楚、解剖标志准确等。对不符合诊断要求的图像要分析原因并进行复查,以免由于图像质量原因对临床诊断带去错误的影响。

2. 静态图像分析要点　①位置:确定待检脏器有无移位或异位;②大小:观察待检脏器外形及大小是否正常,轮廓是否清晰,边界是否完整;③放射性分布:观察在正常情况下没有放射性摄取的部位是否出现异常的放射性分布;以待检脏器正常组织的放射性分布为基准,比较判断病变组织的放射性分布是否增高或减低;病变组织内部放射性是否均匀等。

3. 动态图像分析要点　除上述要点外,还要注意以下两点。①显像顺序:是否符合正常生理功能状态,有无提前显影或异常旁路显影等;②时相变化:用于判断待检脏器的功能状态,观察有无延迟显影或不显影等。

4. 断层图像分析要点　对于断层图像,首先要正确掌握不同脏器断层图像所获取的方式,例如大多数器官的断层图像是取横断面、冠状面及矢状面,这与其他影像学图像类似;但心肌显像的断层图像则不同,它是按心脏长轴来区分为短轴、水平长轴和垂直长轴的。其次,还需对各断层图像分别进行形态、大小和放射性分布及浓聚程度进行观察分析。单一层面的放射性分布异常一般不可靠,如果在连续两个以上层面出现异常并且在不同轴向的断面得到证实,则提示病变。

5. 图像分析常用方法

（1）视觉判断:这是进行核医学图像分析的基础,用肉眼观察待检脏器或组织的放射性分布有无增高或减低。对于同一患者不同时间点检查的图像要前后对比,了解病变组织的放射性分布变化情况。

（2）ROI 分析:ROI(region of interest)即感兴趣区域。用计算机对核医学图像进行后处理时,从被处理的图像中以方框、圆、椭圆、不规则多边形等方式勾勒出需要处理的区域,称为 ROI,这个区域是你的图像分析所关注的重点。圈定该区域进行进一步统计学处理,可以获得该区域的面积、体积、最大放射性计数、平均放射性计数、方差、标准差等一系列参数,并可与正常组织或镜像组织进行参数对比,这对核医学图像进行精细判读至关重要。

（3）半定量分析:是一种准确性高于定性诊断但比定量分析稍差的分析方法,特点是简单、迅速。上述的 ROI 分析是核医学最成熟、最常用的半定量分析方法,PET/CT 检查中常用的 SUV 值也是一种半定量分析指标。

（4）时间放射性曲线:一般使用在核医学动态显像分析中,利用计算机勾画感兴趣区（ROI）技术,提取动态显像不同时间点某一感兴趣区域内的放射性计数,以显像时间为横轴,以 ROI 放射性计

数为纵轴,生成时间 – 放射性曲线,据此曲线可对待检脏器功能变化过程进行分析并计算其多项功能参数。

第二节　SPECT 显像的临床应用

一、全身骨显像

自 20 世纪 70 年代 ^{99m}Tc 标记的磷(膦)酸盐作为骨显像剂以来,全身骨显像在影像医学领域可谓独树一帜。它不仅可显示骨骼形态,更能反映骨骼和病变的血流和代谢状况,常早于 X 线发现病变,一次成像可评价全身骨骼状况,所以在骨骼病变的诊断中具有早期诊断和探查范围广的优势,近年来骨 SPECT/CT 显像在临床的应用进一步提高了诊断的准确性和灵敏度。

(一)全身显像原理及方法

骨组织含有无机盐、有机物和水等化学成分。无机盐包括羟基磷灰石晶体及磷酸钙,有机物包含骨细胞、胶原、黏多糖等。其中羟基磷灰石晶体具有多微孔结构,能与体液中可交换的离子或化合物发生离子交换或化学吸附作用。

1. 全身显像原理　骨显像剂经静脉注射随血流到达全身骨骼,与骨骼组织中的羟基磷灰石晶体通过离子交换或化学吸附作用而分布于骨骼组织,同时新生成的胶原对骨显像剂有较高的亲和力。局部骨骼对显像剂的摄取,与该局部血流量和骨盐代谢水平、新生成的胶原的含量相关。

2. 全身骨显像剂　最常用的显像剂有 ^{99m}Tc 标记膦酸盐类,^{99m}Tc– 膦酸盐主要有亚甲基二膦酸盐(^{99m}Tc–MDP)和亚甲基羟基二膦酸盐(^{99m}Tc–HMDP)。二者具有骨摄取高且迅速、血液和软组织清除快的优点。静脉注射后 2~3 小时约 50%~60% 的放射性聚集在骨骼中,其余经肾脏排出,骨 / 软组织放射性比值较高,显像质量好。

3. 全身骨显像方法　成人静脉注射显像剂(370~740MBq)3 小时后显像,注射后嘱多饮水以加速清除非骨组织的显像剂,提高靶与非靶组织比值,获取高质量的显像图像。检查时患者仰卧位于检查床上,按设定扫描速度进行显像,可根据全身扫描图像结果按需进行局部断层融合显像。

(二)全身骨显像的临床应用

💗 知识点 5-2　SPECT 显像在骨疾病中的临床应用

SPECT 显像在转移性骨肿瘤、原发性骨肿瘤、骨代谢性疾病、骨关节疾病、缺血性骨坏死和骨感染性疾病等骨疾病中都有广泛的应用。

1. 转移性骨肿瘤　全身骨显像被认为是筛查有无转移性骨肿瘤最常用的检查手段,并对评价骨转移瘤治疗效果及预后也有重要价值。由于骨骼是恶性肿瘤的好发转移部位,故早期发现转移灶对于病人的治疗决策具有重要影响。全身骨显像可较 X 线检查提早 3~6 个月发现骨转移灶,因此面前临床上全身骨显像被作为恶性肿瘤患者诊断骨转移灶时首选的检查(图 5-7A、B)。SPECT/CT 同机融合断层显像对于全身骨显像中鉴别困难的病灶(尤其是单发病变)具有显著的增益作用(图 5-8)。

2. 原发性骨肿瘤　全身骨显像可以早期检出病变;可准确显示肿瘤的累积范围,特别是观察有无远处骨转移灶;有助于疗效监测及随访;骨三相检查对定性诊断有一定帮助(图 5-7C)。

3. 骨代谢性疾病　可辅助诊断骨代谢性疾病如骨质疏松、骨软化症、甲状旁腺功能亢进症、畸形性骨炎、肾性营养不良综合征等。骨代谢性疾病在骨显像上具有一些特点,如骨显像上呈广泛弥漫性显像剂摄取增加,以颅骨、长骨干骺端、肋软骨连接处和胸骨等更明显(形成所谓肋骨连接处的“串珠征”和胸骨“领带征”),肾脏不显影或显影差。在严重的骨质疏松症患者中,可出现弥漫性的显像剂摄取减少。

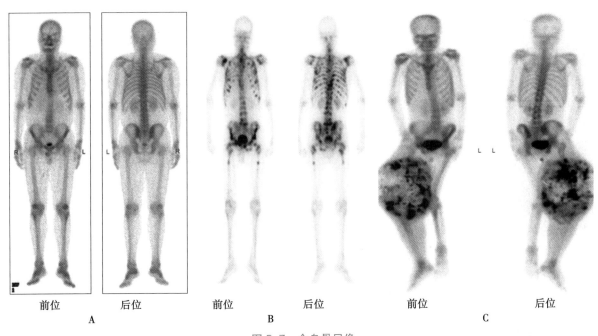

图 5-7　全身骨显像

正常（A）；多发骨转移瘤（B）；原发骨肉瘤（C）

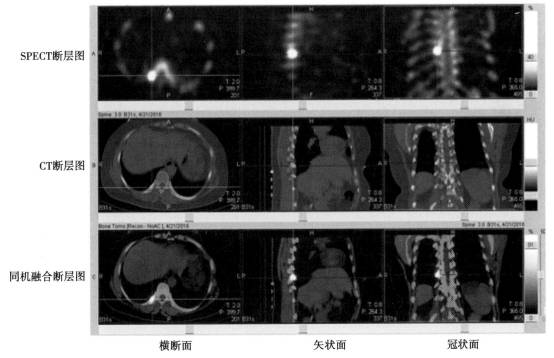

图 5-8　SPECT/CT 同机断层融合显像：骨转移瘤（单发病灶）（见二维码）

4. 骨关节疾病　可辅助诊断类风湿关节炎、退行性骨关节病、肺性肥大性骨关节病以及人工关节置换术后等随访评价。关节炎性疾病的骨显像一般均可较 X 线更早发现异常，病变关节呈异常放射性浓聚。应用 SPECT/CT 同机融合显像，可非常灵敏的诊断颞颌关节综合征，表现为颞颌关节放射性增高，而病变早期一般 X 线检查常无阳性发现。

5. 缺血性骨坏死 诊断价值优于 X 线，可在出现早期症状或无症状时发现异常，从而有助于早期进行治疗而避免远期并发症，而 X 线在早期不敏感。缺血性骨坏死在骨显像上的表现与病程有关。疾病早期（无症状或 1 个月左右），股骨头部位因血供中断而在三相骨显像的血流、血池、延迟相上均表现为放射性摄取低，周围无浓聚反应，但此期改变一般在临床上常较少检出。随病程进展，因股骨头与髋臼表面的损伤、骨膜炎症、血管再生与修复等因素，股骨头放射性缺损区周边出现放射性浓聚影，形成所谓"炸面圈"征象，此征为本病的特征表现。

6. 其他骨疾病

（1）骨感染性疾病：骨髓炎是常见的骨科感染性疾病，X 线检查是常规诊断方法，但 X 线发现骨破坏、新骨形成等阳性征象往往要到病程 2 周乃至更长时间之后。而全身骨显像（尤其骨三相检查）可对骨髓炎进行早期诊断，敏感性很高。通常急性骨髓炎在发病 12~48 小时病变部位即可出现放射性异常浓聚的表现。

（2）骨创伤：对诊断 X 线难以发现的细小骨折或隐蔽部位骨折有帮助；对监测和评价骨折后修复或愈合有帮助；对诊断应力性骨折有帮助。

（3）骨移植的监测：是监测移植骨血供和成活状态特异而敏感的方法。

二、心肌灌注显像

心肌灌注显像是心脏病学中最重要的检查方法，主要通过核医学影像提供心肌的血流灌注情况及心肌细胞功能状态。心肌灌注显像最有价值的临床应用是与负荷试验相结合评价缺血性心脏病。美国心脏学院 / 美国心脏协会 / 美国心脏核医学学会（ACC/AHA/ASNC）制定的相关指南中，已经将心肌灌注显像作为冠心病危险度分级及疗效评估的重要手段。

（一）心肌灌注显像原理及方法

1. 心肌灌注显像原理 心肌灌注显像是利用正常或有功能的心肌细胞选择性摄取某些碱性阳离子或核素标记化合物，心肌局部放射性药物的蓄积量与局部心肌血流量呈正比的原理，通过核医学显像设备进行显像。心肌血流灌注正常区域心肌显影，而血流量减低的区域、缺血或坏死的心肌则影像变淡（稀疏）或不显影，从而达到了解心肌供血情况并诊断心血管疾病的目的。

2. 心肌灌注显像剂 目前用于心肌灌注显像的常用显像剂是 ^{201}Tl 和 ^{99m}Tc- 甲氧基异丁基异腈（简称 ^{99m}Tc–MIBI）等。

3. 心肌灌注显像方法 心肌血流灌注显像时静脉注入显像剂 30 分钟时服用脂肪餐，再过 30 分钟仰卧位于检查床，双手抱头并固定，探头视野包括心脏，探头行旋转采集 180 度或 360 度影像。

（二）心肌灌注显像的临床应用

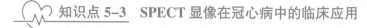 **知识点 5-3 SPECT 显像在冠心病中的临床应用**

1. 冠心病 心肌灌注显像是诊断冠心病无创、安全、有效的功能检查方法，可用于冠心病心肌缺血的诊断、冠心病危险度分级、冠心病的预测及冠心病疗效评价等方面。冠状动脉血管造影被认为是诊断冠心病的"金标准"，但是其仅能显示血管管径的狭窄与否，没有直接判断相应供血心肌细胞有无缺血的能力。而心肌灌注显像不仅可以诊断有无心肌缺血，而且还可帮助确定缺血是否可逆以及冠状动脉的储备功能，为冠心病的临床治疗决策提供重要依据。

从卫生经济学角度讲，心肌灌注显像也是诊断冠心病效价比最高的一种检查方法。在美国心脏学会 / 美国心脏协会 / 欧洲心脏病学会发布的冠心病诊断指南中，心肌灌注显像在疑似冠心病的多种情况下（如慢性胸痛、急性胸痛等）被评估为首选诊断方法（图 5-9）。

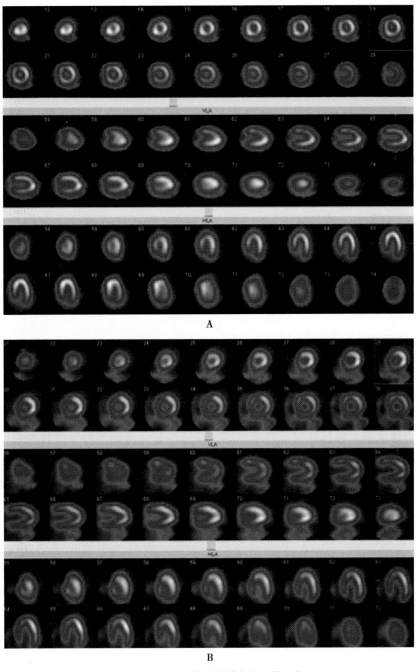

A

B

图 5-9　心肌灌注显像（见二维码）

正常（A）；冠心病（B）

　　冠心病的危险度评估是指基于核素心脏显像的结果,推测其未来发生心脏事件的机率,评估的意义在于指导临床医师采取及时、有效和适当的治疗方法。对于心肌灌注显像表现正常的低危者,不需要特殊处理,可以避免不必要的医疗行为,节省大量的医疗成本;对于心肌灌注显像异常者,可根据危险度等级,采取适当、有效的治疗措施,使患者最大程度受益。冠心病的有效治疗方法包括冠状动脉搭桥手术、经皮腔内冠状动脉成形术、常规药物和体外反搏等治疗。将治疗前与治疗后的心肌灌注显像结果进行对比分析,可以准确获得治疗后心肌血流改善程度等相关信息,是评价冠心病疗效的首选方法。

　　2. 急性胸痛的评估　急性胸痛的处理往往很困难,通过询问病史、心电图及心肌生化指标,可以筛选典型的急性冠脉综合征患者。但是对于表现不典型者,则往往难以鉴别心源性或非心源性疼痛。心肌灌注显像的优势在于对表现不典型者可以发现心肌灌注减低区,为这类患者诊断心肌缺血和心肌梗死提供了一种有效的手段。ACC/AHA 指南推荐,急性胸痛患者为急诊静息心肌灌注显像的 I 类适应证。

3. X 综合征　约有 20%~30% 的心绞痛患者冠脉造影为正常,即使在典型的劳累性心绞痛患者中,也有约 10% 的病人冠脉造影为正常。1973 年,Kemp 首先将一组劳累性心绞痛而冠脉造影正常者称之为 X 综合征(冠状动脉造影正常的心绞痛综合征),后来也将此称为"微血管性心绞痛"。心肌灌注显像异常不仅见于由于大的冠状动脉狭窄所致的心肌缺血患者,也可见于冠状动脉造影正常的冠状微血管的病变,过去人们常把这类病例当成假阳性,事实上,心肌灌注显像是真实的反映了心肌微循环的异常,包括大的冠状动脉狭窄和微小的冠状微循环的功能障碍所致的心肌缺血改变。

4. 存活心肌判断　代谢活动是反映心肌细胞存活最可靠的标志,而一定量的血流则是保证代谢活动的基础,由于存活的细胞有赖于细胞膜的完整性,只有保留完整膜的存活细胞才能蓄积和保留 MIBI 等心肌灌注显像剂。因此,心肌灌注显像间接反映了心肌存活的信息,可用于存活心肌的判断。

三、肾动态显像

肾动态显像是了解双肾功能状态的常规核素检查方法,可以为临床提供双肾血流、大小、形态、位置、功能及尿路通畅情况。

(一)肾动态显像原理及方法

1. 肾动态显像原理　静脉注射经肾小球滤过或肾小管分泌而不被重吸收的放射性药物(显像剂),用 SPECT 快速连续动态采集包括双肾和膀胱区域的放射性影像,可依序观察到显像剂经腹主动脉、肾动脉灌注后迅速聚集在肾实质内,随后由肾实质逐渐流向肾盏、肾盂,经输尿管到达膀胱的全过程。

2. 肾动态显像剂　肾动态显像剂根据集聚与排泄机制不同,分为肾小球滤过型和肾小管分泌型两类。$^{99m}Tc-$喷替酸($^{99m}Tc-DTPA$)是肾动态显像目前最常用的显像剂,属肾小球滤过型。$^{99m}Tc-$巯基乙酰基三甘氨酸($^{99m}Tc-MAG3$)和 $^{99m}Tc-$双半胱氨酸($^{99m}Tc-EC$)属肾小管分泌型显像剂。

检查前半小时前患者饮水 300ml,仰卧位于探头上方,静脉注入显像剂后每 2 秒一帧采集 1 分钟,再每分钟一帧共采集 30 分钟。通过测定肾摄取显像剂的放射性计数,利用相应的数学公式可计算出左、右分肾及双肾总的肾小球滤过率(GFR)或肾有效血浆流量(ERPF)。

(二)肾动态显像的临床应用

1. 判断肾实质功能　肾动态显像是评价肾实质功能非常灵敏、简便、无创的检查方法,明显优于肾盂静脉造影(IVP),能同时反映左、右分侧肾的肾功能,具有灵敏度高、简便安全和无创等优点,并可提供相关定量参数和半定量分析指标(如 GFR 值等)。可用于评价泌尿系统疾病时的肾功能状态、非肾疾病对肾功能的影响以及治疗效果的评价。与实验室检查指标反映总肾功能的重要区别,肾动态显像可以评价分肾功能是其独特优势,特别是在肾积水和肾肿瘤的治疗策略中具有重要的指导价值。

2. 上尿路梗阻的诊断与鉴别诊断　上尿路梗阻时,根据梗阻部位、程度、持续时间及患侧肾功能状态的不同,肾动态显像有不同的表现。在鉴别上尿路机械性梗阻与非梗阻性尿路扩张方面,利尿剂介入试验有独到价值。

3. 肾血管性高血压的诊断　血管紧张素转化酶抑制剂介入试验能有效的诊断和鉴别诊断肾血

管性高血压,并能客观的预测手术疗效和疗效评价。

4. 肾移植中的应用　对于肾移植供者,肾动态显像可以检测供者的总肾及分肾功能状况,在活体供肾的术前评估中占有非常重要的地位。肾移植术后移植肾是否成活、功能状况如何、有无排异反应及合并症的发生是临床医师非常关注的问题。肾动态显像在移植肾监测方面具有独特的优势,可用于监测移植肾术后并发症。

四、脑血流灌注显像

(一)脑血流灌注显像原理及方法

1. 脑血流灌注显像原理　静脉注射分子量小、不带电荷且脂溶性高的脑显像剂,诸如 $^{99m}Tc-$ 双半胱乙酯($^{99m}Tc-ECD$)和 $^{99m}Tc-$ 六甲基丙烯胺肟($^{99m}Tc-HMPAO$),它们能通过血脑屏障进入脑细胞,随后在水解酶或脂解酶作用下转变为水溶性物质或经还原型谷胱甘肽作用分解成带电荷的次级产物,不能反扩散出脑细胞,从而滞留在脑组织内。显像剂进入脑细胞的量与局部脑血流量(rCBF)成正比,通过观察脑内各部位放射性摄取分布的状态,就可以判断 rCBF 的情况。rCBF 一般与局部脑功能代谢平行,故本检查在一定程度上亦能反映局部脑功能状态。

2. 脑血流灌注显像方法　检查前患者需安静休息,行试听封闭,静脉注入显像剂 50min 后将患者头部置于头托中,仰卧位于探头下方,每 40 秒一帧,每帧 6 度,共 360 度采集影像。

(二)脑血流灌注显像的临床应用

1. 短暂性脑缺血发作和可逆性缺血性脑病的诊断　短暂性脑缺血发作(TIA)是颈动脉或椎 – 基底动脉系统的短暂性血液供应不足而引起的脑缺血发作,临床表现特点为发病突然,持续时间短,恢复快,常有反复发作的病史。相对于 TIA,可逆性缺血性脑病(PRIND)则恢复较慢。TIA 和 PRIND 患者神经系统检查及 CT 和 MRI 检查结果多为阴性,而脑血流灌注显像可发现近 50% 患者脑内存在缺血性改变,特别是可发现慢性低灌注状态的存在,病变部位表现为不同程度的放射性减低或缺损区,阳性检出率高于 CT 或 MRI。因此脑血流灌注显像在 TIA 和 PRIND 的早期诊断、治疗决策、疗效评价和预后判断方面具有重要的临床实用价值(图 5-10)。

2. 脑梗死的诊断　脑梗死发病早期脑血流灌注显像即可检出,而此时组织结构改变尚不明显,CT 和 MRI 常不能显示异常,其诊断的灵敏度高于 CT 和 MRI。脑梗死一旦引起组织结构的变化,CT 和 MRI 即可作出明确诊断,且准确率较高。脑梗死区域在脑血流灌注显像中表现为局限性放射性减低缺损区,且显示的病变范围要大于 CT 和 MRI 的改变。脑血流灌注显像还可检出难以被 CT 和 MRI 发现的交叉性小脑失联络征象,该征象表现为病变对侧小脑放射性减低。

3. 癫痫　癫痫发作是脑部某一区域兴奋性过高的神经元突然过度高频放电而引起的脑功能短暂异常所致。根据发作特点、体征及脑电图表现,本病的临床诊断并不难。确诊后常规给予抗癫痫药物治疗,对于难治性或顽固性癫痫可行手术或 γ 刀去除癫痫病灶,但术前的致痫灶定位非常重要,它决定着治疗的成败。脑血流灌注显像作为一种无创性检查,在癫痫病灶的定位诊断方面有明显的优势。癫痫的典型影像学表现是发作期血流灌注增加而在发作间期血流灌注减低,这种表现可定位致痫灶,为癫痫诊治决策和疗效判断提供科学依据。

4. 阿尔茨海默病　阿尔茨海默病(AD)是一种弥漫性大脑萎缩性退行性疾病。发病多在 50 岁以后,病情缓慢进展,以智能衰退为主要临床表现。病理改变以大脑皮质弥漫性萎缩和神经细胞变性为主。AD 患者脑血流灌注显像的典型表现是双侧顶叶和颞叶为主的大脑皮质放射性对称性明显减低,一般不累及基底节和小脑。脑血流灌注显像有助于早期诊断,但诊断缺乏特异性,应密切结合临床及其他影像学检查。

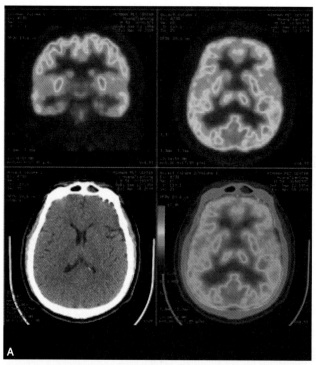

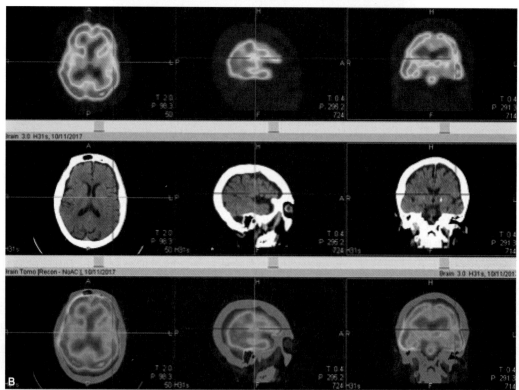

图 5-10 脑血流灌注显像（见二维码）

正常（A）；TIA（B）

五、肿瘤显像

（一）肿瘤显像原理及方法

肿瘤是威胁人类健康的致死疾病之一，对于肿瘤的检测和治疗具有重要的临床意义。而对于肿瘤检测来说，SPECT/CT 显像对于指导临床实践具有重要作用。

1. 肿瘤显像原理　SPECT/CT 成像具有将功能图像和解剖图像进行同机融合的特点，可以同时得到解剖学信息和功能性信息，这一特性在肿瘤的显像中可以得到充分的利用。

2. 肿瘤显像剂　目前临床上常用的显像剂包括 ^{111}In– 奥曲肽和 $^{123/131}$I–MIBG 等显像剂。目前随着技术的发展和对于肿瘤研究的深入，越来越多的肿瘤显像剂也得到了研究和应用。

知识点 5-4　SPECT/CT 显像的方法

3. 肿瘤显像方法　经静脉注射具有放射性标记的靶向药物，可以使用 SPECT/CT 显像的方法采集到分布于全身各处的放射性信号，可以观察到放射性标记的分子探针在肿瘤的特异性高摄取显像，结合 CT 影像数据，可以有效判读出肿瘤的位置及转移情况。

（二）肿瘤显像的临床应用

通过研制可以靶向肿瘤细胞及肿瘤组织的探针，并使用放射性核素进行标记，这些肿瘤靶向探针就可以用于 SPECT/CT 显像。SPECT/CT 成像不仅可以对放射性核素标记的靶向探针所靶向的肿瘤病灶位置进行准确定位，而且可以对靶向分子的摄取与代谢活性进行精细鉴别。同时 SPECT/CT 成像中获得的 CT 成像信息也有助于从解剖学角度解析肿瘤的发生发展及所处分型，具有重要的诊断作用。因此，SPECT/CT 成像技术在肿瘤的显像中具有广泛的应用。

生长抑素受体显像是神经内分泌肿瘤分期、随访、评估疗效和评估患者是否适合进行多肽类受体治疗的重要显像手段。临床上通过使用放射性核素对肿瘤细胞表面的生长抑素受体进行放射性标记，如图 5-11 所示，它可以有效评估神经内分泌肿瘤，其灵敏度可达到 71%~95%。

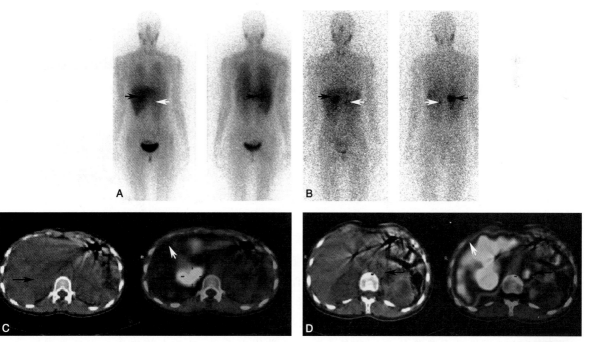

图 5-11　^{111}In 标记的生长抑素受体的 SPECT/CT 成像（见二维码）

引自 Mol Imaging Radionucl Ther. 2017，26：38–42

常用的 SPECT/CT 显像用的放射性标记生长抑素受体是 ^{111}In– 奥曲肽，其对甲状腺髓样癌具有特别强的特异性。高表达生长抑素受体的肿瘤主要包括胰岛细胞肿瘤、副神经节瘤和梅克尔细胞瘤等，而其他类肿瘤，如小细胞肺癌、乳腺癌和前列腺癌等肿瘤也会表达生长抑素受体。奥曲肽可以生理性的分布在垂体、甲状腺、肝脏、脾脏、肾脏等部分,女性患者可能会弥散性分布在乳腺部位。奥曲肽的摄取具有很多良性及生理性质的变异,包括手术后改变、疝气和结肠造瘘术等疾病,这些都可能造成图像的假阳性,影响患者的诊断和治疗。

知识点 5-5　SPECT/CT 成像的临床应用

　　SPECT/CT 成像方法可以精确识别肿瘤组织及癌旁组织,并进一步确定癌旁组织是否进行了肿瘤的转移。依靠 SPECT/CT 成像技术进行的生长抑素受体显像,可以对肿瘤部位进行精确定位,而且可以发现被平面显像遗漏的病灶部位及不易发现的转移灶,不仅可以对患者的诊断方法进行优化,并对患者的治疗过程及预后产生积极的影响。

　　SPECT 显像作为一门影像检测技术,其在临床上应用范围非常广泛。除了上述的各种常用显像方法外,还有其他系统疾病方面的应用。如利用正常甲状腺组织具有选择性摄取和浓聚碘的能力,将放射性碘引入体内后,即可被有功能的甲状腺组织所摄取,在体外用 SPECT 观察甲状腺或有甲状腺功能组织的位置、形态、大小及功能状态。临床上利用甲状腺显像可进行甲状腺结节功能状态的判定、异位甲状腺的诊断、寻找甲状腺癌转移灶及疗效评价、^{131}I 治疗前推算甲状腺功能组织的重量、了解甲状腺术后残余组织及甲状腺炎的辅助诊断。此外,目前临床上还常规应用肝胆动态显像鉴别诊断先天性胆道闭锁和新生儿肝炎;肝血池显像进行肝血管瘤的诊断;消化道出血显像诊断消化道活动性出血;异位胃黏膜显像诊断 Meckel 憩室或肠道重复畸形;唾液腺显像评价唾液腺功能状态;肺通气灌注显像诊断肺栓塞等。

小结

　　分子影像是医学影像技术和分子生物学技术互相融合而形成的新的分支学科,也是当今医学影像研究的热点和发展方向。核医学显像是分子影像学中重要的组成部分,而 SPECT 显像因其优良的性价比优势,在临床上有着巨大的应用前景。

　　SPECT 显像利用靶向体内特异性分子的化合物作为底物载体,标记上单光子核素,可以很好的评价各靶向器官和组织的生理生化功能。它所包含的内容非常广泛,而且正在不断发展和逐步走向成熟。目前研究较多且具有应用前景的技术主要有受体显像、代谢显像、反义基因显像及细胞凋亡、乏氧显像等。

　　目前在临床上应用比较成熟的 SPECT 显像方法主要有 ^{99m}Tc-MDP 全身骨显像诊断各型恶性肿瘤有无远处骨转移,这对肿瘤准确分期至关重要,直接影响患者的治疗方案选择和预后;^{99m}Tc-MIBI 心肌灌注显像作为冠心病心肌缺血无创筛查手段,早已得到临床认可,如果与心肌代谢显像结合,则是目前最准确的判断存活心肌的方法;^{99m}Tc-ECD 脑灌注显像对诊断短暂性脑缺血发作或癫痫的定位诊断方面具有独特价值;^{99m}Tc-DTPA 肾动态显像对评价分肾功能较其他影像学方法更为准确。

　　SPECT/CT 同机融合显像作为一种复合型影像学检查手段,目前在临床实践中已经得到广泛的应用,它较传统的 SPECT 显像大大提高了诊断的敏感性和准确性,具有的独特的应用价值。本章对 SPECT/CT 成像的基本原理及特点进行简单的介绍,希望对大家理解多模态显像的优势有所认识。

　　除了上述比较成熟的 SPECT 显像方法以外,目前针对疾病发生发展机制,有更多的分子诊断探针在实验研究中,相信随着分子生物学等各项技术的发展,有越来越多的 SPECT 显像剂会应用到临床,为患者带去福音,也会大大提升分子影像学在医学中的地位。

思考题

1. SPECT 显像基本原理是什么？
2. 试述 ^{99m}Tc-MDP 全身骨显像的临床应用。
3. 心肌灌注显像目前有哪些临床应用？
4. 简述 SPECT/CT 成像的基本原理。

（吴华　王凡）

第六章　正电子发射计算机断层显像检测技术

1. **掌握**　PET 显像的基本条件，^{18}F-FDG PET/CT 肿瘤葡萄糖代谢显像的图像分析和临床应用；^{18}F-FDG PET/CT 心肌葡萄糖代谢显像的图像分析和临床应用。

2. **熟悉**　PET/CT 显像的基本原理；^{18}F-FDG PET/CT 脑葡萄糖代谢显像的图像分析和临床应用。

3. **了解**　^{18}F-FDG PET/CT 的显像方法；其他正电子核素分子探针在肿瘤、心脏及脑 PET 显像中的原理和临床应用。

第一节　PET 显像的概述

 知识点 6-1　PET 显像的概念

PET 显像是一种活体内高灵敏、高分辨率的全身三维定量生物化学成像技术。包括正电子符合探测、电子准直、正电子探测的极限制约、随机符合和散射符合等基本原理，以及 PET 成像设备和核素探针两个显像条件。

一、PET 显像的基本原理

正电子发射计算机断层扫描成像（positron emission tomography，PET）是非常成熟的临床分子影像技术之一，与 SPECT 一起组成现代核医学影像。

知识点 6-2　PET 显像的基本原理

PET 显像是将发射正电子的核素探针引入体内，其发射的正电子经湮灭辐射转换成的能量相同、方向相反的两个 γ 光子，由 PET 的成对符合探测器采集后经计算机重建得到 PET 断层图像，来显示正电子核素在体内的分布情况。

1998 年，在美国匹兹堡大学完成第一台 PET/CT 原型机的安装和临床评估，验证了功能图像与高分辨率解剖图像配准的重要性。PET/CT 显像是将 PET 与 CT 采集数据在同一台设备上完成，经过后台计算机重建 CT 和 PET 的图像以及两者的融合图像，不仅能够解决同步扫描的问题，还可通过 CT 扫描进行衰减校正来提高 PET 定量精度。PET/CT 显像的基本原理主要有正电子符合探测、电子准直、正电子探测的极限制约、随机符合和散射符合等。

二、PET 显像条件

（一）PET 成像设备

1. **PET 的探测器** 由晶体、光电倍增管（PMT）以及电子线路组成 PET 的探测器,其中晶体和 PMT 是探测器的核心部件,常用的探测器结构组合多为 4 个 PMT 与 64 个晶体块组合（4×64）为一个单元,而且 PMT 与晶体数量比值决定 PET 的系统性能,比值越低,性能越好。探测器的质量决定了 PET 性能,如具有高探测效率、短符合分辨时间、高空间分辨率、高可靠性和稳定性等。一般是将若干探测器环排列安装于具有保护和光屏蔽作用外壳内构成 PET 的探头。探测器环数越多,探头的轴向视野越大,一次扫描可获得的断层面也越多。目前,常用晶体有锗酸铋（BGO）、掺铈的氧化正硅酸镥（LSO）和掺铈的氧化正硅酸钇镥（LYSO）三种。

2. **PET 的电子学系统** 包括信号放大器、采样保持、模数转换、能量及时间甄别、符合地址识别、数据存储等电子学线路。其功能在于将 PMT 输出的电脉冲（电信号）放大,准确识别真符合事件的符合地址,并将电信号转换成数字化信息进行存储和处理。

3. **PET 的结构** 由探测器、数据处理装置（后处理计算机及相关软件程序等）、显示/记录装置、机架和检查床五大部分组成 PET 的基本结构。

（二）PET 核素探针

知识点 6-3 PET 核素探针

PET 显像离不开核素探针（也称为显像剂）。能发射 β^+（正电子）的核素称为正电子核素或 PET 核素。PET 核素发射的正电子在其射程终点与负电子经湮灭辐射而同时生成两个能量均为 511keV 且方向相反的 γ 光子,被体外的成像探头所探测,并精确定位于体内某一位置,这也是 PET 成像的基础。目前,PET 核素主要通过回旋加速器产生一定能量的带电粒子（质子或氘核）轰击靶材料生产或者通过发生器淋洗获得,然后通过放射化学手段将核素标记在不同化学结构上,得到 PET 核素探针可供临床或医学研究使用。

目前,临床最常使用的 PET 核素 ^{18}F、^{11}C、^{13}N 以及固体靶核素 ^{64}Cu 等都是通过回旋加速器生产, ^{68}Ga 等核素通过核素发生器获得。最具代表性的 PET 核素探针是 ^{18}F 标记的 ^{18}F-FDG。表 6-1 列出了一些临床上常用的 PET 核素探针。详见第一章和本章第三节内容。

表 6-1 常用的 PET 核素探针及其临床应用

PET 核素探针	靶标/机制	临床应用
^{18}F-FDG	葡萄糖转运体蛋白	肿瘤、脑和心肌糖代谢显像
^{18}F-NaF	骨代谢	骨显像
^{13}N-NH$_4^+$	血流灌注	心肌灌注显像
^{15}O-H$_2$O	血流灌注	脑灌注显像
^{11}C-MET	氨基酸代谢	肿瘤氨基酸代谢显像
^{11}C-Choline	胆碱激酶代谢,细胞膜磷脂合成	前列腺癌显像
^{11}C-Raclopride	多巴胺 D2 受体	帕金森病诊断
^{11}C-Acetate	TCA 循环,脂肪酸合成酶,脂质体合成	心肌氧代谢显像、前列腺癌显像
^{11}C-FMZ	GABAA/苯二氮䓬受体	中枢神经系统苯二氮䓬受体显像
^{11}C-β-CFT	多巴胺转运蛋白	帕金森病诊断
^{11}C-NMSP	多巴胺 D2 受体	帕金森病诊断

（三）PET显像的特点

知识点 6-4　PET 显像的特点

　　PET 显像是一种高灵敏和较高分辨率的全身定量生物化学显像,具有活体分子水平、定量分析、高灵敏度和较高空间分辨率、全身三维融合显像的特点。与 CT 或 MRI 影像结合,这种多模态融合影像可对疾病做到定性、定量、定位及定期的"四定"诊断要求。

第二节　^{18}F-FDG PET/CT 显像

　　^{18}F-FDG 是葡萄糖类似物,经葡萄糖转运体蛋白进入细胞,在己糖激酶的磷酸化作用下生成 ^{18}F-FDG-6-P,因无法进行下一步代谢而滞留在细胞内。^{18}F-FDG PET/CT 显像机制是其参与机体葡萄糖代谢过程而滞留,因此在糖代谢旺盛的肿瘤、心脏及神经等方面有重要应用。

　　本节重点阐述 ^{18}F-FDG PET/CT 显像在肿瘤、心肌葡萄糖代谢显像的原理、显像方式、图像分析和临床应用。

一、基本概念

知识点 6-5　^{18}F-FDG PET/CT 显像的基本概念

　　^{18}F-FDG 是正电子放射性核素 ^{18}F 标记的脱氧葡萄糖,与葡萄糖结构类似。当 ^{18}F-FDG 经静脉注入人体后,经细胞膜上的葡萄糖转运体蛋白进入细胞,在己糖激酶的磷酸化作用下,生成 6-磷酸-^{18}F-FDG(^{18}F-FDG-6-P)。由于 ^{18}F-FDG 分子 2 位碳原子上引入了 ^{18}F,不能被磷酸己糖异构酶催化转变为 6-磷酸氟代果糖,而无法进行下一步的代谢过程,进而大量滞留在细胞内(图 6-1)。当在葡萄糖代谢平衡状态下,^{18}F-FDG-6-P 的滞留几乎与组织细胞葡萄糖耗氧量一样,故可以反应体内细胞葡萄糖的利用和摄取水平,被体外 PET 显像。

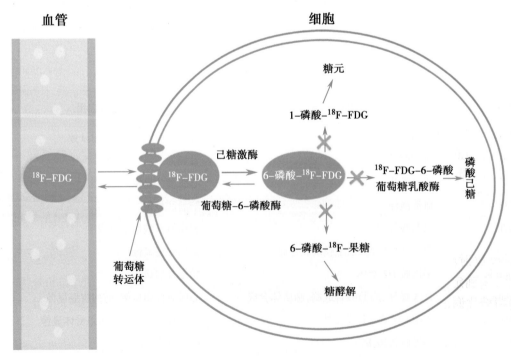

图 6-1　^{18}F-FDG 进入细胞后转变为 ^{18}F-FDG-6-P 而滞留的示意图(见二维码)

二、临床应用

（一）肿瘤显像

1. 原理　肿瘤细胞生长活跃,细胞分裂速度快于正常细胞,需要大量的葡萄糖作为能量来源,基于此肿瘤细胞内将聚集大量的 ^{18}F-FDG-6-P。通过 PET/CT 探测 ^{18}F-FDG 在人体内的分布情况而显影,可获得肿瘤的部位、形态、大小、数量及肿瘤内的分布状况。

2. 显像方法　显像前准备:检查前禁食 4~6h,测血糖、身高和体重;脑肿瘤显像患者注射前需要封闭视听 10~15min;注射显像剂 ^{18}F-FDG 后安静休息 45~60min,检查前排空尿液。显像方法:成人剂量为 3.7~7.4MBq/kg;患者仰卧于 PET/CT 检查床,采集全身或局部 CT 透射和 PET 发射影像。影像数据经后处理工作站的专用软件进行图像的重建、衰减校正、图像融合和定量及半定量分析等处理。

3. 图像分析

知识点 6-6　^{18}F-FDG PET/CT 肿瘤显像的定量分析

（1）定性分析:通过视觉对 PET/CT 图像中 ^{18}F-FDG 摄取程度进行分析。常有以下正常摄取 ^{18}F-FDG 的特征:脑、心脏、泌尿系统及其排泄系统显影;头颈部鼻咽部及腺体、胃肠道、肝脾、活动后肌肉等生理摄取;老年人纵隔及肺门淋巴结、年轻人胸腺及乳腺等摄取。恶性肿瘤细胞增殖快、葡萄糖代谢高,同时葡萄糖转运蛋白高表达,所以 ^{18}F-FDG PET/CT 显像常表现为肿瘤病灶的异常显像剂分布浓聚,明显高于周围正常组织或正常肝脏组织。

（2）半定量分析:肿瘤/非肿瘤组织摄取 ^{18}F-FDG,有靶/非靶（target/non target, T/NT）比值和标准化摄取值（standardized uptake volume, SUV）两种半定量分析方法。其中,SUV 最常用,是病灶放射性活度与全身平均放射性活度的比值,显示 ^{18}F-FDG 在肿瘤组织与正常组织中的摄取情况,计算公式如下:

$$SUV=\frac{局部感兴趣区平均放射性活度}{注入放射性活度/体重}$$

式中,局部感兴趣区平均放射性活度单位为 MBq/ml,放射性活度单位为 MBq,体重单位为 g。SUV 在诊断各种疾病,尤其是在病灶定量比较中有重要价值。

4. 临床应用

（1）肿瘤分期及治疗后再分期: ^{18}F-FDG PET/CT 一次扫描即可完成全身检查,除可提供病灶部位信息外,还可提供通常局部其他影像可能遗漏的全身淋巴转移和远处脏器转移情况,大大提高了肿瘤分期的准确性（图 6-2A）,为临床的下一步有效治疗提供可靠的依据（图 6-2B）。

（2）肿瘤疗效评价与监测:由于肿瘤治疗后组织形态学的改变晚于其葡萄糖代谢的改变,因此反映葡萄糖代谢变化的 ^{18}F-FDG PET/CT 显像在肿瘤的早期疗效评价、残留与纤维坏死等的鉴别方面更具优势,以及通过病变组织葡萄糖摄取程度的变化评价肿瘤治疗反应。

（3）肿瘤诊断:由于大部分恶性肿瘤细胞均具有糖酵解水平增加的特征性表现, ^{18}F-FDG PET/CT 对于大部分恶性肿瘤均具有较高的诊断和鉴别价值。但良恶性病变间存在着一定交叉,在临床实践中要引起注意,如结肠腺瘤样息肉、绒毛腺瘤等。

（4）肿瘤放射治疗生物靶区勾画:放射治疗首先要确定受照肿瘤的位置大小和肿瘤周边的重要组织器官,来确定射线照射的范围,即放射治疗肿瘤靶区的确定。肿瘤病变发生发展过程中,组织功能、葡萄糖代谢改变总是先于形态结构的改变,缺氧的肿瘤组织对放射治疗不敏感等。基于这一点,随着 PET 分子显像的引入,放射治疗肿瘤靶区的定义和概念得以扩展,产生了肿瘤生物靶区（biological target volume, BTV）的概念。根据这一理论,对同一肿瘤内不同放射敏感性的肿瘤细胞亚群给予不同的治疗剂量,从生物学角度达到适形勾画与调强治疗等临床应用。

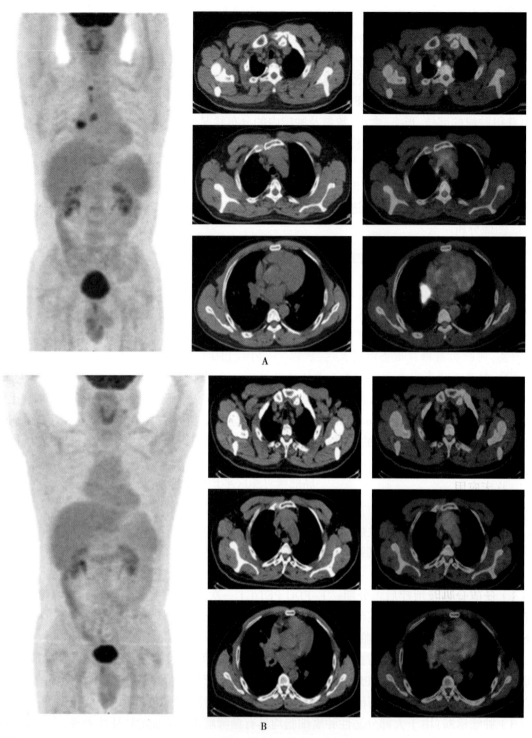

图 6-2 ^{18}F-FDG PET/CT 肺癌影像（见二维码）

A. 右侧肺部病灶及 2 枚右侧纵隔转移淋巴结葡萄糖代谢增高，提示肺癌Ⅲ期；

B. 化疗 1 个月后肺部病灶及 2 枚纵隔淋巴结葡萄糖代谢消失，提示化疗有效

（5）不明原因发热：不明原因发热（fever of unknown origin, FUO）是临床常见的、难以诊断的一种症状，^{18}F-FDG PET/CT 影像可提供全身性诊断与鉴别诊断的手段。结合其他临床症状体征和检测进行综合筛查，如呈周期性发热的霍奇金淋巴瘤、白血病早期等原发肿瘤引起的不明原因发热。

（6）其他炎症：由于炎症也是一种葡萄糖代谢相对增强的病变状态，在 ^{18}F-FDG PET/CT 影像上可表现较高葡萄糖代谢影像，如手术、感染等引起的急性炎症，以及肺结节病、溃疡性结肠炎等炎症。鉴别诊断常需要结合患者的具体病史、实验室检查、甚至是组织病理学表现。

（二）心肌显像

1. 原理　空腹状态下，正常心肌细胞主要依靠游离脂肪酸氧化获得能量，而餐后或葡萄糖负荷后却转以葡萄糖代谢提供能量，特别是在心肌缺血、氧供应低下时。心肌代谢显像是通过核素标记心肌能量代谢底物（如 ^{18}F-FDG）来反映心肌葡萄糖代谢活动的情况，以此作为鉴别缺血心肌是否存活的主要依据。

2. 显像方法　显像剂为 ^{18}F-FDG，成人剂量 185~370MBq；检查前禁食 6h 以上，显像前 1h 口服葡萄糖 50~75g，糖尿病患者需胰岛素调节血糖水平至 7.8~8.9mmol/L 或以内。患者平卧位，静脉注射45~60min 后行心肌显像，一般先行 CT 扫描后再行 PET 断层显像，即可获得 PET/CT 心肌葡萄糖代谢影像。

♥ 知识点 6-7　^{18}F-FDG 心肌葡萄糖代谢影像分析

3. 图像分析　正常 ^{18}F-FDG 心肌葡萄糖代谢影像表现为心脏左室各室壁心肌显像剂分布均匀，发生心肌梗死时出现显像剂分布缺损，结合心肌灌注异常影像判断局部心肌是否存活。存活心肌（viable myocardium）指暂时室壁运动功能异常但葡萄糖代谢活动仍正常或者更为旺盛的心肌细胞，坏死心肌为不可逆性心肌损伤后形成的瘢痕组织。当心肌血流灌注显像提示局部显像剂分布稀疏或缺损区（缺血或 / 和梗死），而在心肌葡萄糖代谢显像上 ^{18}F-FDG 分布正常或相对增加，即"灌注 / 代谢不匹配（perfusion-metabolize mismatch）"影像，即可诊断该区域心肌缺血且仍然存活；如心肌血流灌注和葡萄糖代谢显像均表现为局部显像剂分布呈一致性稀疏或缺损区，即"灌注 / 代谢匹配（perfusion-metabolize match）"影像，即可诊断该区域心肌梗死后无存活或为瘢痕组织。

4. 临床应用

♥ 知识点 6-8　心肌 ^{18}F-FDG PET/CT 显像的临床应用

心肌 ^{18}F-FDG PET/CT 显像是判断心肌细胞存活的功能性手段，在评价冠状动脉的储备功能、诊断心肌缺血、急性心肌梗死、判断心肌细胞活力等方面具有独特的临床价值。

（1）存活心肌的判断：局部心肌"灌注 / 代谢"影像是确诊该区域心肌是否存活的金标准，指导临床冠心病患者再灌注治疗的决策。坏死心肌（图 6-3A），即不可逆性心肌损害形成瘢痕组织。存活心肌主要有缺血心肌（图 6-3B）、冬眠心肌及顿抑心肌等。

（2）心肌梗死冠脉血运重建术的效果预测和预后评估：急性心肌梗死治疗的关键是对阻塞冠脉的及时重建和再通，有效恢复局部心肌血供，挽救可逆转的存活心肌。心肌"灌注 / 代谢"显像评价局部梗死心肌的存活情况，对冠脉重建和再通治疗起着决定性作用。心肌"灌注 / 代谢不匹配"存活影像指导冠脉血运重建术后，心脏事件发生率明显较药物干预治疗手段，在冠心病患者治疗预后评估上具有重要价值。

（三）脑葡萄糖代谢显像

1. 原理　葡萄糖几乎是脑组织的唯一能量来源，能够反映脑组织功能的高低。^{18}F-FDG 是葡萄糖的类似物，静脉注入人体后生成 ^{18}F-FDG-6-P 不再参与下一步的代谢而滞留于脑细胞内。通过PET/CT 探测 ^{18}F-FDG 在局部脑组织葡萄糖代谢能力及其分布情况状态。

2. 显像方法　显像剂为 ^{18}F-FDG，成人剂量 185~370MBq。检查前禁食 4~6h，控制血糖在 11.1mmol/L以内；患者保持安静，戴眼罩和耳塞致视听封闭等。患者平卧位，静脉注射后 30~60min 行 CT 扫描后再行 PET 脑部葡萄糖代谢断层显像。

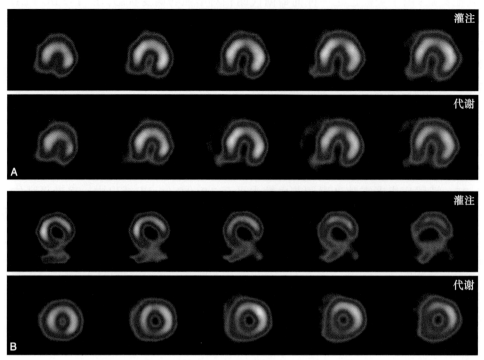

图 6-3 心肌灌注/代谢影像(见二维码)

A. 左室下壁心肌灌注和葡萄糖代谢均缺损,提示局部坏死心肌;

B. 左室下壁及下侧壁心肌灌注缺损而葡萄糖代谢正常,提示局部缺血心肌存活

3. 图像分析 正常脑葡萄糖代谢影像中脑皮质呈显像剂分布浓聚影,以枕叶、颞上回皮质和尾状核头部、壳核显像剂分布最高,脑髓质显像剂分布较低,小脑左右两侧对称且显像剂分布较低。经后处理系统进行半定量分析,如脑皮质 SUV 值、左/右两侧计数比值、大脑各叶与小脑计数比值等。异常影像示局部显像剂分布异常,表现为稀疏或缺损、增高或浓聚影像。

4. 临床应用

(1)癫痫灶的定位诊断:癫痫(epilepsy)是一组由不同病因所引起的综合征,确诊依据发作时的临床表现和脑电图改变。脑葡萄糖代谢显像可用于癫痫术前癫痫灶的定位诊断,有助于手术或 γ 刀治疗前致痫灶准确定位,大多数病灶为单发,以颞叶和海马最为多见。癫痫发作期时,脑葡萄糖代谢显像可见癫痫灶呈显像剂分布浓聚影。癫痫发作间期时,脑葡萄糖代谢显像可见癫痫灶呈显像剂分布减低或缺损影。

(2)痴呆的诊断:脑葡萄糖代谢显像可进行痴呆(dementia)的诊断和预后评估,以及对慢性抑郁症或假性痴呆进行鉴别诊断。阿尔茨海默病(Alzheimer's disease, AD)是一种以痴呆为主要临床表现的进行性脑神经变性疾病,是痴呆最常见的病因。早期 AD 患者脑 ^{18}F-FDG 显像表现为单侧顶叶和扣带回葡萄糖代谢减低,晚期患者呈双侧颞叶和顶叶葡萄糖代谢减低,且受累脑叶范围和代谢减低程度与痴呆的严重程度和病程呈正相关;多发性脑梗死性痴呆(multi-infarct dementia, MID)表现为全脑散在的、多发和不规则的葡萄糖代谢减低区。进行性豆状核变性(Wilson 病)表现为豆状核葡萄糖代谢明显减低,也可伴随全脑葡萄糖代谢水平下降。

(3)帕金森氏病的诊断:帕金森氏病(Parkinson's disease, PD)是一种基于黑质多巴胺能神经元和黑质-纹状体通路变性的运动障碍性疾病。PD 患者脑 ^{18}F-FDG 显像表现为基底节和丘脑呈局限性葡萄糖代谢增高,额叶和顶叶等脑皮质葡萄糖代谢减低;随 PD 病情进展表现为全脑皮质葡萄糖代谢率逐渐弥漫性减低。目前,PD 研究多趋向于多巴胺能神经递质系统显像,包括多巴胺递质、多巴胺转运蛋白和多巴胺受体显像，显示神经递质多巴胺的合成、转运和受体分布情况。

（4）短暂性脑缺血发作的诊断：短暂性脑缺血发作（transient ischemic attack，TIA）是脑动脉一过性或短暂性供血障碍引起的局灶性神经功能缺损或视网膜功能障碍。TIA 是脑卒中（stroke）及心肌梗死的危险信号，应高度重视其早期诊断与治疗来预防脑卒中的发生。TIA 脑 ^{18}F-FDG 显像是所累及动脉支配区域葡萄糖代谢低下，结合脑血流灌注影像提示局部脑血流量及葡萄糖代谢均减低，有利于对 TIA 在发病 24~48h 内 CT 和 MRI 上无异常影像鉴别诊断。

第三节　其他正电子核素探针 PET/CT 显像

非 ^{18}F-FDG 核素探针 PET/CT 显像是对葡萄糖代谢显像的有效补充和重要拓展。非 ^{18}F-FDG 正电子核素探针参与机体生理过程的方式多种多样，是 PET/CT 显像应用多样性的基础，随着 PET/CT 分子影像技术的发展将在临床疾病诊疗中越来越重要。

本节重点介绍非 ^{18}F-FDG PET/CT 显像在肿瘤、心脏及脑等方面的显像原理、显像方式和临床应用。

一、肿瘤显像

非 ^{18}F-FDG 的其他正电子核素探针 PET 肿瘤显像很多种类，最常用的包括细胞增殖显像、胆碱显像、氨基酸代谢显像、乏氧组织显像和肿瘤受体显像等。

（一）细胞增殖显像

1. 原理和显像方法　^{18}F-3- 脱氧 -3- 氟胸腺嘧啶脱氧核苷（^{18}F-FLT）借助被动扩散和 Na$^+$ 依赖的载体进入细胞内，在胸腺嘧啶核苷激酶 1（TK1）的作用下发生磷酰化。由于 ^{18}F-FLT 分子中 ^{18}F 取代了 3 位上的羟基，不能完全同胸腺嘧啶核苷一起参与细胞 DNA 而滞留于细胞内。通过 PET/CT 探测 ^{18}F-FLT 在人体内分布情况而显影。检查前病人无需特殊准备，成人剂量为 148~370MBq 或 3.7MBq/kg，静脉注射显像剂后 40~60min，仰卧位行全身显像或局部显像。正常情况下，^{18}F-FLT 主要分布在骨髓和肝中，之后经泌尿系统肾脏及膀胱等排泄。当采集区域内出现异常显像剂分布浓聚影即为异常影像。

2. 临床应用　^{18}F-FLT 主要用于反映细胞的增殖情况，是一种肿瘤特异性更高的正电子显像剂，亦是 ^{18}F-FDG 肿瘤显像的有效补充（图 6-4A、B）。其有助于对肿瘤良恶性鉴别、疗效评估和预后判断，并能为肿瘤放化疗的早期效果评价。

（二）胆碱显像

1. 原理和显像方法　在肿瘤细胞内，胆碱（choline）参与膜磷脂的合成，而肿瘤细胞的分裂增殖及其细胞膜生物合成极为活跃，细胞膜合成需以大量胆碱为原料以合成磷脂酰胆碱，一旦胆碱 PET 探针（^{18}F-FCH、^{18}F-FECh 和 ^{11}C-Choline 等）在肿瘤细胞内被磷酸化后就滞留于细胞中。通过 PET/CT 探测其在人体内的分布情况而显影。患者于注射前安静休息 15min，经肘静脉注射 370MBq，注射 10min 后行 PET/CT 显像。显像方法同第二节 ^{18}F-FDG 肿瘤显像。正常情况下，胆碱 PET 探针主要分布在肝胆系统，其次是骨、肠道等，之后主要经肝脏代谢，泌尿系统早期不显影。当采集区域内出现异常显像剂分布浓聚影即为异常影像。

2. 临床应用　胆碱 PET 探针主要用于脑肿瘤和腹盆部肿瘤的诊断。结合 ^{18}F-FDG 影像，可提高一些肿瘤诊断及其分期的准确性，如前列腺癌、原发性肝癌。

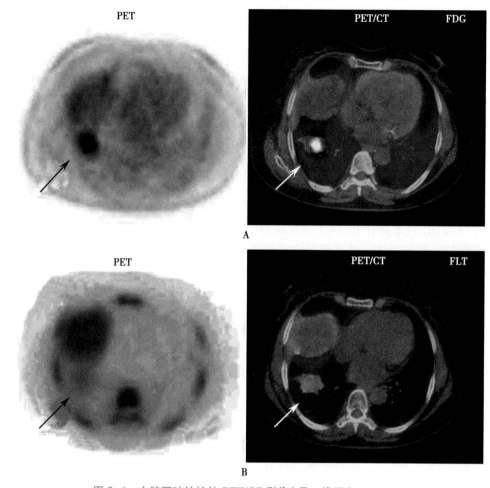

图 6-4　右肺下叶结核灶 PET/CT 影像（见二维码）

A. 下叶结节 ^{18}F-FDG 摄取增高；B. 下叶结节 ^{18}F-FLT 无摄取

（三）氨基酸代谢显像

1. 原理及显像方法　氨基酸代谢主要合成蛋白质,转化为具有生物活性的酶、激素等。^{11}C 或 ^{18}F 标记的蛋氨酸（^{11}C-MET 或 ^{18}F-MET）是 PET/CT 较常用的氨基酸类肿瘤显像剂,蛋氨酸的转运、脱氨、脱羧,最终生成二氧化碳、尿素等排出体外。^{11}C-MET 或 ^{18}F-MET 在肿瘤细胞滞留,通过体外 PET/CT 探测其在人体肿瘤上的蛋氨酸转甲基化过程和蛋白质合成增加情况而显影。显像方法同 ^{18}F-FDG 肿瘤显像。

2. 临床应用　结合 ^{18}F-FDG 影像,^{11}C-MET 或 ^{18}F-MET 显像有助于肿瘤与炎症或其他糖代谢旺盛病灶的鉴别。^{11}C-MET 或 ^{18}F-MET 显像有助于低级别肿瘤（如脑胶质瘤）的检出和边界描绘,且其代谢程度更能体现肿瘤细胞的增殖特性,可用于鉴别肿瘤放疗后改变与肿瘤复发。

（四）乏氧组织显像

1. 原理和显像方法　肿瘤细胞乏氧（hypoxia）状态是影响肿瘤放疗和化疗的一个主要负面因素。^{18}F-氟硝基咪唑（^{18}F-FAZA 或 ^{18}F-FMISO 等）通过主动转运进入细胞,在硝基还原酶的作用下硝基被还原,而在乏氧细胞内,硝基还原产物则不能发生再氧化,还原产物与细胞内大分子物质发生不可逆结合,滞留于乏氧细胞中,通过 PET/CT 探测其在人体内的分布情况而显影,且其浓聚程度与乏氧程度呈正相关。显像方法同第二节 ^{18}F-FDG 肿瘤显像。正常情况下,乏氧探针主要分布在骨、肝、脾,之后经泌尿系统排泄。当采集区域内出现异常显像剂分布浓聚影即为异常影像。

2. 临床应用　^{18}F-FMISO 能在活体水平上整体、无创性评价肿瘤内细胞乏氧程度，为鉴别肿瘤的良恶性、制定最佳治疗方案、评估预后提供依据。如鼻咽癌、乏氧脑转移瘤）。另外，^{18}F-FMISO 的缺点是在乏氧细胞内的摄取相对较低，而在非乏氧正常细胞内清除较慢，基于这个特点延迟显影具有一定的临床价值。

（五）乙酸盐显像

1. 原理和显像方法　乙酸盐（acetate）主要参与三羧酸循环，反映细胞内有氧代谢；在低度恶性且生长缓慢的肿瘤细胞以有氧代谢为主，恶性程度高的肿瘤细胞以无氧代谢（葡萄糖酵解）为主，^{11}C-Acetate 是一种有氧代谢的示踪剂，故可被低度恶性肿瘤所摄取。检查前空腹 4h 以上，静脉注射 ^{11}C-Acetate 111~555MBq 后即刻采集病灶部位早期影像（血流灌注相），10min 后行 PET/CT 全身显像，以反映乙酸盐在肿瘤内的代谢。^{11}C-Acetate 早期分布于肝、脾、胰腺及肾皮质等，其中，肝脾中度摄取，肾及胰腺摄取较高。

2. 临床应用　^{11}C-Acetate 比 ^{18}F-FDG 有更高的 T/N 比值，作为脑肿瘤显像剂较 ^{18}F-FDG 更为灵敏。结合 ^{18}F-FDG 影像，^{11}C-Acetate 对肝细胞癌的检测效率明显提高。另外，^{11}C-Acetate 不经过肾脏排泄，故对前列腺癌、肾细胞癌，以及腹盆部肿瘤有很高的诊断价值。

（六）肿瘤受体显像

^{68}Ge-^{68}Ga 发生器的商业化促进了 ^{68}Ga 标记放射性药物的发展，适用于标记小分子化合物、生物大分子以及微纳米颗粒。目前，^{68}Ga 放射性药物主要应用于肿瘤显像，如受体分子：^{68}Ga-DOTA-Tyr3-Thr8- 奥曲肽（^{68}Ga-DOTA-TATE）、^{68}Ga- 前列腺特异膜抗原（^{68}Ga-PMSA）。^{68}Ga-DOTA-TATE 生长激素抑制素受体显像在神经内分泌肿瘤和其他类型肿瘤和疾病的诊断、临床分期、预后、治疗决策和反应监测等有很高的价值；^{68}Ga-PMSA 因血液清除快，主要经肾脏泌尿系统排泄，肠道及肺等脏器摄取少，优于 ^{18}F-FDG 在前列腺癌上的应用价值。整合素是细胞黏附分子家族的重要成员之一，其中整合素 $\alpha_v\beta_3$ 在血管生成早期的内皮细胞上高表达，参与肿瘤的血管生成、侵袭转移等病理过程。$\alpha_v\beta_3$ 受体核素探针应用于肿瘤血管生成分子靶点的显像，如 ^{18}F- 低聚半乳糖 - 精氨酸 - 甘氨酸 - 天冬氨酸（^{18}F-Galacto-RGD），其在恶性胶质瘤、黑色素瘤和乳腺癌等肿瘤的抗血管生成化学治疗药物的疗效评价中提供重要信息。

二、心脏显像

（一）心肌灌注显像

1. 心肌 ^{13}N-NH$_4^+$ 显像　由回旋加速器生产 ^{13}N-NH$_4^+$，半衰期为 10min。^{13}N-NH$_4^+$ 在血液中以 NH$_4^+$ 的形式存在，经静脉注射后，快速从血液中清除并滞留于心肌，约 5min 后血液中基本无残留。^{13}N-NH$_4^+$ 的首次通过心肌摄取分数近乎 100%，且心肌滞留时间较长，其摄取很好地反映局部心肌血流量的状况。另外，不受 Na$^+$-K$^+$-ATP 酶的影响，心肌 ^{13}N-NH$_4^+$ 经细胞膜的被动扩散方式摄取，且在细胞内参与代谢，但其首次通过摄取不受心肌代谢的影响。

2. 心肌 ^{82}Rb 显像　由 ^{82}Sr-^{82}Rb 发生器淋洗获取 ^{82}Rb（铷 -82），半衰期仅为 75s。^{82}Rb 是 K$^+$ 的类似物，心肌 ^{82}Rb 经 Na$^+$-K$^+$-ATP 酶泵以主动转运方式摄取，其的首次通过心肌摄取分数为 65%~75%。另外，心肌对 ^{82}Rb 的摄取不受葡萄糖、胰岛素、地高辛及普萘洛尔等的影响。

3. 临床应用　心肌 ^{13}N-NH$_4^+$ 和 ^{82}Rb PET 显像诊断冠心病和冠脉病变均有较高的灵敏度和特异性，均好于 SPECT 心肌灌注显像。基于 PET/CT 的设备，心肌 ^{13}N-NH$_4^+$ 或 ^{82}Rb 负荷和静息心肌灌注显像评估冠脉血流储备（coronary flow reserve，CFR）具有很高的价值，特别是心脏冠脉的微循环病变（图 6-5），以及冠脉成形术前后 CFR 变化。^{18}F 标记的正电子心肌灌注显像剂也已进入临床试验，包括有机鏻类阳离子（^{18}F-BFPET 等）和线粒体复合物（MC-I）抑制剂类似物（^{18}F-flurpiridaz）。其优异的成像质量和较长的核素半衰期非常有利于临床推广。

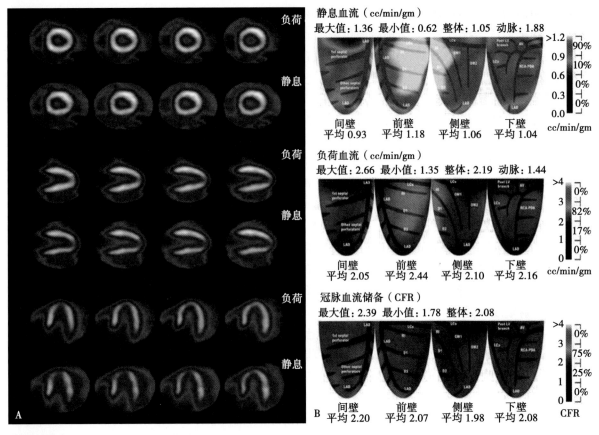

图 6-5　$^{13}N-NH_4^+$ 心肌 PET 灌注影像及 CFR 分析（见二维码）

A. 负荷与静息心肌灌注正常显像；B. 心肌 CFR 均值 2.08<2.5 正常值，提示冠脉微循环异常

（二）其他

1. **心脏受体显像**　心脏受交感神经通过末梢释放去甲肾上腺素（NE）作用于心肌 β1- 肾上腺受体（β1 受体）发挥调节心肌的作用。心脏受体功能障碍与不同类型的心脏疾病如心力衰竭、心肌梗死等有密切关系。心脏神经受体 PET 显像是指应用正电子核素探针显示心肌中相应受体的分布及其亲和力，反映心肌神经功能的完整性及神经元的活性。用于临床心脏交感神经受体显像的分子探针有 $^{11}C-$ 羟基麻黄素（$^{11}C-mHED$）等。

2. **心肌脂肪酸显像**　$^{11}C-$ 棕榈酸（$^{11}C-Palmitate$）是心肌脂肪酸代谢的主要底物之一，静脉注射后，迅速被心肌细胞摄取，快速经过 β 氧化而清除。PET 动态显像可以显示 $^{11}C-Palmitate$ 在心肌的分布，获得 $^{11}C-Palmitate$ 的心肌清除曲线。$^{11}C-Palmitate$ 早期半清除时间与心肌的耗氧量呈负相关，故可作为心肌能量代谢的指标之一。正常人左室心肌 $^{11}C-Palmitate$ 摄取均匀，早期清除快，半清除时间为 14min 左右。心肌缺血或梗死时，脂肪酸 β 氧化减少，对 $^{11}C-Palmitate$ 摄取减少，局部显像剂分布稀疏或缺损，早期清除减慢，半清除时间延长至 30min 以上。$^{18}F-CardioPET$ 作为脂肪酸类似物已经进入临床试验，其较长的核素半衰期更有利于临床推广。

3. **心肌有氧代谢显像**　$^{11}C-Acetate$ 可被用于心肌有氧代谢显像。静脉注射后被心肌细胞摄取后，首先通过合成酶被转化为乙酰辅酶 A，经三羧酸循环氧化为 $^{11}C-CO_2$ 而清除。PET 动态显像可测定 $^{11}C-Acetate$ 的心肌清除曲线，该曲线初始部分的衰减常数与心肌耗氧量呈线性关系，通过对曲线的动力学分析，能准确反映心肌耗氧量和人体线粒体氧化通量，直接评估心肌有氧代谢。心肌缺血或梗死时，局部心肌耗氧量减低，心肌对 $^{11}C-Acetate$ 的摄取和清除减慢。在区别急性心肌梗死患者存活与非存活心肌时,由于心肌顿抑可能占优势,^{11}C-Acetate 心肌显像提供的心肌氧化代谢参数可能比 ^{18}F-FDG 更准确。对伴有糖尿病的慢性冠状动脉疾病患者,不受血糖影响,临床更方便、实用。

三、脑显像

(一)脑血流灌注显像

PET 脑血流灌注显像常用的显像剂 ^{15}O-H$_2$O 需回旋加速器生产。脑组织摄取 ^{15}O-H$_2$O 与局部血流灌注量呈线性正相关;基于 ^{15}O 半衰期为 123s,可以在短时间内对同一受检者进行重复显像,特别适用于介入试验下的脑功能显像。介入试验包括药物负荷试验和刺激试验,前者常用乙酰唑胺(acetazolamide),后者多指视、听、说、以及运动负荷等生理性刺激和中医针刺穴位。

正常脑血流灌注影像示脑皮质、基底神经节、丘脑及脑干等灰质显像剂分布较高,其中尤以小脑、基底神经节和枕叶皮质为著;而神经纤维和脑室系统等白质显像剂分布相对稀疏。异常影像为影像上两个或两个以上断面的同一部位呈现显像剂分布异常,可以表现为显像剂分布稀疏、缺损或增高,两侧不对称等;另外,交叉性小脑失联络(crossed cerebellar diaschisis)征示大脑原发病灶的对侧小脑同时出现血流灌注的减低。

(二)脑受体显像

正电子核素标记的神经递质或配体引入人体后,能选择性地与靶器官或组织细胞的受体相结合,通过 PET 成像显示受体的特定结合位点及其分布、密度、亲和力和功能,称为神经受体显像(neuroreceptor imaging)。它可以在活体上从分子水平显示各种神经受体的分布状态,了解其病理改变,进而揭示神经精神疾病的病因和发病机制,有助于临床的早期诊断、鉴别诊断、疗效观察、预后判断以及认知功能。

临床上包括多种脑受体显像:多巴胺能神经递质系统显像多用于神经精神疾病的诊断和突触前 DA 功能失调疾患的鉴别诊断,以及多巴胺转运蛋白(DAT)显像多用于 PD 和药物成瘾的诊断;多巴胺受体显像多用于 PD、痴呆、精神分裂症等神经精神疾病的诊断、鉴别诊断和疗效的监测;乙酰胆碱受体显像在 AD 病因和病理的探讨、早期诊断、疾病进展监测以及疗效观察等方面都有重要的意义;Aβ 斑块显像被认为是神经系统退行性疾病 AD 的一种重要标志物,通过 Aβ 斑块 PET 显像无创检测脑中斑块表达可以帮助 AD 早期诊断和疗效评估。

(三)其他

脑氧代谢显像是以 ^{15}O-CO$_2$、^{15}O$_2$ 气体吸入法进行 PET 显像,可以测定脑氧代谢率、氧提取分数等反映脑组织氧利用的参数。脑氧代谢显像对于脑功能研究以及脑血管病、痴呆等的诊断有重要意义。但由于显像技术和设备较为复杂,临床应用很少。

近几年来,以 ^{11}C 标记的甲基 -L- 蛋氨酸(^{11}C-MET)和 ^{18}F 标记的氟代乙基酪氨酸(^{18}F-FET)为代表的氨基酸代谢显像越来越多地被应用于临床。这些显像剂与 ^{18}F-FDG 相比,具有更高的靶 / 非靶(T/NT)比值,能反映细胞的增殖,对于脑肿瘤的诊断、分期以及治疗后的疗效评价等都具有重要的意义。

小结

PET/CT 显像是将 PET 成像与 CT 断层采集在同一台设备上完成,得到各自的断层图像以及两者的融合图像,是一种在活体内实现全身三维定量生物化学成像技术。PET/CT 显像包括成像设备和核素探针两个基本条件,是将发射正电子的核素探针引入体内,靶向性进入生物体某一部位经湮灭辐射转换成的能量相同、方向相反的两个 γ 光子,由 PET 的成对符合探测器采集后经计算机重建得到 PET 断层图像,来显示正电子核素在体内的分布情况。

^{18}F-FDG PET/CT 显像从肿瘤细胞的葡萄糖代谢水平分析肿瘤的代谢程度，从分子水平研究肿瘤的生物学特性。^{18}F-FDG PET/CT 肿瘤显像的临床应用非常广泛，对于肿瘤的鉴别诊断、寻找原发灶、疗效分析及评估预后等方面都有非常重要的价值，为临床提供可靠有用的影像学分析结果，指导临床的决策。其他正电子核素探针显像是 ^{18}F-FDG 肿瘤显像的有益补充和重要拓展，对临床和科研具有更高的价值。

心肌 ^{18}F-FDG PET/CT 显像是判断心肌细胞存活的功能性手段，在评价冠状动脉的储备功能、诊断心肌缺血、急性心肌梗死、判断心肌细胞活力等方面具有独特的临床价值。脑 ^{18}F-FDG PET/CT 显像在癫痫、痴呆、帕金森病和舞蹈病、脑卒中、精神疾病等方面有重要作用。其他正电子核素探针显像在心、脑方面发展迅速，已逐渐对临床疾病的诊疗起到积极的作用。

 思考题

1. PET/CT 实现人体的显像，需要哪些条件支持？
2. 简要概述 ^{18}F-FDG PET/CT 显像在肿瘤方面应用，并举例说明。
3. 简述 ^{18}F-FDG PET/CT 心肌显像对于临床冠心病患者诊疗方面的作用。
4. 谈谈你对非 ^{18}F-FDG PET/CT 显像临床应用方面的认识。

（李思进 张现忠）

第七章　磁共振分子成像检测技术

 学习目标与要求

1. **掌握**　磁共振常规成像序列及其临床应用、磁共振功能成像的种类及其临床应用。
2. **熟悉**　常用磁共振成像对比剂及磁共振功能成像的基本概念。
3. **了解**　磁共振基因成像的概念及常用成像报告基因。

自从 1982 年美国正式把核磁共振成像技术运用于临床以来，磁共振成像（magnetic resonance imaging，MRI）在短短不到 40 年的时间里获得了飞速的发展与广泛的运用。与 X 线和 CT 成像相比，MRI 具有高软组织分辨率、无骨伪影、无辐射、可多方位、多参数、多模态成像等特点，在疾病的诊断能力及安全性上具有很大的优越性。

知识点 7-1　MRI 分子成像技术的定义与分类

磁共振成像（magnetic resonance imaging，MRI）是利用具有磁矩的原子核在高强磁场的作用下发生共振产生的一系列信号，经过复杂的计算机后处理获得数字化重建图像的新型成像技术。常见的磁矩原子核包括 ^1H、^{13}C、^{19}F、^{31}P 等，由于 ^1H 在生物组织中含量非常丰富，能够产生高的信号强度，是目前临床成像最常见的原子核。MR 分子成像就是指在活体状态下，利用 MRI 技术对体内分子和细胞水平的特定生物学过程进行成像、定性和定量研究的一种技术。根据成像方法的差异，MR 分子成像技术可以分为狭义 MR 分子成像技术和广义 MR 分子成像技术。

狭义 MR 分子成像技术指通过在体内引入特异性 MR 分子探针来直接或间接地表征体内特定的分子和细胞水平的生物学过程的一种技术，常用的做法是将 MR 对比剂通过主动靶向或者被动靶向的方法聚集在靶区，从而对该区域内的靶标进行成像。目前，常用的用于构建狭义 MR 分子成像探针的对比剂包括钆离子与大分子结合得到的钆类顺磁性对比剂、超顺磁性纳米颗粒、化学交换饱和转移分子和超极化原子四种。广义 MR 分子成像技术主要指的是磁共振功能成像（functional magnetic resonance imaging，fMRI）技术，虽然和狭义 MR 分子成像不同，其不需要引进外源性特异性探针，同样能对活体内分子水平的生物学行为进行成像。值得注意的是，磁共振波谱成像和磁化传递成像虽然属于广义 MR 分子成像技术范围，但是当其引入基于化学交换饱和转移分子和超极化原子的探针后，就属于狭义 MR 分子成像技术了。

第一节　磁共振常规成像及其造影剂的应用

一、概述

MRI通过对静磁场中的人体施加某种特定频率的射频脉冲,使人体中的氢质子受到激励而发生磁共振现象。停止脉冲后,质子在弛豫过程中产生MR信号。通过对MR信号的接收、空间编码和图像重建等处理过程,即产生MR图像。

(一)脉冲序列

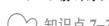 **知识点7-2　MRI常规扫描脉冲序列**

自旋回波(spin echo,SE)是目前最基本、最常用的脉冲序列,也是MR成像的经典序列,特点是在90°脉冲激发后,利用180°复相脉冲,以别除主磁场不均匀造成的横向磁化矢量衰减。常用的SE序列的加权成像有T_1加权像(T_1 weighted imaging,T_1WI)和T_2加权像(T_2 weighted imaging,T_2WI),用来反映不同组织间的T_1、T_2差别,通常情况下,T_1WI主要用来显示解剖结构,而T_2WI主要用来检出病变。

1. T_1WI,选择短TR(20~600ms)短TE(15~30ms)扫描参数采集,采集的回波信号幅度主要反映各组织的T_1弛豫差别,因而这种图像称为T_1WI;

2. T_2WI,选择长TR(1500~2500ms)长TE(90~120ms)参数采集,采集的回波信号幅度主要反映各组织的T_2弛豫差别,因而这种图像称为T_2WI。

(二)磁共振成像造影剂

磁共振成像可以通过引入造影剂,增加病灶与组织背景的对比,有利于病灶检出和鉴别诊断。

1. **常用造影剂**　临床应用最广泛的一类对比剂是钆类对比剂(详见第二章),以钆喷酸葡胺(Gd-DTPA)为代表。

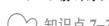 **知识点7-3　钆喷酸葡胺造影剂的特点**

2. **钆喷酸葡胺造影剂的特点**　①Gd-DTPA经静脉注射后,通过循环系统到达各个组织器官,然后由肾脏浓缩以原型随尿排出,少量分泌于肠道后随粪便排出。②Gd-DTPA不能透过细胞膜,主要分布在细胞外液,由于其脂溶性低并且与血浆蛋白结合少,不易透过血脑屏障,只有血脑屏障遭破坏后才能进入脑组织和脊髓。③Gd-DTPA可广泛应用于中枢神经系统、头颈部、胸腹部及骨骼肌肉系统疾病的增强检查。④Gd-DTPA口服不被胃肠道吸收,可作为胃肠道造影剂使用;将其配制成0.05%~0.1%的溶液给病人口服,Gd-DTPA比较均匀的分布于胃肠道,增加胃肠道与周围组织器官的对比度。

二、MRI临床应用

(一)中枢神经系统MRI扫描

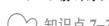 **知识点7-4　MRI增强扫描在中枢神经系统应用的优势**

MRI在中枢神经系统的应用具有以下优势:①软组织对比度高,可以准确区分灰质、白质等结构;②多方位成像,为疾病的诊断提供精准的定位信息;③空间分辨率高,能够清楚地显示颅内很小的病变,如腔隙性脑梗死和垂体微腺瘤等;④成像参数多样,扫描序列丰富,能为颅内疾病提供大量的解剖定位、良恶性鉴别等诊断信息,以及脑功能相关信息。

因此MRI在中枢神经系统的应用最为广泛,可用于肿瘤、炎症、血管性病变、脑白质病变、退行性疾病等疾病的诊断与鉴别诊断。MRI增强扫描的临床应用包括单期增强扫描、多期动态增强扫描

（dynamic contrast enhanced，DCE）和血管成像。

1. 单期增强扫描　即在普通平扫后注射 MRI 造影剂，以增加病灶与组织背景的对比，有利于病灶检出和鉴别诊断，在颅内肿瘤疾病中的应用最为常见。

2. 动态增强扫描　利用磁共振灌注成像获得图像信号随时间的变化趋势，通过定性、半定量、定量等分析，得到被检组织或器官的血流动力学参数。DCE 常常被用于短暂性脑缺血发作（transient ischemic attack，TIA）、急性缺血性脑梗死等脑血管性病变以及肿瘤的血供、边界确定、预后评估等。除了常规应用的 T_1、T_2 等扫描序列，磁共振功能成像在颅内疾病的应用也十分广泛（图 7-1）（详见第二节）。

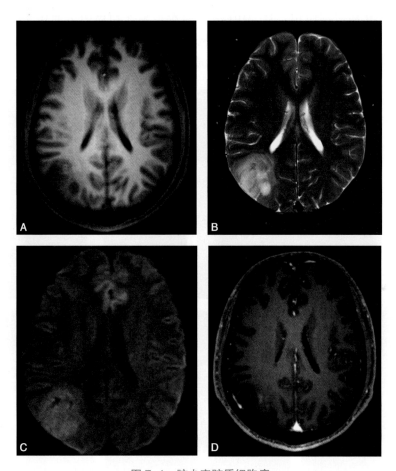

图 7-1　脑少突胶质细胞瘤

A. MRI T_1WI 平扫和 B. T_2WI 示右侧顶枕颞叶见片团状稍长 T_1 长 T_2 信号影；
C. T_2-FLAIR 呈高信号；D. T_1WI 增强示病灶边缘轻度强化

（二）头颈部 MRI 扫描

头颈部是人体头部和体部神经、血管的交通枢纽，其解剖结构精细复杂、组织成分丰富、疾病种类繁多，而且由于头颈部交界处靠近颅底层面，颅底结构复查，所以头颈部的疾病诊断相对困难。相对于 X 线、超声、CT 等检查，MRI 具有其独特的成像优势，可避开颅底部骨伪影干扰，清楚显示颅底结构，可作为超声和 CT 检查的重要补充检查技术，在头颈部的应用也较多。

1. 普通 MRI 头颈部检查　主要用于头颈部常见肿瘤、炎症、外伤、异物、关节紊乱等疾病。

2. 磁共振水成像技术　磁共振水成像技术（magnetic resonance hyrography，MRH）利用 MRI 的重 T_2 效果使含水的管腔显影，对流速慢或留滞的液体非常敏感，对于内耳淋巴、涎腺管等组织成像具有特殊优势（图 7-2）。

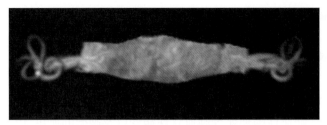

图7-2 正常内耳水成像图

非增强MRI水成像技术能够很好地显示双侧内耳膜迷路的精细结构

同其他部位MRI造影剂应用一样,MRI造影剂在头颈部扫描中主要用于肿瘤、血管、炎症病变的检出、定位及定性诊断(图7-3)。除此之外,增强磁共振血管成像(contrast enhanced magnetic resonance angiography, CE-MRA)对于头颈部血管成像,疾病诊断等方面的应用也较常用。

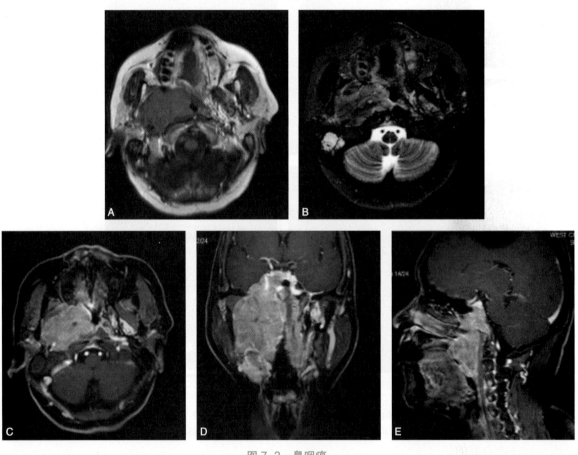

图7-3 鼻咽癌

A. MRI T_1WI平扫和B. T_2WI示右侧鼻咽部软组织肿块;C. D. E. T_1WI增强示右侧鼻咽部肿块明显强化

(三)胸部MRI扫描

胸部包括胸壁、肺、纵隔和乳腺等结构。

1. MRI扫描在肺部应用 过去由于肺部含气丰富,含水量较少,导致MRI信号较弱,且呼吸运动和心脏大血管搏动产生伪影,导致肺内的微小结构难以分辨,对于肺实质内微小病变或弥漫性病变的诊断意义不大。随着技术的发展,MRI扫描速度的提高,应用MRI对肺部疾病的诊断也逐渐增多。①呼吸门控技术:能减少呼吸运动的影像,常用于纵隔病变的检出,同时可了解肺部病变对纵隔的侵犯、纵隔病变对心脏大血管的侵犯等,对于胸壁发育异常、感染性病变、肿块等也有一定的优势。

②特殊检查方法：如肺血管的 MRA 增强扫描，可用于检出和准确定位肺血管性病变。MRI 灌注成像和 MRI 肺功能成像在肺部疾病诊断中也有应用，为肺栓塞、肺气肿、肺部肿瘤的诊断提供帮助。

2. 乳腺 MRI　MRI 检查在胸部乳腺疾病的诊断和鉴别诊断中占据重要位置。通过磁共振 T_1 加权成像可以观察乳腺脂肪和腺体的分布情况，而 T_2 加权成像能更好的识别腺体组织中的液体成分，如囊肿和扩张的导管。T_2 加权成像多并用脂肪抑制技术，抑制乳腺中脂肪组织信号，增加图像的组织对比。对于平扫发现的病变，大多需行 MRI 增强检查，以进一步评价病变的血供情况，明确病变性质、解剖关系等（图 7-4）。

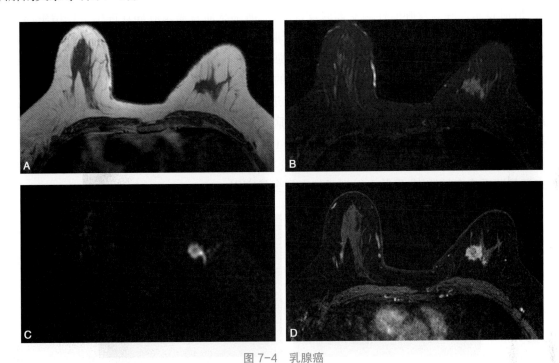

图 7-4　乳腺癌

A. B. MRI 平扫 T_1WI 和 T_2WI 示左侧乳腺内上象限见一不规则长 T_1 长 T_2 信号肿块；
C. 蒙片示该肿块呈高信号；D. T_1WI 增强示肿块明显强化，边缘有毛刺

（四）心脏及大血管 MRI 扫描

人体循环系统一直处于运动状态中，除心脏搏动外，还有心脏瓣口的开闭、血液的流动，这就要求影像检查技术和方法具有较高的时间和空间分辨力，MRI 对于心脏形态、功能，心肌活性、灌注评价等具有独特的优势。①MRI 扫描参数及序列多样，能对心脏及大血管疾病的诊断和评价提供详细重要的信息，同时对于疾病的预后也能做出适当的评估。②心脏 MRI 常用的方法和序列，如心电门控技术、外周门控技术、心肌灌注扫描，心肌延迟强化扫描、梯度回波序列，黑血序列、白血序列等，能从各方面全面评价心脏的结构和功能。

1. 普通心脏增强扫描　对心脏肿瘤，心包和心肌病变的诊断和鉴别诊断具有一定意义。心肌灌注和心肌延迟强化成像为心肌活性检测和评价提供重要信息。心肌灌注扫描多采用高压快速团注造影剂，一般按 0.1mmol/kg 体重给药，速率 3~5ml/s，5~8 秒内注射完毕。灌注扫描和注射同时开始，扫描 30~50 个时相，约 50~60 秒完成。图像采集后通过可定性视觉判断低灌注区域，也可通过定量分析测量每个阶段心肌信号随时间变化的曲线，并计算出心肌血流速度、血流量、最大增强斜率和造影剂平均通过时间等心肌灌注参数。心肌延迟强化扫描是指灌注扫描结束后补充注射钆造影剂，注药后 8~20 分钟内扫描，可以通过扫描图像观察心肌强化信号，反映局部心肌钆渗透延迟及钆剂的清除力强弱，从而判断心肌活力。

2. 血管疾病的检出和诊断　通常磁共振血管成像（magnetic resonance angiography，MRA）的效果

不及 CTA。然而 MRI 具有无辐射和无碘造影剂不良反应,所以也常用于血管病变的诊断。有两种方式,一种为普通 MRA,不用经静脉注射造影剂,利用血液流动与静止的血管壁及周围组织形成对比而直接显示血管(图 7-4);另一种为利用高压注射器注入造影剂的 CE-MRA。

(五)消化系统 MRI 扫描

由于磁共振可进行多参数、多方位成像,故它在肝脏、胆道系统、胰腺及脾脏病变中具有重要的诊断以及鉴别诊断价值,使用造影剂可以更进一步增加病变对比度,被广泛用于疾病的诊断与鉴别诊断。

1. 肝疾病诊断与鉴别诊断 MRI 可应用于肝脏弥漫性疾病如肝硬化、脂肪肝、血色病及布 – 加综合征,肝脏良恶性肿瘤及肿瘤样病变如原发性肝癌、海绵状血管瘤及肝局灶性结节性增生,其他肝脏疾病如肝囊肿、肝脓肿、肝寄生虫病等。例如:肝脏发生率最高的良性肿瘤为海绵状血管瘤,增强扫描表现为肿瘤在动脉期为边缘强化,随时间增长,强化慢慢向中央弥漫,延迟扫描肿瘤呈均匀强化的"早出晚归"特异性征象(图 7-5);而发生率最高的恶性肿瘤为肝细胞癌,则在动脉期呈现明显不均匀强化,门脉期及延迟期强化程度显著下降的"快进快出"典型表现。因此,增强扫描的应用在大部分情况下几乎可以明确这两种最常见的肝肿瘤性病变。除了最常用的细胞外造影剂外,在肝脏的增强扫描中,两种肝脏特异性造影剂($[Gd(BOPTA)(H_2O)]^2$ 及 $[Gd(EOB-DTPA)(H_2O)]^{2-}$)可被正常肝细胞摄取并经胆汁排泄,它们在许多研究中较非特异性造影剂更有助于肝脏微小病变的检出以及与来源于胆系病变的鉴别,目前也得到了越来越多的应用。

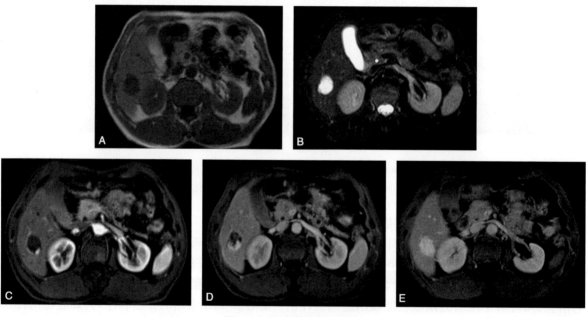

图 7-5 肝脏海绵状血管瘤

A. MRI T_1WI 平扫和 B. T_2WI 示肝右叶后下段见一长 T_1 长 T_2 信号结节;C. T_1WI 增强动脉期;
D. T_1WI 增强门脉期和 E. T_1WI 增强平衡期示肝右叶后下段结节的强化方式呈"早出晚归"的典型表现

2. 胆道系统疾病的诊断 磁共振胰胆管成像(MR cholangiography,MRCP)是一种不注射造影剂即可以对胆道系统进行成像的技术,属于重 T_2 加权序列,含水丰富的胆汁在这个序列上呈现出很高的信号,可以清晰观察到管腔内的情况,是判断胆道梗阻部位及病因重要的序列。

3. 胃肠道疾病的诊断 胃肠道的影像诊断一直是一个难题,最常用的诊断方式是 X 线钡餐造影,而磁共振检查因其高软组织分辨率及多方位成像在胃肠道影像检查中获得越来越多的应用。由于胃肠腔中常常有气体及食物残渣,为了获取高质量的图像,常采用检查前一天禁食、灌肠并且加用口服造影剂等举措。目前使用的口服造影剂包括阳性造影剂(如稀释的钆剂),阴性造影剂(主要是超顺磁氧化铁）和双向造影剂（主要是水）。此外，经静脉注射的造影剂可以增强胃肠道管壁和血管，可观察相关疾病特别是肿瘤性病变的强化表现和边界，有利于疾病的检出和诊断。

（六）泌尿生殖系统 MRI 扫描

1. 泌尿系统疾病的诊断　MRI 平扫对泌尿系统先天发育异常、感染与非特异性炎症、泌尿系统结核及良恶性肿瘤具有良好的诊断与鉴别诊断价值，但对于结石和钙化一类病变不敏感。磁共振泌尿系水成像（MR urography，MRU）是 MR 水成像技术在泌尿系统的应用，该技术利用尿液作为天然造影剂，不注射造影剂即可进行尿路成像，对诊断泌尿系统梗阻部位很有帮助，并且肾功能受损和泌尿系统感染的患者也可使用。造影剂增强扫描对泌尿系统肿瘤的诊断、鉴别诊断以及外科手术前评估是有必要的甚至是决定性的。在肾脏囊性病变的 Bosniak 分型中，囊肿是否发生强化以及强化方式是判断囊肿良恶性以及是否需要手术的主要依据。此外，增强扫描也有助于判断肿瘤性病变的边界、边缘以及供血血管，有助于手术方案的制订。需要警惕的是，基于金属钆的造影剂有引起肾源性系统性纤维化的风险，虽然这种风险很小，但结果是不可逆的，可能致残甚至致死，因此在肾功能不全的病人身上使用造影剂要谨慎。

2. 前列腺疾病的诊断与鉴别诊断　盆腔内脏器受呼吸运动的影响小，因此是磁共振检查的优势部位。由于 X 线和 CT 均不能精确分辨前列腺的各解剖带和被膜，因此磁共振扫描在前列腺病变的检查中是主要的检查方法。前列腺主要分为移行带、中央带、周围带这三个腺体组织分布部位及前纤维肌基质，主要检测序列包括：T_1WI、T_2WI、STIR、MRS、DCE 及 DWI。在 T_2WI 序列上可以清楚地显示出这几个部分。分辨病变位于前列腺的哪部分腺体非常重要，前列腺发生率最高的良性疾病是前列腺增生，它最需要鉴别诊断的疾病是前列腺癌，这两种疾病在治疗方案的选择上存在巨大的差异。在 T_2WI 上，前列腺癌表现为高信号的周围带内出现低信号，而移行带出现高或等信号结节状改变则多提示良性前列腺增生（图 7-6）。扩散加权成像（diffusion weighted imaging，DWI）同样是前列腺检查的常规序列，高信号结节多提示恶性病变。DCE 在前列腺检查中同样是被推荐的，联合 DWI 和 DCE，不但可以发现周围带内的早期肿瘤，鉴别周围带内的低信号良性病变如肉芽肿和活检后出血，还可以发现位于低信号中央带、移行带内的低或混杂信号肿瘤。

3. 女性生殖系统疾病的检查　磁共振检查同样是女性生殖系统最佳的检查方法。子宫在 T_2WI 上宫体分为三层信号，分别是子宫内膜及分泌物高信号、子宫肌内层（联合带）低信号和子宫肌外层的中等信号；宫颈和阴道的分层结构在 T_2WI 上也可清晰的显示。未绝经成年女性正常卵巢多可在 T_1WI 和 T_2WI 上显示，而绝经后妇女的卵巢发生萎缩多难识别。正常输卵管由于缺乏对比在在 T_1WI 和 T_2WI 上均难识别。平扫 T_1WI 和 T_2WI 对子宫及其附件的先天发育畸形，炎症性疾病、肿瘤及肿瘤样病变有良好的诊断和鉴别诊断价值。注射造影剂进行 DCE 扫描对病变良恶性及早期病变的发现，病变边缘、边界、范围和血供的判断非常重要。

（七）骨关节与软组织 MRI 扫描

尽管磁共振成像在骨结构的细节显示方面不如 CT 清晰，但 MRI 对软骨（如关节软骨、椎间盘、半月板）、肌肉组织和关节周围软组织（如肌腱、韧带）的显示优势是十分明显的。骨髓在 CT 上难以显示，因此骨髓病变的首选检查也是 MRI。MRI 的磁共振在椎间盘突出、骨隐匿性骨折、关节创伤、骨坏死和软骨病、骨肿瘤和肿瘤样病变的诊断和鉴别诊断方面有它独有的优势。例如椎间盘突出在 CT 上仅能显示椎间隙狭窄及突出的椎间盘，而在 MRI 上还可以观察到突出椎间盘对神经根和脊髓的压迫状况（图 7-7）。骨恶性肿瘤生长常常侵犯到骨髓以及周围软组织，MRI 较 CT 而言更能确定骨恶性肿瘤的累及部位和转移状况。MRI 增强扫描的敏感度高于 CT 增强扫描，DCE 扫描是确定肿瘤边界、边缘状况，血供及转移的重要手段，为治疗手段和手术方案的制订提供依据。在 DCE 扫描后计算图像早期增强的斜率也是判断肿瘤良恶性的一个参数。斜率低于 2.0%/s 倾向于良性病变，而高于 2.0%/s 的斜率倾向于恶性病变的诊断。此外，运用关节内直接注射造影剂的方式进行磁共振关节内增强扫描能显著提高诊断关节损伤的灵敏性和特异性，与关节磁共振普通序列平扫相比具有较为明显的优势。

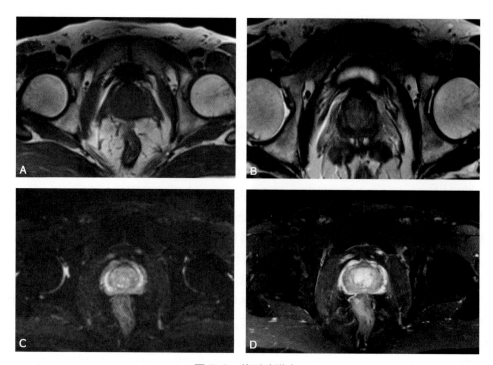

图 7-6 前列腺增生

A. B. MRI 平扫 T_1WI、T_2WI 示前列腺增大,以中央带增大为主,其信号不均匀;

C. DWI 示前列腺未见明显弥散受限结节;D. T_1WI 增强示前列腺中央带明显不均匀强化

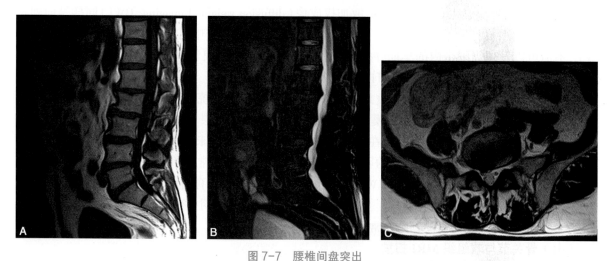

图 7-7 腰椎间盘突出

A. MRI T_1WI 和 B. T_2WI 矢状位示腰 1~ 骶 1 椎间盘不同程度突出;

C. T_2WI 横断位示腰 5/ 骶 1 椎间盘向右后方突出并压迫神经根

(八)磁共振报告基因成像

在分子影像学中,报告基因(report gene)指的是其表达产物可与携带影像学标记物的分子探针特异性结合,通过探针检测报告基因产物的活性水平,间接提供报告基因表达水平及驱动报告基因表达的内源性信号或转录因子水平的信息,从而成为能被影像学设备检测到的基因。用磁共振成像来检测的报告基因称为磁共振报告基因(MR report gene),这种通过编码易于检测的蛋白质基因而成像的方法称为报告基因成像,在疾病的早期发现、精确定位、准确定量以及基因治疗的效能评估等方面发挥重要作用,为临床提供更多有价值的信息。目前磁共振报告基因成像主要有需要加入外源性对比剂的酪氨酸激酶报告基因成像、β– 半乳糖苷酶报告基因成像及转铁蛋白受体报告基因成像,以及不依赖外源性对比剂的铁蛋白报告基因成像等。

第二节　磁共振功能成像及其临床应用

一、弥散成像及其应用

（一）弥散成像的基本原理与分类

知识点 7-5　弥散成像的基本原理与分类

1. 弥散成像的基本原理　弥散（diffusion）是指微观粒子随机、无规律的热运动,磁共振弥散成像就是利用水分子的弥散运动特性进行成像的,能反映细胞内、外水分子的状态和组织的微观结构。

2. 弥散成像的分类　根据施加弥散梯度场的数量,弥散成像可分为弥散加权成像（diffusion weighted imaging, DWI）和弥散张量成像（diffusion tension imaging, DTI）。

（1）弥散加权成像:弥散成像主要反映体内水分子的弥散运动。和体外的自由弥散不同,人体内水分子的弥散运动受到细胞膜和大分子蛋白等天然屏障的影响,表现为受限弥散。DWI 通过施加弥散敏感梯度场来显示活体状态下水分子受限弥散的情况,反映组织微观结构的变化,从而达到对疾病进行诊断和鉴别诊断的目的（图 7-8）。成像过程中施加的弥散敏感梯度场称为弥散敏感因子或

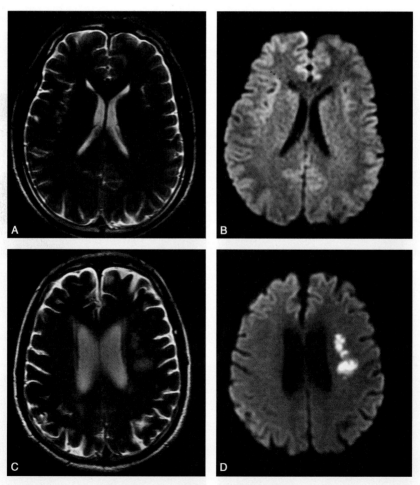

图 7-8　人大脑 T$_2$WI 和 DWI 图像

A 和 B 为正常脑实质图像,C 和 D 提示左侧侧脑室旁急性脑梗死灶

b 值,不同的 b 值能得到不同弥散权重的图像。b 值越大,弥散权重越大,图像容易变形、模糊;b 值越小,弥散权重越弱,图像类似于 T_2WI。因此 b 值的选取对于弥散成像非常重要,不同的机型、场强、序列、部位及检查目的需要设置不同的 b 值。目前,磁共振设备提供的 b 值范围为 0~10 000s/mm^2,常用的 b 值为 800~1500s/mm^2。比如,头部 DWI 通常选用的 b 值为 1000s/mm^2。

实际成像中,DWI 图像上检测到的并不是水分子真正的弥散系数,而是在多种因素影响下(包括肢体移动、脉搏及呼吸等)得到的混合弥散系数,称为表观弥散系数(apparent diffusion coefficient,ADC)。通常情况下,DWI 只能测量施加梯度磁场的 3 个方向的 ADC 值,分别为 ADCread、ADCslice 和 ADCphase。

(2)弥散张量成像:DTI 是在 DWI 的基础上改进和发展而来的。和常规的弥散不同,弥散张量是从三维立体角度分解、量化弥散的各向异性数据(图 7-9)。

DTI 成像中常用的定量分析参数包括平均弥散率(mean diffusivity,MD)、各向异性分数(fractional anisotropy,FA)、容积率(volume ratio,VR)和相对各向异性(relative anisotropic,RA)。MD 反映水分子弥散的整体水平和阻力,FA、VR 和 RA 都是反映弥散运动各向异性的参数,FA 最常用。FA 表示各向异性成分占弥散张量的比例,取值范围为 0~1。当水分子的各向异性弥散差别较大时,FA 值较大,接近于 1;相反,当水分子各向异性弥散差别较小时,接近于 0。VR 也称容积比指数,取值范围为 0~1,越接近于 0 表示各向异性程度越高。RA 表示各向异性和同性成分的比值,取值范围为 0~1。

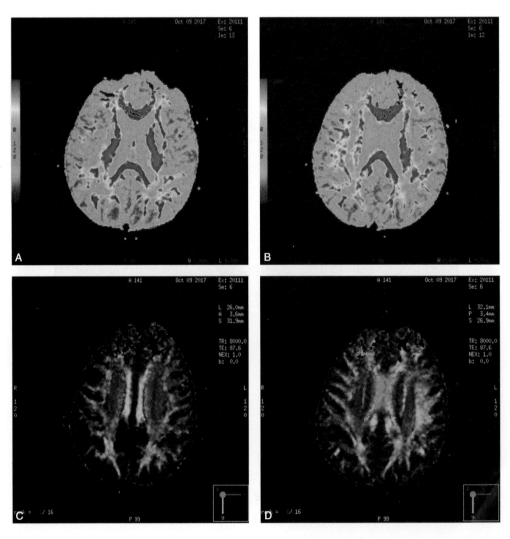

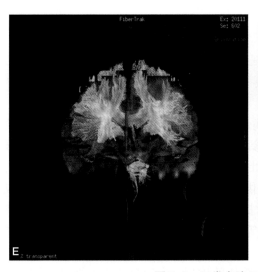
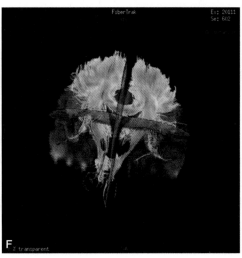

图 7-9　正常人脑 DTI 成像（见二维码）

A、B 为 Fractional Anisotropy 图；C、D 为 Colored Orientation 图；E、F 为神经纤维示踪图

（二）弥散成像的临床应用

知识点 7-6　弥散加权成像的临床应用

DWI 最开始在神经系统得到应用，主要用于脑梗死的诊断；同时，DWI 对于脑肿瘤性病变的诊断和分级也具有非常重要的价值。DWI 在体内其他部位如肝、胆、胰、脾、肾、胃肠道、乳腺及前列腺等部位小病灶的早期检出、良恶性肿瘤的鉴别诊断等方面均具有很高的价值。

1. 在脑梗死诊断中的应用　DWI 是一种可以评价水分子弥散特性的成像技术，具有成像快、非侵入式等优点。由于其对运动非常敏感，在超急性期，脑梗死区域的血流量急剧减少。当 CBF 低于 10ml/100g 脑组织时，局部的氧气和能量的大量消耗，细胞内 ATP 浓度迅速下降，进一步导致钠 - 钾 -ATP 酶功能失调，大量 Na^+ 离子和水分子通过被动扩散的方式进入细胞。进入细胞的水分子弥散受限，ADC 值下降，使得超急性期梗死灶在 DWI 上显示为高信号。而此时，病灶局部总含水量并未增加，常规 T_1WI 和 T_2WI 无异常信号出现。和常规 T_2WI 结合，DWI 能进一步对脑梗死进行分期，指导临床治疗。当脑梗死进展到亚急性期，由于血管源性水肿的出现和细胞的溶解，病灶的总含水量上升，在 T_2WI 上为高信号。而此时病灶在 DWI 上信号逐渐降低，呈现高、等信号。在慢性期，血管源性水肿加重，总含水量进一步增加，T_2WI 持续呈现为高信号。此时细胞已经溶解、破坏，ADC 值逐渐恢复并高于正常，病灶在 DWI 上表现为低信号。此外，DWI 和磁共振灌注成像结合能较准确地反映脑梗死的缺血半暗带，有效指导临床治疗。

2. 在脑肿瘤诊断和分级中的应用　DWI 对于脑肿瘤性病变的诊断和分级具有非常重要的价值。相对于正常组织和良性病变，恶性肿瘤组织的细胞密度较高，细胞外间隙较小，水分子弥散运动下降，ADC 值降低。同时，恶性肿瘤细胞的异型性高，核浆比大，更加限制了水分子的弥散运动。因此，DWI 信号的高低能为肿瘤细胞密度的判断提供依据，进一步为肿瘤的分级提供重要信息。此外，DWI 还对中枢神经系统变性疾病和感染性疾病的诊断，颅内囊性病变、环形强化病变的诊断和鉴别诊断具有重要意义。

3. 在体部的广泛应用　基于正常组织、良性病变和恶性肿瘤组织细胞外间隙差异导致的 ADC 值的变化，DWI 在肝、胆、胰、脾、肾、胃肠道、乳腺及前列腺等部位小病灶的早期检出、良恶性肿瘤的鉴别诊断等方面均具有很高的价值。由于脓肿、囊肿和恶性肿瘤坏死囊变病灶的 ADC 值存在明显的差异，DWI 也能对体部各器官中囊性病灶进行鉴别诊断。

知识点 7-7　弥散张量成像的临床应用

DTI 是目前唯一能在活体内对神经纤维束进行成像的方法,也是唯一能在活体内显示肌纤维的方法,能用于人体多种器官疾病的诊断和鉴别诊断;但应用最广泛、最全面的还是中枢神经系统。

当肿瘤及周围水肿区域自由水的含量增加,病灶内 ADC 值和 FA 值和正常脑组织存在明显的差异,结合 ADC 值和 FA 值能为肿瘤的诊断和鉴别诊断提供更加全面的信息。利用能显示纤维束方向性和完整性的特点,通过 DTI 能准确了解肿瘤病灶和周围正常组织和重要功能区的关系等,为肿瘤术前评价、手术方案制定、术中导航和术后评估提供非常重要的信息。此外,DTI 神经纤维成像可以提供脑组织发育的相关信息,为多种大脑发育异常提供大量的诊断信息,包括小脑扁桃体延髓联合畸形、胼胝体发育异常、前脑无裂畸形和无脑回畸形等。在脑白质病变、脑缺血性疾病和神经变性疾病诊断方面,DTI 也具有很高的价值。

4. 在乳腺和前列腺疾病中的应用　由于乳腺腺体的排列具有明显的方向性,从周围向中间,以乳头为中心呈放射状地排列,使得乳腺腺体内水分子的弥散具有明显的各向异性,为乳腺 DTI 成像提供了一定的基础。基于正常乳腺组织和病变组织 ADC 值和 FA 值的差异,DTI 能为乳腺肿瘤的诊断和鉴别诊断提供重要信息。DTI 对前列腺进行成像时,不但可以显示其解剖结构,还能显示正常前列腺组织和恶性肿瘤组织内水分子弥散运动的差异,对前列腺肿瘤进行诊断和良恶性鉴别。此外,基于 DTI 的前列腺纤维失踪成像(DTT)还可以显示肿瘤的延伸和包膜浸润。DTI 在其他体部器官中的应用较少,但是随着技术的进步,DTI 将发挥越来越重要的作用。

二、灌注成像及其应用

(一)灌注成像的基本原理与分类

知识点 7-8　灌注成像的基本原理与分类

1. 灌注成像的基本原理　灌注是指组织器官在单位时间内通过的血容量,既是重要的生理特性,又和病理状态密切相关。因此,研究组织器官的灌注既可以监测机体的生理状态,又能了解病变组织血流灌注变化,揭示其病理生理过程,为疾病的诊断及早地提供定性、定量的信息。

2. 灌注成像的分类　磁共振灌注成像(magnetic resonance perfusion weighted imaging, MR-PWI)的方法主要有两种:一种是将外源性对比剂快速团注后对兴趣区进行动态增强成像,包括动态磁敏感对比(dynamic susceptibility contrast, DSC)成像和动态对比增强(dynamic contrast enhanced, DCE)成像,目前较常用的是 DSC;另一种是以动脉血水质子为对比剂进行成像,称为动脉自旋标记(arterial spin labeling, ASL)。两种方法中,DSC 技术较为成熟,空间分辨率高,应用最为广泛;ASL 无需外源性对比剂,完全无创,成为近年来的研究热点。

(1)DCE-PWI 和 DSC-PWI:在注射对比剂的同时启动 T_1 加权的快速序列对被检脑组织进行成像,得到 T_1WI-PWI 图像,称为 DCE-PWI。DCE-PWI 的数据分析常采用定性、半定量和定量三种方法进行分析。定性分析主要通过肉眼对图像进行评价,简便、直观,但具有较大的主观性。半定量分析多是通过初始强化时间、最大信号强度、达峰时间等多项指标对组织灌注进行分析。定量分析通常以药代动力学模型为基础,基于时间-浓度曲线,对多种参数进行分析:容积转运常数 Ktrans、运动速率常数 Kep、血管外细胞外间隙体积百分数 Ve 和血浆容积分数 Vp。

DSC 最初是由 Villringer 和 Rosen 等开发应用的,使用的对比剂是传统的 MR 血管内对比剂 Gd-DTPA。其基本原理是进入血管的顺磁性对比剂导致管腔内局部磁场不均匀,改变邻近氢质子共振频率,使其自旋失相位,缩短其 T_2 或 T_2^* 弛豫时间。Gd 对比剂弹丸通过时能造成单个体素内信号变化,进而得到信号强度 – 时间曲线,该曲线可以进一步转变成浓度 – 时间曲线,所有体素、所有浓度时间曲线共同组成每一层的灌注图,并可计算出被检组织的血流动力学参数,包括 CBV、脑血流(cerebral blood flow,CBF)、平均通过时间(mean transit time,MTT)和达峰时间(time to peak,TTP)。

(2)ASL:ASL 是一种以自身动脉血质子为示踪剂的 MR-PWI 成像方法,根据标记方式的不同,ASL 可以分为连续式动脉自旋标记(continuous arterial spin labeling,CASL)、脉冲式动脉自旋标记(pulsed arterial spin labeling,PASL)和伪连续动脉自旋标记(pseudo continuous arterial spin labeling,pCASL)。CASL 具有连续标记、标记时间长等特点,可以产生较大的动脉自旋信号改变,信噪比明显高于 PASL,为 PASL 的 2~3 倍。PASL 相对简单,射频能量蓄积小,在高场 MRI 上有一定优势,但其覆盖范围较小。且由于标记与成像间存在一定的时间间隔,标记质子会发生一定的 T_1 衰减,导致其信号较弱,只有 CASL 的 1/2~1/3。pCASL 技术施加能模拟 CASL 的连续脉冲的梯度波进行标记,综合了 PASL 高标记效能及 CASL 高信噪比的优点。此外,pCASL 序列还具有良好的可重复性,使得 pCASL 成为目前最受欢迎的 ASL 扫描序列。新开发的 3D ASL 技术就采用了 pCASL 技术,实现了效率更高的螺旋 K 空间采集技术,提高了图像信噪比。

(二)灌注成像的临床应用

1. 缺血性脑梗死的诊断　PWI 早期主要用于 TIA、急性缺血性脑梗死等脑血管病变的诊断。TIA 属于脑梗死前期,常规的成像方法难以发现异常。但是在发病 12 小时内,约 50% 的患者能在 PWI 上发现异常灌注区,主要表现为 TTP 或 MTT 的延长。如果同时出现 rCBV 减少、rCBF 显著减少,表明组织灌注不足;若 rCBV 增加或接近正常,则提示侧支循环的存在。进入缺血性脑梗死急性期,PWI 的多个参数均可出现异常。CBV 图上的低灌注区代表梗死核心;CBF 图的的低灌注区是低灌注组织;MTT 和 TTP 对低灌注最敏感,可最大范围显示低灌注组织。将 PWI 和 DWI 结合,能较为准确地判断缺血半暗带,是目前接受范围最广的方法。一般认为当 DWI 异常区域面积小于 PWI 异常区域时,DWI 显示的弥散受限区域为梗死核心,PWI 显示的异常区域为缺血组织,超出 DWI 异常区域的即为缺血半暗带;当两者面积相等时,说明脑梗死面积较大,缺乏侧支循环,不存在缺血半暗带;当 PWI 异常区域小于 DWI 异常区域时,可能是发病早期责任血管部分或完全再通所致;若 DWI 正常,PWI 显示灌注缺损,则提示为 TIA。此外,由于血流灌注的改变,PWI 还能应用于评价阿尔茨海默病等神经系统变性性疾病以及多发性硬化。

2. 在实体肿瘤方面的应用　肿瘤细胞增殖迅速,对营养物质和氧气消耗量巨大,导致肿瘤细胞产生大量血管内皮生长因子,在实体肿瘤的病灶局部诱导生成大量肿瘤血管。和正常血管不同,新生的肿瘤血管结构异常、迂曲且缺乏完整的血管壁,这使得实体肿瘤进行 PWI 成像时出现 CBV、CBF 和 MTT 的增加和延长。此外,由于肿瘤微血管密度和肿瘤分级存在明显的相关性,而 CBV 和肿瘤微血管密度存在关联,因此 PWI 能为肿瘤的病理分级等多个方面提供重要的信息。因此,PWI 能在实体肿瘤的诊断、边界确定、病理分级、鉴别诊断、术前评估、疗效和预后判断等多个方面提供非常重要的信息(图 7-10)。

3. 在心肌缺血性疾病中的应用　心肌的缺血可引起心肌梗死,继而可发生功能方面的异常和形态学的改变,缺血范围的准确评估对后续治疗意义重大。MRI-PWI 具有成像速度快、空间分辨力高、无创伤及形态和功能兼顾的优点,对心肌缺血性疾病的诊断有很高的价值。当冠状动脉狭窄较轻时,心肌的灌注水平处于正常范围,常规的增强扫描不能区别正常心肌和轻度缺血心肌。但是在增加负荷后,缺血心肌会在首过灌注中表现出灌注缺损区。当心肌缺血进展为心肌梗死后,PWI 能对心肌的功能进行精确分析,包括收缩期心肌增厚率、射血分数和心排血量。PWI 还可以在梗死发生后评估心肌活性,鉴别可逆和不可逆的心肌损伤以及心肌再灌注损伤,更好地指导临床治疗。

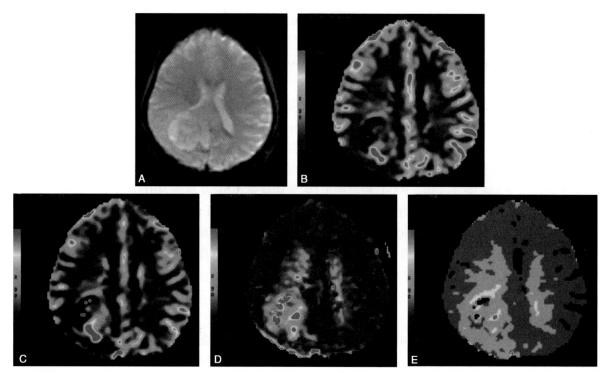

图 7-10 右侧顶枕叶胶质瘤患者头部 MR 灌注成像图（见二维码）

A 为原始图像；B 为 CBF 值图；C 为 CBV 值图；D 为 MTT 值图；E 为 TTP 值图；

图中显示右侧病灶的 CBF、CBV、MTT 和 TTP 均出现明显的增加

4. 在骨骼肌肉系统疾病中的应用　骨由骨组织和红、黄骨髓共同组成，含有丰富的血供，具有典型的灌注特征。因此，MRI-PWI 对骨骼肌肉系统的病变也具有很高的诊断价值。除了能辅助肿瘤性病变的诊断和鉴别诊断外，PWI 还能为骨质疏松提供大量的诊断信息。骨质疏松一般以多种原因导致的骨密度和骨质量下降为特征，伴随骨组织微结构的破坏和血液灌注的下降，使其在 PWI 上出现明显的改变。此外，PWI 是目前早期评估股骨头缺血性坏死血流动力学改变的首选方法，有利于股骨头坏死的早期诊断和鉴别诊断。

三、血氧成像及其应用

血氧水平依赖成像（blood oxygenation level dependent，BOLD）是应用最为广泛的 fMRI 成像方法，该方法于 1990 年由 S.Ogawa 提出，到目前为止，这一方法已经从单纯研究大脑皮质定位，发展到了研究脑内不同区域之间的相互影响。

（一）概述

BOLD-fMRI 是一种对人体无伤害的脑功能检测技术，具有自身的特色和优势：能整体、直观、准确地观察脑功能活动的部位和范围，同时还可准确、早期地了解脑功能性病灶的部位以及病变对脑功能的影响。因此，BOLD-fMRI 已经作为脑功能成像的首选方法，在现代科学尤其是神经、认知和心理等科学领域得到了越来越广泛的应用，并取得了众多突破性进展。

（二）BOLD-fMRI 的临床应用

fMRI 能高时间分辨率和空间分辨率地在特定脑功能活动时实时功能成像，能在获得大脑解剖学特征的同时获取生理学信息，在研究大脑的视觉、听觉、运动、感觉、语言及记忆等认知功能，以及各脑功能区的相互联系等领域发挥着重要的作用，已经成为研究大脑功能最主要的研究手段。与此同时，BOLD-fMRI 也为神经系统多种疾病的诊断和治疗提供大量信息。

1. 颅内肿瘤手术定位 颅内肿瘤的主要治疗方式是手术切除,但是由于定位不准,容易出现术区邻近脑结构功能永久性丧失的并发症。fMRI能在术前了解病灶与功能区的关系,对脑肿瘤手术进行评价和指导,最大程度切除肿瘤的同时保护大脑重要的功能区,降低手术所致的功能障碍(图7-11)。术中保持神经纤维的完整性和保持大脑功能区同样重要,将fMRI和DTI结合,能更好地对脑肿瘤进行术前评估,优化手术方案的制订,术后也能更好地评估手术效果。

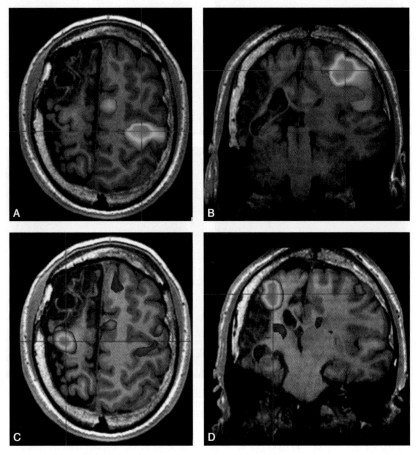

图 7-11 右侧大脑半球脑软化灶患者 BOLD 皮层功能定位图(见二维码)

A、B 为右手运动皮层定位图,显示位于左侧中央前回;

C、D 为左手运动皮层定位图,显示位于右侧中央前回

2. 癫痫手术定位 目前,癫痫的主要治疗方法是手术切除,尤其是难治性癫痫,病灶的准确定位非常关键,是降低手术风险、减少术后并发症的主要措施之一。传统的定位技术虽然能确定癫痫病灶的大致范围,但是由于定位不够精确,术后偏瘫、失语的情况时有发生。应用fMRI能显著提高癫痫病灶定位的准确性,和传统的EEG联用,不但能准确的确认癫痫病灶,为治疗方案的制订提供依据,而且还能在患者出现临床症状之前发现病灶,为癫痫的早期诊断和治疗提供影像学信息(图7-12)。

3. 脑卒中发生后通常会伴随部分脑功能障碍,但是大多数患者在后期都会有不同程度的恢复。用BOLD-fMRI对脑卒中患者进行成像,不仅可以在早期对恢复效果进行预测,还可以指导临床治疗和检测患者脑功能的恢复情况。fMRI对阿尔茨海默病等脑变性疾病也具有很重要的诊断价值,可以从脑功能层面对阿尔茨海默病进行早期诊断和预后判断。此外,fMRI在精神分裂症和抑郁症等精神类疾病的早期诊断和预后随访中都具有重要的价值。

4. 肾疾病的诊断和鉴别诊断 在中枢神经系统以外,BOLD成像应用较多的是对肾脏疾病的诊断和鉴别诊断。不同于体内的其他大多数器官,肾脏的耗氧量变化较大,当肾小球滤过率增加时,肾

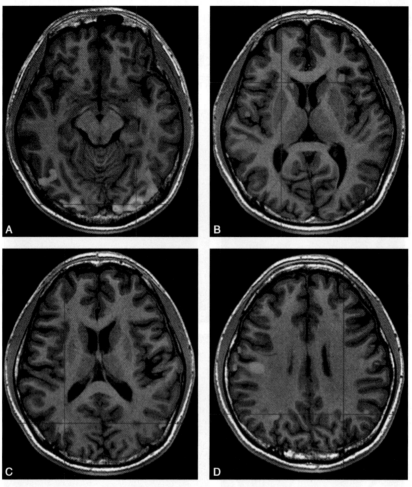

图 7-12　癫痫患者 BOLD 皮层语言功能定位图（见二维码）

A、B、C、D 分别显示了激活的不同语言功能区

脏的耗氧量也会相应增加。此外,肾脏的血流大部分进入肾皮质,髓质的血流量较少,当各种原因造成肾脏皮髓质损害后,将会导致肾脏血流的重新分布,改变血液氧合状态。以上情况都会导致肾脏出现 BOLD 信号的改变,为肾脏的 BOLD 成像提供基础。通过 BOLD-fMRI 成像,我们可以早期对肾脏生理功能的改变进行观察,为肾脏疾病的早期诊断提供依据。肾脏的 BOLD 成像可以鉴别急性肾小管坏死、急性肾移植排斥反应、可逆性肾脏损害,也可以在治疗前定量评估肾脏的功能储备,为肾脏疾病治疗方案的制定、治疗效果的评估提供大量的依据。

四、波谱成像及其应用

（一）概述

　　磁共振波谱（magnetic resonance spectroscopy, MRS）是利用核磁共振和化学位移现象对原子及其化合物进行定量分析的一种方法,其图像由代表不同化合物的谱峰组成。由于能对多种物质进行定量测量,MRS 技术被形象地称为虚拟组织活检,MRS 的应用也主要是通过对不同的底物进行定量检测来为不同的疾病提供诊疗信息。MRS 可以对多种原子核进行成像,包括氢核、磷核、氟核、钠核和碳核等,但是由于氢质子在生物体内的含量最丰富且旋磁比最大,产生的 MRS 信号最强,使得 ^{1}H-MRS 成为临床上应用最广泛的波谱技术。

（二）MRS 的临床应用

知识点 7-9　波谱成像的临床应用

MRS 早期主要用于中枢神经系统疾病的诊断。随着 MR 新技术的发展，MRS 也有了崭新的发展，不但可以用于定性，也可用于定量分析；通过对脑功能区局部代谢产物含量变化进行分析，能反映局部能量代谢的病理生理变化；从单体素 MRS 向多体素 MRS 发展；结合成像技术，多体素 MRS 发展成为了磁共振波谱成像（magnetic resonance spectroscopy imaging，MRSI）；MRS 的空间、时间分辨率都在不断提高；同时，MRS 在体部的应用也在逐渐增多，尤其是在肝脏、乳腺及前列腺等器官疾病的诊断中。

1. 在中枢神经系统疾病中的应用　正常人脑的 ^{1}H-MRS 有 5 个较明显的波峰，通过对这些特征性波峰的分析，可以对神经退行性病变、脑代谢性疾病、缺血缺氧性脑病、癫痫、感染性病变、脑肿瘤、脱髓鞘病变、颅脑损伤、系统性疾病的脑部异常和精神异常等疾病的诊断和鉴别诊断（图 7-13）。N- 乙酰天冬氨酸（N-acetylaspartate，NAA）的波峰最高，代表 N- 乙酰基，化学位移位于约 2.02ppm，脑内的正常浓度接近 12mM。目前，NAA 普遍被认为仅存在于神经元和神经轴突内，是神经元的标志物，其浓度的变化反映了神经元细胞的脱失、修复或活性等代谢情况。胆碱复合物（choline containing compounds，Cho）包括磷酸胆碱、磷脂酰胆碱和甘油磷酸胆碱，化学位移约位于 3.22ppm。Cho 是磷脂酰胆碱和乙酰胆碱的前体，前者是细胞膜成分，后者则是一种非常重要的神经递质，影响记忆认知功能和精神状态。同时，Cho 也能反映髓鞘形成和降解、细胞代谢和胶质增生。肌醇（myoinositol，MI）的主要成分是肌醇，合并有少量的磷酸肌醇和甘氨酸。MI 是磷脂酰肌醇和二磷酸磷脂酰肌醇的前体物质，化学位移位于约 3.56ppm 和 4.0ppm 处。目前认为 MI 仅存在于神经胶质细胞中，是胶质细胞的标志物。同时，MI 还参与细胞渗透压的调节和细胞内第二信使的生成，参与肝脏和颅脑的解毒过程。磷酸肌酸和肌酸（phosphocreatine and creatine，PCr/Cr）包括肌酸、磷酸肌酸以及少量的 γ- 氨基丁酸、谷胱甘肽及赖氨酸，化学位移约位于 3.02ppm 和 3.96ppm 处，是 ATP/ADP 转换高能磷酸键储备物质和细胞内 ATP/ADP 的缓冲剂。作为能量代谢的提示物，Cr 在脑组织能量代谢减退时增加，增加时降低。谷氨酸（glutamic，Glu）和谷氨酰胺（glutamine，Gln）复合物在 MRS 上的峰很难分开，总的化学位移位于 2.1~2.5ppm 处。Glu 是抑制性神经递质 γ- 氨基丁酸的前体，在脑组织缺血、缺氧和肝性脑病时增高。另外，脑内还会出现乳酸、脂质、丙氨酸和 γ- 氨基丁酸等。通常情况下，出生后新生儿的 MRS 会有一个逐渐变化的过程，到 2 岁后，其 MRS 频谱和成年人基本相同。当步入老年后，由于神经元细胞功能减退，突触退化，胶质增生，NAA/Cr 会降低，Cho/Cr 升高。脑膜瘤通常会出现特异性的丙氨酸峰（Ala），此外根据 Cho 峰、Cr 峰的高低对胶质瘤的病理分级判别有很大帮助。

2. 肝脏代谢物成像　MRS 也能对肝脏的代谢物进行成像，但是由于受到体内磁场不均匀及生理运动的影响，信噪比和分辨率有所下降，数据分析面临一定的困难。正常肝脏的 ^{1}H-MRS 通常会出现以下几处比较明显的波峰：3.22ppm 处的 Cho 峰、0.8~2.3ppm 的脂质峰、3.35~3.9ppm 处的肌醇、糖原和葡萄糖基的未分裂共振峰、2.2~2.6ppm 处的谷氨酰胺和谷氨酸复合物信号峰、5.5ppm 处的次甲基峰和 4.0ppm 处的不恒定未知峰等。通过对肝脏 ^{1}H-MRS 进行分析，可以辅助脂肪肝的诊断和分级、肝纤维化的诊断和分级和肝脏肿瘤的诊断、鉴别诊断和治疗评价等。

3. 前列腺癌指标的测定与定位　正常前列腺的 ^{1}H-MRS 峰存在明显的区带性差异。在外周带，腺体中含有较多枸橼酸盐（Citrate，Cit）和中等量的 Cho，各年龄段变化不大；而在中央带，枸橼酸盐的含量约为外周带腺体的 25%，且随着年龄的增长逐渐降低。通常情况下，Cit、多胺降低而 Cho 增高被认为是前列腺癌的 ^{1}H-MRS 特征，在实际应用中，通常以（Cho+Cr）/Cit 作为诊断前列腺癌的代谢物指标。除了对前列腺癌进行诊断，^{1}H-MRS 还能用于前列腺癌的定位、体积测量、分级、临床分期以及治疗计划的制订。

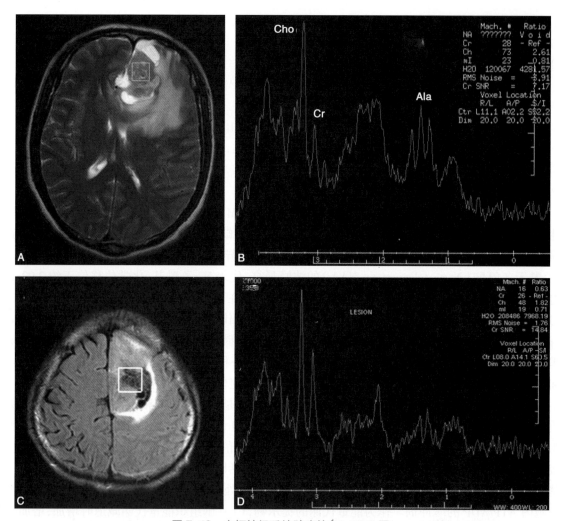

图 7-13 中枢神经系统肿瘤的 ¹H-MRS 图

A、B 分别为脑膜瘤的定位图和 ¹H-MRS 图,显示无明显 NAA 峰,可见 Ala 峰;C、D 分别为胶质瘤的
定位图和 ¹H-MRS 图,显示 NAA 峰下降,Cho 峰升高,无 Ala 峰显示

4. 对乳腺癌的诊断 ¹H-MRS 对乳腺癌的诊断主要依靠磷酸胆碱峰。和正常乳腺上皮细胞比较,乳腺癌细胞的代谢水平明显增高,导致细胞中的磷酸胆碱浓度显著升高。根据乳腺 ¹H-MRS 的谱线特征,可以评估乳腺病变的性质及监测乳腺癌辅助化疗疗效等。

5. 对肌肉骨骼系统疾病的诊断 正常人体肌肉骨骼组织的 ¹H-MRS 主要包含 Cr 峰、Cho 峰、Lip 峰、Gln 和 Glu 峰,特征峰的异常变化对肌肉骨骼系统疾病的诊断非常重要。骨肿瘤性病变主要表现为 Cho 和 Lip 峰的变化,大部分良性肿瘤的 ¹H-MRS 和正常肌肉组织类似,表现为小 Cho 峰和大 Lip 峰,而恶性肿瘤可出现异常增高的 Cho 峰。因此,¹H-MRS 能为骨良、恶性肿瘤的鉴别和术后随访、评估提供依据。¹H-MRS 能准确测量肌肉细胞中的代谢物质浓度,对反映糖尿病患者胰岛素抵抗的程度、肌营养不良性疾病和全身性脂肪萎缩症的诊断非常重要。此外,对 ¹H-MRS 中水和脂质峰进行两峰高度、峰底宽度、半峰值峰宽等参数进行定量测量分析,得到脂肪分数、脂水峰比和基线宽度等参数,能对骨密度、骨发育程度等进行评价,进而指导骨质疏松的诊断和骨龄的判断。

6. 对胎儿大脑的评价 ¹H-MRS 对胎儿大脑的评价也具有非常重要的意义。目前,胎儿在宫内的发育情况主要靠超声和常规磁共振进行评价,停留在解剖结构层面,无法满足评估胎儿脑功能和代谢产物的需求。¹H-MRS 能从细胞水平上定量分析化合物的含量,可以检测胎儿大脑发育异常所导致的代谢异常,从而为胎儿中枢神经系统和全身先天性代谢性缺陷的诊断提供依据。但是,到目前为止,胎儿 ¹H-MRS 的应用还面临诸多困难,包括胎儿所处生理环境的特殊性、胎儿不能很好地制动、母体的呼吸等生理运动,导致这方面的临床数据非常有限。

五、磁敏感成像及其应用

(一)概述

知识点 7-10　磁敏感加权成像的概念及成像原理

磁敏感加权成像(susceptibility weighted imaging, SWI)是一种对组织磁敏感特性进行成像的技术,具有三维、高分辨率和高信噪比等特点。SWI 成像的基础是磁敏感性,是组织中不同于质子密度、横向弛豫时间、纵向弛豫时间和弥散系数等的另外一种可以反映组织特性的变量,一般用磁化率来衡量。人体内常见的磁敏感物质包括不同状态的血红蛋白、非血红素铁和钙等。血液中的血红蛋白在不同状态下有不同的磁敏感性。钙化灶呈抗磁性,可引起局部组织磁敏感性的改变。SWI 对静脉结构进行显像主要是因为静脉血中含有顺磁性的脱氧血红蛋白,可引起磁场不均匀性,导致静脉血管 T_2^* 缩短且能加大其与周围组织的相位差。

SWI 主要应用于脑内静脉成像,后来逐渐发现其对血液代谢产物很敏感,甚至能检出微量出血。近年来的研究发现,SWI 还可以对人体内铁质沉积和非铁血红素铁含量进行定量,进而用于脑梗死、脑肿瘤、多发性硬化等疾病的诊断和病情评估。

(二)SWI 的临床应用

利用脱氧血红蛋白作为内在对比剂,SWI 早期主要应用于脑内小静脉的成像(图 7-14),随着超高场磁共振设备的普及和成像技术的完善,SWI 的应用范围得到了极大的扩展,能对脑微出血灶、脑铁含量和缺血半暗带进行很好地显示。同时,SWI 在腹部、骨关节等会部位也有了更多的临床应用。

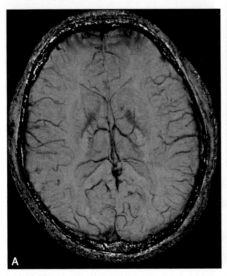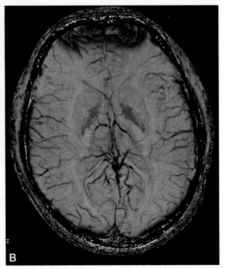

图 7-14　人正常脑实质的 SWI 图

图中显示脑实质内的中小静脉

1. 脑内微出血诊断　脑内微出血(cerebral micro blooding, CMBs)是指脑内微血管破裂或渗漏所导致的一种亚临床损害,通常症状不典型或无临床症状。CMBs 的常见危险因素包括高血压、脑血管淀粉样变性、糖尿病等,因此 CMBs 通常被认为是脑血管淀粉样变性、认知功能障碍、脑出血等疾病进展的预测信号。因此,CMBs 的显像具有非常重要的临床意义。然而,常规的成像技术难以显示很小的出血灶,给 CMBs 的诊断带来了一定的困难。但是,由于含有各个时期血红蛋白及其降解物,尤其是超顺磁性含铁血黄素,使得 SWI 能很好地显示 CMBs 病灶,能为多种疾病提供重要的诊疗信息,包括外伤性脑损伤、卒中和痴呆。和 FLAIR 比较,SWI 成像能检出更多外伤性脑损伤相关性 CMBs,且 SWI 图像中出血灶的体积和损伤的严重程度表现出明显的相关性。此外,SWI 在评价外伤相关性弥漫性轴索损伤引起的继发性 CMBs 和缺血性低灌注方面具有得天独厚的优势。

2. 脑卒中和脑血管病变成像　对卒中进行显像是 SWI 最重要的应用之一。发生缺血性脑梗死时,有时会伴有少量出血,但是发生在 24 小时以内的梗死伴少量出血在常规成像方法中难以显示,但是对局部磁环境改变的异常敏感性使得这种梗死合并出血灶能非常敏感地被 SWI 检测到。缺血半暗带的准确判断对急性卒中治疗方案的制定至关重要。半暗带中的脑组织灌注不足,导致该部分脑组织血液中的氧气消耗量代偿性地增高,使得局部脑组织的脱氧血红蛋白 / 血红蛋白比例发生改变。SWI 对血液中氧气饱和度的高度敏感性使得 SWI 对缺血半暗带的显示更加准确,已经成为脑卒中成像的有效工具。亚急性、慢性蛛网膜下腔出血灶中存在顺磁性及超顺磁性的去氧血红蛋白和含铁血黄素,使其能在 SWI 上有很好的显示效果。

除了对显示出血灶有明显的优势,SWI 还对其他脑血管病变具有很高的诊断价值。静脉血管畸形在 SWI 上显示为特征性的蜘蛛样改变,丛状的细小静脉显示为明显的低信号。SWI 较常规的 MRI 图像能发现更多和更小的海绵状血管瘤病灶,并显示为不均匀高信号(图 7-15)。毛细血管扩张症在常规的检查中常常无明显的异常改变,SWI 能清晰显示弥漫性的大小不一的出血灶。

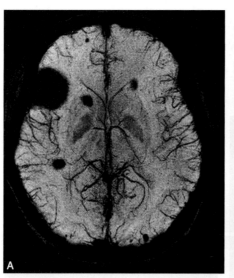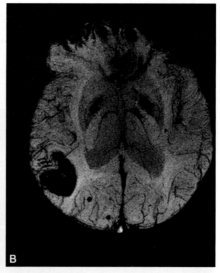

图 7-15　人脑实质的 SWI 图

A 图显示脑实质内多发脑血管畸形;B 图显示右侧颞叶出血灶

3. 脑内铁含量的测定　铁元素的存在是大脑发挥正常功能的必要条件,参与大脑的多种生理活动。但是过量的铁能引起自由基形成,损伤神经组织,造成大脑的损伤。脑组织内铁的含量与人的运动、认知功能下降相关,在一些神经系统慢性疾病中,如帕金森病、阿尔茨海默病、多发性硬化等,均发现脑组织内存在异常的铁沉积。SWI 对铁质比较敏感,可以清晰显示其在脑内的分布,从而揭示人脑铁代谢的机制。目前,临床上可以通过 SWI 检测不同年龄、性别人员脑内的铁含量,探究这些因素对脑铁代谢的影响;同时,通过铁含量的 SWI 成像,还有助于评估大脑退行性病变的发展趋势和预后。同理,SWI 也能对肝脏的铁含量进行定量分析,为肝脏疾病的诊断和鉴别诊断提供大量的诊断信息。

由于 SWI 对于静脉的显示具有很大的优势,而静脉的生物学行为也参与到肿瘤的发生、发展中,因此,SWI 对肿瘤性病变的诊断和鉴别诊断具有很高的价值。此外,肿瘤组织中经常出现新出血灶、陈旧性出血灶和钙化等磁敏感成分,而 SWI 对这些成分的显示异常敏感,这就为肿瘤组织的良、恶性鉴别、边界确定等提供了更为精确的信息。

小结

　　磁共振成像已广泛应用于临床工作和实验研究。磁共振常规成像包括平扫及增强扫描,平扫图像有 T_1WI、T_2WI、PDWI,三种平扫图像反映了组织 T_1 弛豫时间、T_2 弛豫时间和 H 质子密度。增强扫描采用造影剂为 Gd-DTPA,增强扫描有利于发现病灶、有利于病变性质的判断、有利于了解病变的血供。磁共振功能成像包括 DWI、PWI、MRS、SWI 和 BOLD 成像。DWI 主要反应组织的弥散特点,PWI 反应组织的血流灌注,MRS 能较好的反应病变组织的代谢特点。SWI 有助于血管性病变的诊断。BOLD 成像则可帮助了解脑功能区的情况,从而指导手术治疗和预后评估。磁共振功能成像有利于全面了解疾病的病理生理学特点,从而有助于疾病的诊断和治疗。MRI 因其高的空间分辨率和软组织分辨率,其在分子影像学研究领域中也占有重要的地位。MRI 设备的发展也越来越快,7T MRI 也已问世于临床。相信随着 MRI 成像序列的进一步研发,MRI 的前景会越来越广阔。

思考题

1. 磁共振成像在中枢神经系统成像应用的优势有哪些?
2. 可以在未注射造影剂的条件下行胆道系统成像的技术是什么? 请简要描述它的原理。
3. 目前临床常用的 MRI 功能成像技术有哪些?
4. ADC 值的含义是什么?
5. 简述 MRI 灌注成像有哪几种方法?

（龚启勇　张 冬）

第八章	正电子发射计算机断层 – 磁共振分子影像检测技术

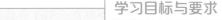

学习目标与要求

1. **掌握** PET-MR 的基本概念、融合方式。
2. **熟悉** PET-MR 安全性要求。
3. **了解** PET-MR 的临床应用。

正电子发射计算机断层 – 磁共振成像仪（positron emission tomography–magnetic resonance，PET-MR）是正电子发射计算机断层成像仪和磁共振两者一体化组合成的大型功能代谢与分子影像诊断设备（图 8-1），同时具有 PET 和 MR 的检查功能。PET 图像提供清晰的人体代谢功能信息，MR 图像可以提供高分辨率的组织、器官的解剖学信息，PET 图像和 MR 图像实现两者优势互补，在心血管、神经及肿瘤领域均具有较大的应用前景。

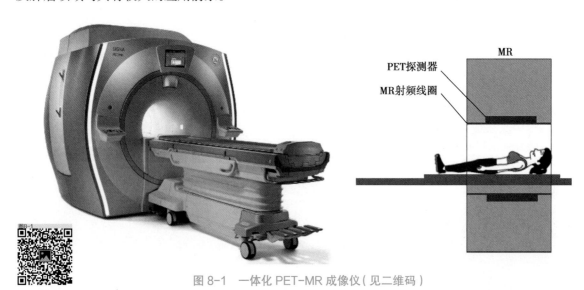

图 8-1 一体化 PET-MR 成像仪（见二维码）

第一节 PET-MR 分子影像检测技术概述

PET-MR 是在 PET 及 PET-CT 的基础上发展起来的新技术。1997 年，研究者首次将闪烁晶体置于 MR 系统中，并通过光纤将闪烁晶体与磁场外的光电增管连接。接着出现 PET-MR 异体机，

2010年起,各大医疗公司推出PET-MR一体机,实现PET-MR系统同机融合。未来PET-MR将是多模态医学影像显像仪器的发展方向。

一、PET和MR设备的融合方式

PET-MR可以看作,但不仅仅是单一的PET和MR两种不同检测手段的设备的融合。PET和MR分别的成像原理,在本书其他章节中已有介绍,本章不再赘述,现主要介绍PET和MR设备融合的原理。

知识点8-1　PET-MR的融合方式

不同的影像设备厂家对于PET-MR的研制过程历经了三个时期,表现在PET和MR两者的融合方式上包括有串联式、插入式、一体化等。

1. 串联式　即两套独立的系统串联起来,共用一张扫描床。这种方式是类似PET-CT的设计,将两套系统分别做出一定的修改,分别得到的图像经过后处理软件进行融合。这个类型的机器在实际应用的过程中,两套系统可以分别独立地进行工作。但在实际中,这种设计方式的机器本身体积较大,且采集数据时,两套采集系统并不是同时工作,数据的采集并不是同步的,数据采集的时间长,在采集的过程中,如果患者发生了移动,则会造成图像匹配的困难。

2. 插入式　即将可移动的PET扫描段插入MR的孔径内。这种设计方式的优点是可以使得PET和MR的视野(field of view, FOV)一致,可以同时采集PET和MR的数据,缩短了采集的时间。但是这种设计需要在MR的主磁场中引入PET的电路,这就大大限制了MR的孔径大小,限制了其应用范围。其孔径只能满足头颅和上颈部的扫描要求。

3. 一体化　即完全集成式,将PET探测器完全整合到MR的扫描架上,如此达到能够同时对全身影像进行扫描的要求。这种方式是目前来看最完美的融合方式,但同时在一体化结构设计、PET探头和MR的磁场兼容、图像的衰减矫正等方面存在着巨大的挑战。研究者将具有TOF(time of flight)技术的PET探测器整合入MR设备中,达到了PET和MR可以在同一个扫描控制程序中同时分别独立的完成各自的扫描,在功能和临床上实现了1+1>2的要求(图8-2)。

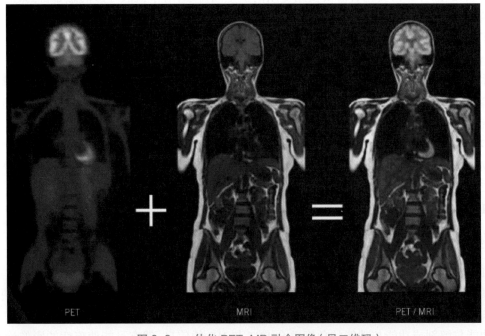

图8-2　一体化PET-MR融合图像(见二维码)

二、PET-MR 检查技术

（一）检查方法与安全性

PET-MR 与 PET-CT 相比，因 MRI 的扫描序列众多，扫描时间长，流程相对复杂。在满足诊断需求的前提下，优化序列，缩短扫描时间是目前面临的主要问题。

1. 检查前准备与检查方法

（1）检查前准备：在进行检查前，应至少禁食 4 小时以上，禁食期间可以饮不含糖的水，检查前一天禁止暴饮暴食，禁止进行剧烈运动。糖尿病患者需要将血糖控制在正常范围内。其他疾病具体检查要求请参考 PET 或 MR 影像检测技术相应章节。所有患者检查时应有家属陪同。扫描医生核对申请单，确认患者信息，确认患者有无检查禁忌证，明确检查目的，确认扫描方案。检查前测量患者身高、体重、血糖，根据身高体重计算药物注射剂量。受检者检查前更换检查服，去除身体上所有金属物品。轮椅、担架、检查床、氧气瓶、监护设备等严禁进入检查间。

（2）检查方法：扫描过程通常 PET 和 MRI 进行同步扫描，以全身扫描为例，扫描范围一般为颅顶至大腿中段，根据患者身高的不同，通常采用 5 至 6 个床位进行扫描。确认 PET 扫描的每个床位后，同步 MRI 序列扫描中心与相应床位中心一致。故在确认 PET 定位中心后，定位中心的上下不能调整，但左右及前后可以进行调整。需要注意的是，在扫描胸腹部时，常常需要屏气扫描，以获得无伪影的图像。

❤ 知识点 8-2　PET-MR 的安全性要求

2. 检查的安全性　PET-MR 的检查中需要严格保证操作的安全性，这个过程中涉及放射性核素产生电离辐射的安全防护，以及 MR 静磁场静磁场、射频场产生的安全范围等，相关工作人员既需要熟悉放射性示踪剂防护的相关知识，又需要熟悉 MRI 相关安全知识。

（1）工作人员必须熟悉 PET 操作的安全要求：工作人员需要佩戴剂量笔，进入高活性区时必须穿隔离服、铅衣，戴铅帽、防护眼镜、手套等防护用品，防止放射性物质经呼吸道、消化道、皮肤伤口等进入体内。检查所使用的示踪剂、放射源等需要专人管理，操作谨遵相关规章制度要求，医疗废物需按照放射性垃圾处理。同时，受检者需要使用专用的卫生间排尿，对于血液外渗的患者，污染的衣物需要及时更换。受检者 24 小时内不接触孕妇及婴幼儿。

（2）工作人员必须熟悉掌握 MRI 检查的禁忌证：体内有心脏起搏器植入、神经刺激器、人工耳蜗，体内有金属异物者应为 MRI 检查的绝对禁忌证。MRI 检查的相对禁忌证包括：经手术医生确认为安全的体内植入物，如钢针、钢板、人工关节、动脉支架等；高热患者；需高级生命支持的患者；幽闭恐惧症患者；进行盆腔检查的女性患者，需将节育环取出后进行检查；妊娠期、哺乳期、婴儿患者，需要经过主管医生同意，方可进行检查。受检者在检查前需要除去身上所有的金属物品。

（二）对比剂

PET-MR 检查所采用的对比剂与 PET 检查和 MR 检查所采用对比剂相同。PET 和 MR 对比剂参见本书第二章第三节。

（三）PET-MR 技术优势与存在的问题

❤ 知识点 8-3　PET-MR 技术优势

1. PET-MR 技术的优势　PET-CT 是一种已经十分成熟且在全球广泛应用的检查方法，与 CT 相比较，MR 具有独特的优势：①无电离辐射；②具有出色的软组织分辨率；③能进行多参数、多序列、多平面图像采集；④部分序列本身就可以提供组织的功能学信息。

若从功能与解剖或功能与功能的角度整合 PET 与 MR 的信息，就有可能使疾病的影像诊断和功能信息显示达到最佳。例如 PET-MR 与 DWI 序列结合,对于头颈部肿瘤具有很好的诊断效果;PET-MR 集合 MRCP 进行胆管癌、胰腺癌的评价,不仅有助于发现转移,而且能够快速预测新辅助放化疗的疗效。因 MR 具有很高的软组织分辨率,故对于盆腔肿瘤,能够提供比 CT 更多的信息,PET-MR 除了能够精确发现原发灶及淋巴结转移以外,还能够利用随访代谢的变化,对于生存期进行预测。对于淋巴瘤患者,PET-CT 是目前首选的分期方法,但因大多数患者需要进行连续的随访,累积辐射剂量较高,而 PET-MR 相较于 PET-CT 其辐射剂量可以降低约 90% 以上,而且采用 MR 的全身 DWI 序列可以对于全身淋巴结情况进行有效的评估,因此 PET-MR 对于淋巴瘤患者是更加实用的检查手段。

2. PET-MR 技术存在的问题　PET-MR 技术的成本较为昂贵,操作较为复杂,技术员需要放射科和核医学科共同进行培训,这些都一定程度地限制了 PET-MR 的临床发展。虽然目前 PET-MR 已经开始进入临床应用,但目前缺少多中心数据支持的验证,现阶段 PET-MR 尚不可能全面取代 PET-CT。

第二节　PET-MR 技术的临床应用

一、PET-MR 在心血管疾病中的应用

知识点 8-4　PET-MR 在心血管疾病中的应用

PET-MR 在评价冠状动脉斑块、炎性病变和其他疾病中具有独特的价值,而且辐射剂量更少。新的示踪剂有助于开展心肌重塑和心肌梗死的干细胞治疗评估的临床新应用,评估心脏神经支配的改变、血管再生和报告基因的治疗技术。

1. 为冠状动脉疾病的血管造影和支架介入手术提供指征　很多冠状动脉疾病进行了不必要的血管造影和支架手术,实际手术之前应该获取更多的证据支持,如血液动力学上冠脉血流的降低等。PET-MR 可以提供冠状动脉疾病的血管造影和支架介入手术的手术指征。已有 PET-MR 临床研究,验证了其在心肌血流灌注缺损及心肌活性分析中优于传统单模态影像检查的诊断价值。在急性心肌梗死患者中,PET 显示的心肌 FDG 低摄取区范围大于 MR 心肌延迟强化(late gadolinium-enhanced, LGE)阳性的区域,FDG 低摄取而 LGE 阴性的心肌为可挽救的心肌,在及时的血管再通治疗后心肌活性和功能可获得恢复。

2. 评估斑块炎症和血管再生　PET-MR 的一个重要潜力应用是对周围血管甚至是冠状动脉的动脉粥样斑块性质的评估,新的示踪剂可以用于评估斑块炎症和血管再生。PET-MR 对于大动脉炎检查的可行性和诊断的精确性明显优于 PET-CT,且辐射剂量大大减少,在年轻患者的疾病随诊方面有着良好的应用前景。

3. 心脏结节病诊断与治疗相关评估　心脏结节病常用心内膜心肌的组织切片法来进行诊断,创伤较大且取材麻烦,同步 PET-MR 的高分辨率心肌延迟强化有助于准确描述心肌浸润的范围,PET 的代谢活性对炎性病变或瘢痕相关病变提供了补充。PET-MR 还可以评估组织再生和心肌缺血的治疗情况,评估干细胞移植术后细胞的传输、存活和迁移等。

二、PET-MR 在神经系统中的应用

近年来,随着 ^{11}C- 蛋氨酸,^{18}F- 氟乙基酪氨酸,^{18}F- 氟胸苷,^{18}F- 氟米索硝唑等多种放射性药物的临床应用,PET 在神经系统疾病中的应用得到了极大的拓展。PET-MR 在中枢神经系统疾病诊疗中的应用则更为广泛,能够提供颅脑解剖、生理、代谢和功能的多方位、多维度信息,极大地促进神经系统研究及临床诊疗的发展。

1. PET-MR 在神经生物学中的应用　PET-MR 通过追踪生理学特征、结构及功能随时间的

变化,可以帮助更深入的认识活体大脑,同时将促进对一些神经及精神系统疾病,如阿尔兹海默病(Alzheimer disease,AD)、帕金森、癫痫、抑郁症和精神分裂症的发生和发展机制的理解。例如,在帕金森病中,PET-MR 成像能够反映出复杂的病理过程的不同阶段,多巴胺合成、释放、转运和受体表达的速率(PET 成像)以及安非他明刺激后的神经元激活(fMRI 成像)等。此外,通过 PET-MR 扫描,利用PET 成像反映神经化学变化的同时,应用血氧水平依赖性磁共振脑功能成像(blood oxygenation level-dependent functional magnetic resonance imaging,BOLD-fMRI)技术反映局部大脑活动变化。例如,在运动技能学习时,BOLD-fMRI 能够动态监测区域性神经元激活;PET 能够检测到多巴胺受体的配体从受体结合位点移位。PET-MR 成像可以为脑内神经化学/电生理相互作用分析开辟一个全新的视角。

2. PET-MR 在神经退行性疾病中的应用 神经退行性疾病是脑和脊髓细胞神经元或髓鞘丧失的一种疾病状态,随着时间的推移疾病进展,可能会造成严重的认知功能损害。对出现认知障碍或疑似痴呆的患者,PET-MR 的应用不仅能够排除其他的非神经退行性病变,还可为评估大脑的神经交联网络提供更丰富的信息,如基于葡萄糖代谢的不同特征和胆碱、多巴胺等神经递质系统的变化,对于痴呆的诊断、鉴别诊断以及痴呆前阶段的预测更为可靠。在之前关于 AD 的研究中已经证明了 MRI结构变化与 PET 代谢变化或淀粉样蛋白沉积之间既有明显的重叠,也有显著的差异。仅仅依赖一种影像技术获得信息存在明显的局限性,只有将这些信息有机地结合起来才能更科学、更完整、更精准、定量化的了解细胞的分子生物学特征。

3. PET-MR 在脑血管疾病中的应用 潜在可挽救的缺血半暗带的概念已经得到大家的关注和重视,基于 PET-MR 的精准诊断成为治疗缺血性脑卒中最重要的依据。因此,准确地识别可潜在救治的缺血半暗带是脑血管疾病诊疗中极为重要的环节。PET 成像被认为是无创判定缺血性卒中区域的血液动力学和代谢变化的金标准,PET-MR 能够直接对比 MR 成像中灌注不足的区域和 PET 成像中氧供不足的组织,有助于准确的筛选出能够获益于溶栓治疗的患者。

4. PET-MR 在癫痫中的应用 SPECT-CT 是目前最常用于检测癫痫的成像方法,但其检出需癫痫处于发作期。PET-MR 能够提高在癫痫发作间期的检出率,且 PET-MR 对癫痫病灶的定位优于SPECT-CT 成像技术。发作间期癫痫病灶的典型表现是代谢减低,PET 能够检出 MR 中表现阴性的病灶或从诸多 MR 结构异常的区域中准确筛选出癫痫灶。在 MRI 表现阴性的颞叶癫痫患者中,由于该配体与抑制性 γ-氨基丁酸(GABA)受体的结合减少,^{11}C-氟马西汀能够敏感的检测出癫痫病灶。PET 和 fMRI 的结合还可以检测功能活跃脑区和致癫痫病灶形态学变化。同步 PET-MR 诊断癫痫能减少镇静/麻醉所需的次数,特别是在扫描期间不能保持静止的儿童(图 8-3)。此外,与 PET-CT相比,减少辐射对于评估儿童难治性癫痫非常重要。

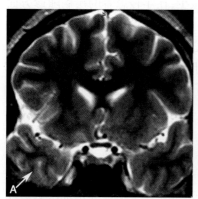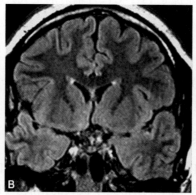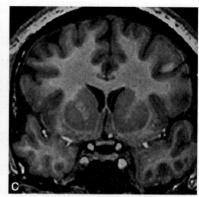

图 8-3 磁共振显示右侧颞叶体积减小,在 PET 中表现为低信号;

术后病理证实为右前颞叶 I 型局灶性皮质发育不良(见二维码)

5. PET-MR 的转化研究　近年来,分子和细胞水平的成像已经取得了长足的进展。PET-MR 将有望推动这些研究成果的临床转化,并有助于研发创新的治疗策略。近年来,细胞替代方法已经用于治疗各种神经系统疾病(例如缺血性卒中)。对于这一方法,监测移植的干细胞或祖细胞位置和迁移是必不可少的。PET-MR 可用于监测靶向基因转移、干细胞移植,评估细胞替代方法的治疗效果。此外,还可用于显示移植细胞的活力和分化及其对神经元网络的影响等。

三、PET-MR 在肿瘤中的应用

1. 为肿瘤诊断手术及放疗提供一站式服务　^{18}F-FDG PET 在肿瘤中广泛应用,然而因脑实质摄取较高使得其在脑肿瘤的应用价值有限。MRI 具有超高的软组织分辨率,并具有多参数、多方位成像的优势,另外,MR 动态增强、磁共振波谱成像,磁共振弥散加权成像等成像方法的应用,能够提供包括微血管增生、通透性、化学成分等信息。PET-MR 通过一站式的检查,提供综合的诊断信息,提高诊断的准确性,并能够用于手术及放疗计划的制订。PET-MR 在脑肿瘤中的早期应用集中在不同成像方法揭示病灶的一致性,例如用 ADC、胆碱和胸腺嘧啶核苷(FLT)揭示细胞增殖以及用动态对比增强(dynamic contrast enhanced, DCE)、动态磁敏感对比增强(dynamic susceptibility contrast, DSC)和动脉自选标记(arterial spin labeling, ASL)揭示肿瘤血管新生,结合这些显像相似的区域为外科手术定位。PET-MR 成像能够更精确地进行放疗靶区的规划,对患者的治疗和生存期有积极的影响。当在肿瘤附近涉及关键功能的脑区域时,PET-MR 成像对指导放射治疗或外科手术的计划显得尤为重要。

2. 对脑肿瘤治疗的疗效评估　脑肿瘤治疗疗效评估对影像学提出了一系列挑战,例如肿瘤放疗后的放射性坏死与肿瘤复发难以鉴别,而对临床诊疗又极其重要。MR 很难确定胶质瘤的明确界限,对化疗后的瘢痕、残余肿瘤组织或肿瘤复发的鉴别具有不确定性。PET 成像能够利用不同的成像探针提供准确量化肿瘤的增殖、血流灌注及乏氧情况,从而提供更全面和丰富的信息(图 8-4)。

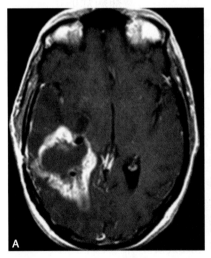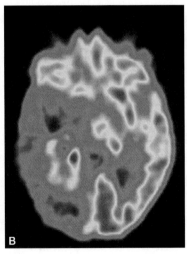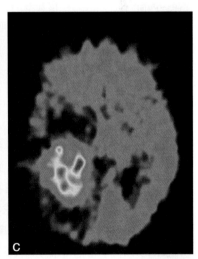

图 8-4　45 岁女性脑胶质瘤患者 PET-MR 图像(见二维码)

A:T_1WI 增强扫描显示右侧颞叶不规则病灶边缘不均匀强化,肿瘤复发或放射性坏死可能;
B:^{18}F-FDG 90min 成像显示相应区域放射性摄取高于白质,但与灰质相当;C:^{18}F-FDG 6h
成像显示病变区较正常清除缓慢,提示病变为肿瘤复发,而非放射性坏死

3. 对前列腺癌的诊断　PET-MR 也广泛应用于前列腺癌的诊断中。很多前列腺癌在 FDG PET-CT 成像中呈现假阴性,^{11}C-Choline 的出现大大提高了前列腺癌的检出率,即使在 PSA 水平 <1ng/ml 的患者中也可以显示复发的表现。然而,尽管有这种改善,仍然有相当数量的前列腺癌生化复发的患

者在成像中无法探测到。MR 提供更好的软组织对比度,并且在检测骨转移时比 CT 有更高的灵敏度。另外,它可以区分正常前列腺组织中前列腺癌组织的变化(图 8-5)。

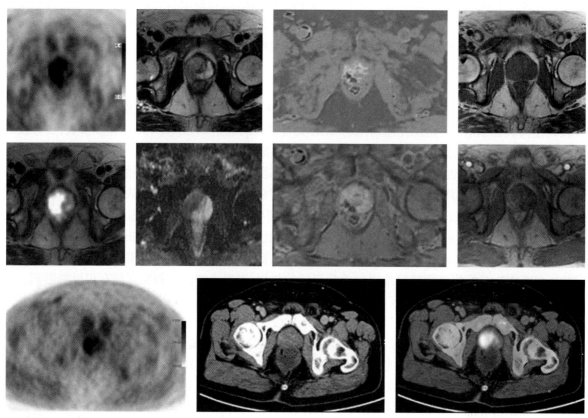

图 8-5　66 岁男性前列腺癌患者 ^{11}C-Choline 成像(见二维码)

CT 高摄取区与低摄取区密度相近,无法辨别肿瘤范围,MR 成像能够清晰显示肿瘤范围

小结

　　PET-MR 是正电子计算机断层显像仪和磁共振两者一体化组合而成的大型功能与分子影像诊断设备。PET 和 MR 设备的融合方式有串联式、插入式和一体化三种模式,一体化的完全集成模式是目前看来最具应用前景的方式。扫描过程通常 PET 和 MRI 进行同步扫描。PET-MR 的检查,既需要遵守放射性示踪剂的相关防护要求,又需要遵守 MR 检查相关的安全要求。相较于 PET-CT,MR 具有无电离辐射,出色的软组织分辨率,能进行多参数、多序列、多平面图像采集,部分序列本身就可以提供组织的功能学信息等优势。PET-MR 目前在心血管、肿瘤和神经系统疾病中有一定的应用。

思考题

　　1. 什么是 PET-MR?

　　2. PET-MR 的融合方式有哪些? 最具应用前景的是哪种方式?

　　3. PET-MR 的检查安全性有哪些要求?

　　　　　　　　　　　　　　　　　　　　　　　　　　　　(金征宇　申宝忠)

第九章　光学分子影像检测技术

 学习目标与要求

1. 掌握　光学分子影像、荧光成像、非特异性荧光探针、特异性荧光探针,荧光的基本工作原理。

2. 熟悉　光学分子影像的优缺点,非特异性荧光探针、特异性荧光分子探针的分类,近红外光学成像的方法和设备,信号噪声比等概念,临床常见的几种基于不同机制和波长的光学探针及不同工作模式的显像设备与系统。

3. 了解　光学分子影像的发展史,近红外光学成像设备的方法和原理,目前处于转化研究阶段的新型光学探针和较为新型的显像设备,光波波长等概念。

光学分子影像学(optical molecular imaging)是光学和分子影像学结合的新兴学科,是分子影像检测技术的重要组成部分。光学分子成像已经应用于许多临床前研究,包括肿瘤检测、癌症机制研究、药物疗效评估、靶向药物递送、小动物体内成像等。在临床方面,光学分子影像技术已应用于手术导航,如乳腺癌、大肠癌、宫颈癌等的前哨淋巴结活检,术中输尿管、肝胆管显影,光学分子影像融合内窥镜及腹腔镜促进了微创手术的发展。在本章节中,着重介绍光学分子影像的概念和特点、原理及应用。

第一节　光学分子影像检测技术概述

一、光学分子影像检测技术的概念

知识点 9-1　光学分子影像检测技术定义

1. 光学分子影像检测技术定义　是光学成像技术与分子影像技术的结合,它利用荧光染料或者生物自发光,在分子和细胞层面对特定的生物过程进行成像,从而实现定性和定量研究。它的发展经历了从微观到宏观,从离体到在体、从平面到断层、从单一到多模态发展历程。目前,该技术已经被广泛应用到分子生物学、人类疾病建模以及药物研发等诸多领域,在临床方面的应用也越来越广泛。

自 1977 年 Jobsis 在 *Science* 杂志上首次报道血红蛋白和细胞色素在特定近红外光区域的吸收性,并建立了近红外光谱技术,光学成像技术有了长足发展。分子影像学建立以后,光学成像技术与之结合建立了光学分子影像。在 20 世纪末,随着生物组织光学和分子生物学的发展,特别是分子探针技术与微弱信号探测技术的深入研究和跨越式发展,促进了利用分子标记物追踪生物过程的在体分子影像技术的发展。目前,该技术已经广泛应用于生命科学、医学研究及药物研发等领域。1994 年美国加州大学圣迭戈分校的生物化学及化学系钱永健教授改造绿色荧光蛋白（green fluorescent protein，GFP）基因，并由此获得了 2008 年诺贝尔化学奖，他在 2009 年世界分子影像大会上，报告了在荧光显微镜成像引导下切除荧光标记的小鼠肿瘤组织，开启了光学分子成像从活体成像向临床应用转变的新篇章。2008 年左右，光学分子影像开始与传统的影像检测手段相结合，形成多模态分子影像系统。光学分子影像这种开放、兼容其他影像手段的能力，不仅促进了光学分子影像技术的发展，也指出了分子影像学发展的新方向。

2. 光学分子影像检测技术优缺点

（1）优点：利用可见光成像，实现了对宏观和微观世界的可视化，不仅可以观察到单细胞的微细结构，而且光学分子探针的应用和微弱信号探测技术的发展实现了基因表达水平成像和在体成像技术的进步。为了获得空间分布明确的三维成像，断层成像技术取得了较大突破，如扩散光学层析成像技术、荧光分子断层成像技术、生物发光断层成像技术等。光学信号探测器与电磁信号探测器的整合推动了光学分子影像与传统医学成像设备的融合，互为相长。光学分子影像与其他分子影像技术，如 CT、磁共振、PET、超声相比，具有较高的时间 / 空间分辨率、非辐射、灵敏度高、成像速度快、成本低、可同时检测多个分子等诸多优点。例如当光学分子影像应用于动物实验，可以对同组动物进行实时、动态观测，且可同时检测几个分子事件，节省了实验经费和时间，而且实验结果也更可靠。

（2）缺点：①光学分子探针分子量一般较大，在光的照射下荧光物质所激发出来的荧光强度随着时间推移逐步减弱乃至消失，有一定的时效性；②光学分子探针有一定的细胞毒性；③光子在体内的穿透能力差，在生物组织中传播会被一定程度吸收、散射，限制了活体光学分子成像和临床深部脏器的应用。

二、光学分子影像检测技术的原理

1. 光学基础　光是一种电磁波，具有波粒二象性，即波动性和粒子性。根据波长范围的不同，光可以分为以下几段，如表 9-1 所示。

表 9-1　光线的波长及分类

波长（nm）	光谱范围
10~200	真空紫外线
200~290	短波紫外线
290~320	中波紫外线
320~400	长波紫外线
400~760	可见光
760~3000	近红外
3000~20 000	中红外
20 000~1 000 000	远红外

其中能引起人类视觉的只有在 400~760nm 范围的可见光。光在同一种均匀介质中沿直线传播，而在非均匀介质中，传播方向会发生变化。光在物质中传播时，会发生吸收和散射，且吸收和散射的程度依赖于波长和穿透深度。吸收是指光线经过某一介质时，光子的能量随介质厚度的增加而减少的现象。散射是指当光线照射到介质表面时，光线会向不同的方向发射，偏离入射方向。介质对不同波长的光表现出不同程度的吸收。组织对短波长的光，吸收能力较强，而这种吸收在在体组织中主

要由细胞色素和血红素完成的。近红外线能穿透几厘米的组织,因此人们对近红外区域的波长更感兴趣。

2. 基本原理　在体光学成像技术,主要包括荧光成像和生物发光成像两种。

知识点 9-2　光学分子影像的基本原理

(1)荧光成像:荧光是一种光致发光的冷发光现象。当某种物质被入射光照射后,吸收了给予的能量后进入激发态,但激发态不稳定,立即从激发态跃迁到能量较低的轨道,并发出比入射光的波长更长的出射光;一旦停止照射,发光现象即刻消失,具有这种性质的出射光称为荧光。一般荧光波长比入射光的波长长 50~150nm(图 9-1)。利用这一原理,人们设计出了荧光探针,即把荧光分子与生理功能相关的蛋白或分子结合,用特定波长的红光激发荧光探针,利用光学成像设备检测发射出的荧光,就能进行检测相关的组织生化信息,这也是光学分子影像的基本原理。

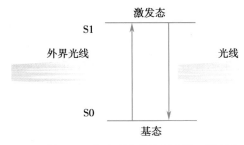

图 9-1　荧光成像的原理(见二维码)

利用荧光报告基因(如绿色荧光蛋白 GFP、红色荧光蛋白 RFP)或荧光探针(如 dyes、Cyt)标记生物功能分子或者细胞,从而监测基因表达、蛋白质表达、信号通路或肿瘤生长及转移等。普通荧光穿透能力较弱,且会被吸收和散射。近红外荧光成像用荧光探针作为标记物,用特定波长的红光激发探针,使其激发出近红外荧光,然后用特殊的光学成像设备进行捕获。

(2)生物发光成像:生物发光(图 9-2)是指在体内通过生物化学反应把化学能转化为光能,此过程需要两个基本物质:一是荧光素,可以被激活发出冷光;二是荧光素酶,是生物化学反应的催化剂,包括萤火虫荧光素、肠腔素、细菌荧光素、甲藻荧光素和介形亚纲动物荧光素等;另外还有氧化因子和起增强催化活性的金属离子,如钙离子、镁离子。

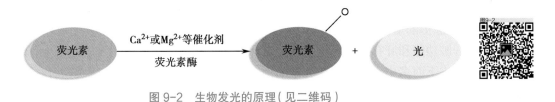

图 9-2　生物发光的原理(见二维码)

第二节　近红外荧光成像技术

一、近红外荧光成像的基本原理与影响因素

荧光成像中应用最广的是近红外荧光成像,可见光成像存在许多问题,比如生物体内的水分、氧合血红蛋白、脱氧血红蛋白、黑色素、胆红素等对可见光可发生吸收、散射等,影响可见光成像。细胞代谢过程中,有些内源性的发色基团会发射不同波长的荧光。在近红外区域(波长 600~900nm),组

织的吸收、散射和自发荧光比较弱,且近红外区域穿透深度比较大,可以进行深层组织的成像,所以近红外荧光成像备受关注。

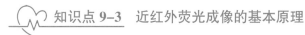
知识点 9-3   近红外荧光成像的基本原理

1. 基本原理   它用荧光探针标记基因、蛋白质或细胞,用一定波长的红光激发荧光探针,使其发出近红外荧光,然后用特殊的近红外荧光成像设备捕获,从而监测生物体的生理或病理状态。

2. 影响因素   近红外荧光成像受多种因素的影响,主要影响因素如下。

(1)生物体性质差异:不同的生物体,或者生物体在不同的生理状态下,氧合和脱氧血红蛋白的比例不同,对辐射的吸收或反射性状也不同,所以它们近红外线发射情况也不同。黑色素可以吸收近红外线,当机体发生黑色素瘤变时,也会影响近红外荧光成像。

(2)温度:根据黑体定律,凡是温度高于绝对零度(−273.15℃)的物体,都有分子和原子的无规则运动,就会自发的发射红外线辐射,并且辐射功率与温度的四次方成正比,只要温度有较小的变化,就会引起辐射功率很大的变化。

(3)生物体表面状态:生物体表面的粗糙程度会影响红外线的反射效率。

(4)生物体之间的辐射传递:生物体在向外发生辐射时,也会吸收周围物体的辐射能,并将其转化为热能,这种物体间相互发射和吸收辐射能的过程称之为辐射传递。当达到热平衡,吸收的辐射能就会转化成向外发射的辐射能。

二、近红外探针

近红外探针是近红外荧光成像的核心。目前近红外探针有很多种,主要分为非特异性荧光探针和特异性荧光探针。近红外荧光探针的研究促进了近红外荧光成像的发展,也拉开了近红外探针对人体深层组织进行成像的新篇章。

知识点 9-4   非特异性荧光探针

1. 非特异性荧光探针   缺乏特异性,依靠组织灌注或渗透性运输到其他器官。非特异性荧光探针包括传统的花菁类荧光探针,如吲哚菁绿(indocyanine green, ICG)、香豆素类荧光探针、罗丹明类荧光探针等,还有新型的非特异性荧光探针如 Cy Dyes 和 Alexa Dyes 等。

(1)传统的非特异性荧光探针:荧光吲哚菁绿是唯一应用于临床的传统的非特异性荧光探针,为暗绿青色或暗棕红色粉末,无味,遇光与热易变质。经静脉注射后可与血浆蛋白结合,被肝脏摄取,在体内无代谢,以原形的形式排泄到胆汁中,无肠肝循环,随粪便排出体外,半衰期短(10分钟左右)可以用来检测肝脏功能和肝有效血容量。吲哚氰绿也用于术中肿瘤的前哨淋巴结成像,单中心乳腺肿瘤在肿瘤位点皮下而多中心肿瘤则在乳晕周围多点注射吲哚菁绿溶液,然后研究者利用红外激发相机观察乳腺淋巴引流情况,根据显影定位前哨淋巴结,然后切取活检。另外吲哚菁绿在眼底血管造影也有广泛应用。由于花菁类染料的发射波谱广,覆盖了从可见多到近红外光区域,所以,浅表部分和深部位都可以成像。

吲哚菁绿因其特异性低,缺乏单一的作用因子,且水溶性差,产生非线性荧光,限制了其在活体研究的应用。其他的非特异性荧光探针也有上述缺点。另外,当几种荧光探针同时标记一种分子时,会相互影响导致荧光减弱。

(2)新型的非特异性荧光探针:针对上述传统的荧光探针的缺点,目前合成了一些新型的吲哚菁绿的类似物:Cy dyes 和 Alexa Dyes。它们光稳定性好、与血浆蛋白结合力低、水溶性高、荧光效率也高,且多种荧光分子标记同一种分子时,不会引起荧光减弱,所以研究者可同时选用几种荧光分子多颜色成像。应用最广的 Cy dyes 包括 Cy3(548/562nm)、Cy5(646/664nm)、Cy5.5(673/692nm),其中

Cy3 和 Cy5 的结构类似，但二者的吸收和发射光谱分的开，常用于双色成像。Cy5.5 的激发光谱 / 发射光谱最长，穿透性好，且稳定性高，广泛用于近红外荧光探针的合成。Alexa Dyes 的光稳定性高且产生的荧光更亮，所以它标记的抗体比其他的荧光分子标记的抗体亮得多。

知识点 9-5　特异性荧光探针

2. 特异性荧光探针　也称为靶向性荧光探针，可以与细胞表面特异性的靶点结合，因此具有特异性。根据结合靶点的不同，荧光探针包括基于配体肽段的荧光分子探针、基于抗体和配体蛋白的荧光分子探针、基于小分子配体的荧光分子探针、基于酶的底物的荧光分子探针等。

（1）基于配体肽段的荧光分子探针：在病理状态下，机体会高表达一些具有调节功能的受体，利用配体–受体特异性结合的原理，研究者合成了一些花青染料标记配体的荧光分子探针，对疾病特别是肿瘤的发生、发展和转移进行靶向特异性的分子成像。常见的配体有生长激素抑制素（somatostatin）、血管活性肠肽（vasoactive intestinal peptide）、铃蟾肽（bombesin）等。

（2）基于抗体和配体蛋白的荧光分子探针：近年来随着特异性荧光分子探针技术的发展，研究者利用花青染料标记抗体，引入活体后可以观察到相应配体的高表达。如标记凋亡标记物膜黏连蛋白 V 的荧光分子探针，可以检测细胞凋亡过程。

（3）基于小分子配体的荧光分子探针：利用荧光染料标记小分子配体，如叶酸、$VitB_{12}$、2- 氟脱氧葡萄糖、葡萄糖胺等，合成荧光分子探针，与靶点特异性结合，根据小分子配体具有的生理或病理活性，监测活体生命活动。

（4）基于酶的底物的荧光分子探针：也称之为智慧型分子探针，是指用近红外荧光染料标记酶的底物，当该探针标记的底物与组织内特异的酶相遇时，分子探针会被激活，释放出荧光，当静脉注射这种荧光探针时，并不会产生荧光。这类荧光探针标记的酶类有组织蛋白酶、基质金属蛋白酶等。

三、近红外成像的方法

知识点 9-6　近红外荧光成像的方法

近红外荧光成像的方法有：光学相干层析成像（optical coherence tomography，OCT）、偏振光成像（polarization imaging）、弥散光成像（diffuse optical tomography，DOT）、荧光反射成像（fluorescence reflectance imaging，FRI）、荧光共振成像（fluorescence resonance imaging）、荧光介导的分子断层成像（fluorescence molecular tomography，FMT）等。目前应用较广的是 OCT，FRI 和 FMT。

（1）光学相干层析成像：OCT 是一种在微米范围对不透明或半透明组织浅层横断面成像的方法，其成像方式类似于超声波成像，只不过 OCT 采用的是光波而不是超声波，也有人称 OCT 成像为"光超声成像"。尽管 OCT 的成像深度只有 4mm，但它是一种非侵入性的无创成像技术；OCT 成像的空间分辨率较高，可达几微米，能够对生理组织的微细结构进行清晰成像。其工作原理简单来说，就是当低时间相干光脉冲照射到组织上时，大部分光发生了散射，只有少部分的光从组织不同深度反射回来，因为其反射时间不同，就可以把不同深度反射回来的光区分开，得到与解剖结构相关的结构影像。那些发生散射的光会被滤波器过滤掉，不会影响 OCT 成像。

（2）荧光反射成像：FRI 技术是通过激发组织表面的荧光探针使之发生荧光，在特定的波长范围内进行荧光成像，根据荧光探针的不同，可以对组织蛋白酶、金属蛋白酶、受体、小分子配体等进行成像。FRI 操作简单，可以快速成像，但缺点是成像深度受限。一是由于反射光线不能透过组织从体表发射出来；二是由于组织散射光的干扰；三是无法精确测定深层组织荧光分子浓度。

（3）荧光介导的分子断层成像：FMT 是一种新型的成像技术，通过激发具有靶向性的荧光探针，捕获发射光进行容积成像和三维成像。FMT 比 FRI 优势更明显：FMT 的成像深度为几个厘米，使研究不再局限于组织表面；FMT 可以定量研究荧光分子探针；可以同时成像不同的近红外线荧光探针。与其他的常规影像技术如 PET、MRI 相比，FMT 成像技术价格低廉、无电离辐射、图像分辨率更高。

第三节　临床上常用的光学成像探针

一、临床上应用光学成像探针的状况

1. 光学探针符合临床的需求　临床上对疾病的精确诊断、评估和精准治疗，都需要将病变组织和周围的正常组织，通过组织或血管的颜色改变得知疾病内部血流方向、病变代谢改变等直接影响诊疗决策的其他重要信息。在其背景下，光学探针作为外源性物质，通过与待观察组织的靶向性结合或在分子层面上与机体生物过程相作用，从而产生较大的信号噪声比（signal-to-noise ratio），在体应用能够提供更多临床上需要的信息，逐渐在临床工作中得以应用，切实推进了很多疾病诊疗领域的重要发展。

2. 光学探针在临床应用的状况　光学探针的一个重要参数是激发波长（excitation wavelength）和发射波长（emission wavelength）。既往离体细胞或组织层面较多应用的荧光显像剂，吸收光更多集中在了紫外光到绿光，它们发射出的光在蓝色到橘色波段（波长一般位于 600nm 以下），这个区域的发射光可被人眼直接看到。这类荧光探针的分子量较小，较易合成出来，部分已经应用了很多年，如荧光素（fluorescein）和罗丹明（rhodamine）均可追溯到 19 世纪。然而，在体应用的研究逐渐发现了低于 600nm 波长以下的荧光剂（橘色至红色以下），由于很多内源性产生的荧光团、较强的散射效应以及与体内血红素相关蛋白的较强吸收，导致了较强的自发荧光。而激发光和发射光波更长的荧光显像剂的自发荧光更弱，组织穿透深度更大，相比于白光更易鉴别，但往往需要能捕捉该波段波长的摄像系统。因此，目前在临床中应用的光学探针激发光和发射光波长均分布在不同范围，具备不同的优势和劣势。

二、临床上常用的光学探针

目前临床上常用的光学探针包括显示血管变化、直接或间接显示肿瘤代谢、较特异显示肿瘤特异性表达分子等荧光显像剂。

知识点 9-7　用于显示血管的光学造影剂

1. 用于显示血管的光学造影剂　目前常用的荧光显像剂是吲哚菁绿（indocyanine green，ICG），广泛应用于如肝脏损害及功能检查、眼底血管造影、神经外科脑血管相关性疾病的术中实时造影。

ICG 的激发光波长位于 780nm、发射光波长位于 805nm 左右，是典型的近红外光波段的荧光显像剂，经过静脉注射进入体内，在几秒钟内与血管内较大的血浆蛋白结合，因此若血管通透性完整的情况下，该显像剂均在血管内留存，只有当血管通透性改变的情况下，它才会渗透到周围的组织中。该显像剂不经过代谢即由肝细胞摄取，又从肝细胞以游离形式排泄到胆汁中，经胆道入肠，随粪便排出体外。在血液内的半衰期仅有几分钟，因此观测时间需控制在 15 分钟内。该显像剂在 1959 年即被美国 FDA 批准用于心脏血管和肝功能诊断试验。国内该药物的适应证包括：①用于诊断肝硬化、肝纤维化、韧性肝炎、职业和药物中毒性肝病等各种肝脏疾病，了解肝脏的损害程度及其储备功能；②用于脉络膜血管造影，确定脉络膜疾患的位置。而且，其应用范围还在不断扩大。

（1）眼科临床中应用：ICG 在血液中的最大吸收波长及最大荧光波长，都在近红外区域。近红外区域的波长容易透过视网膜色素上皮层达到脉络膜，在脉络膜中的眼科 ICG 被激发产生荧光，所以不仅对网膜色素上皮和黄斑部的叶黄素眼内组织，对网膜下浆液、出血及渗出斑等也有良好的透过性，可作为眼科检查造影剂。

（2）局部血管造影：目前神经外科脑动脉瘤在夹闭动脉瘤颈后，可应用简单的 ICG 造影，在荧光手术显微镜下观察动脉瘤颈是否夹闭完全及载瘤动脉是否完好通畅；动静脉畸形或血管网织细胞瘤手术切除时判断供血动脉和引流静脉是非常关键的，利用 ICG 造影可快速显示血流在病变内部流动的先后顺序，快速判断出供血动脉 – 病变 – 引流静脉的血液循环顺序（图 9-3）；烟雾病在经过颞浅动脉 – 大脑中动脉搭桥术后，利用 ICG 造影可判断搭桥后的血管是否通畅。

（3）乳腺癌切除术中的乳腺癌前哨淋巴结检测：乳腺癌前哨淋巴结活检相比于腋窝淋巴结清扫术，对正常组织的伤害较小，但目前的临床研究证实其也能获得相似的生存率和复发率，目前已成为

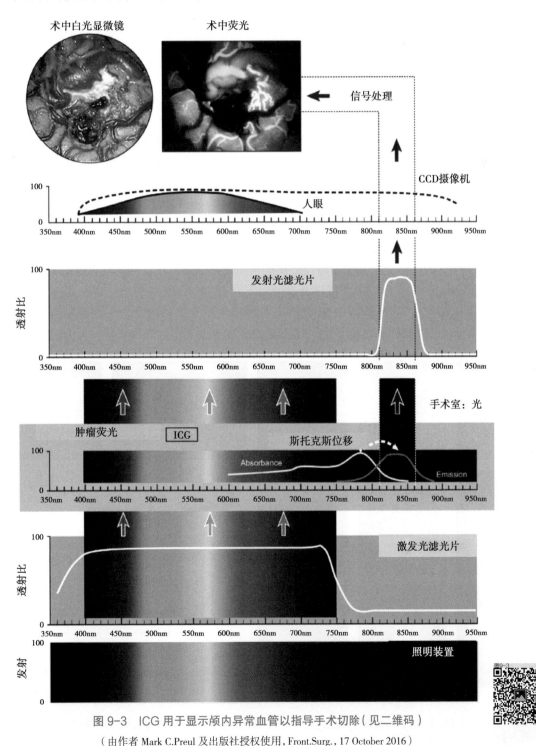

图 9-3　ICG 用于显示颅内异常血管以指导手术切除（见二维码）

（由作者 Mark C.Preul 及出版社授权使用，Front.Surg.，17 October 2016）

多数早期乳腺癌的标准治疗方法,因此寻找到前哨淋巴结便成了手术中一个至关重要的环节。历史上检测乳腺癌前哨淋巴结的示踪剂主要有蓝染料及锝(^{99m}Tc)等核素标记物两大类。目前多项研究均证实了 ICG 在检测早期乳腺癌前哨淋巴结方面与锝放射性同位素示踪技术有近 99% 一致率,而 ICG 对人体无明显副作用。

知识点 9-8　用于显示肿瘤的术中实时光学显像剂

2. 用于显示肿瘤的术中实时光学显像剂　最常用的是神经外科脑肿瘤领域应用的 5- 氨基酮戊酸(5-aminolevulinic acid,5-ALA)和荧光素钠(fluorescein sodium)等。

(1)5- 氨基酮戊酸:5-ALA 是一种经典的利用肿瘤细胞代谢特点而在体产生较大信噪比,且具有一定靶向特征的光学显像剂。胶质母细胞瘤(GBM)是预后极差的常见颅内恶性肿瘤,手术切除比例是预后的独立预测因素,因此最大安全切除是治疗 GBM 的首要治疗策略。然而,由于肿瘤在正常脑组织内呈侵袭性生长,肿瘤边界在常规的白光手术显微镜下经常是难以区别的,这不仅造成了肿瘤切除困难,也无法保护周围正常的脑组织,既往大宗研究显示 GBM 术前磁共振增强区域被完整切除的比率仅在 30%~50%,这是导致该疾病预后差且手术致残致死率较高的重要原因。

5-ALA 是目前欧洲和美国已经批复可用于指导高级别胶质瘤切除手术的光学显像剂,其激发光的波长在 400~410nm,发射光在 635nm 左右。ALA 是合成血红素过程中中间产物原卟啉 IX(PpIX)的前体物质。ALA 和 PpIX 是正常存在于人体中的物质。PpIX 是血红素合成途径中血红素的前体物质。通过口服药物 2 小时后进入体内的外源性 ALA,再经过主动运输和被动扩散进入胶质瘤细胞。细胞溶质中 ALA 经新陈代谢产生中间物质后生成粪卟啉 III,后转运至线粒体中,经新陈代谢生成粪卟啉 IX,然后转化成荧光物质原卟啉 IX,这一物质是以上显像的重要物质基础。在欧洲进行的最大规模的 GBM 多中心随机对照 III 期临床研究中表明,常规白光显微镜下只有 36% 的患者肿瘤实现全切,在应用了 5-ALA 介导荧光手术组中,全切除率达到了 65%,后者也实现了更长的肿瘤无进展生存期(PFS)(图 9-4)。该显像剂也需要血脑屏障被肿瘤破坏,因此在较低级别的胶质瘤中显像受到了一定的局限。

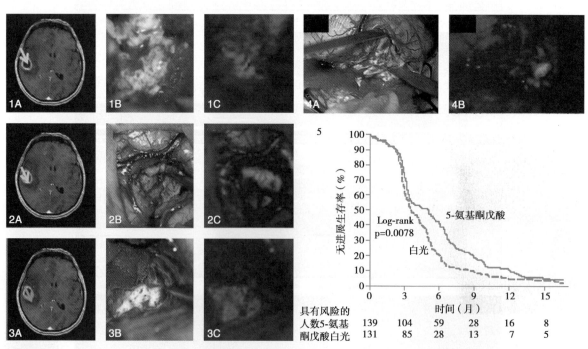

图 9-4　5-ALA 在特定显微镜的滤光片下的显示图(见二维码)

可清晰显示残余 GBM 肿瘤为橘红色,也可在低级别胶质瘤中显示间变灶,更大的肿瘤全切比例为患者带来更长的 PFS(部分图片来自 Neurosurgery 77:663-673,2015;Lancet Oncol 2006,7:392-401)

（2）荧光素钠：荧光素钠，俗名黄荧光，激发波长为460~500nm，发射光波长560nm左右。通常情况下，由于血脑屏障的存在，荧光素钠不会进入正常脑组织。在脑转移瘤和脑胶质瘤周围，由于血管内皮细胞的紧密连接超微结构被破坏，血脑屏障失去了原有的功能，通透性增强，导致荧光素钠透过血脑屏障进入肿瘤组织内部蓄积，并于波长560nm的光下可被观察到。药物通过皮试确定病人不过敏后，在打开脑硬膜前2小时左右以静脉推入形式给药，荧光可持续约5~6小时左右。几项临床试验研究也证实了该技术通过提高脑胶质瘤增强区域与周围脑组织的对比度，可提高肿瘤的全切除率，应用于脑肿瘤手术是安全可行的（图9-5）。然而，该显像剂由于在作用机制上没有针对肿瘤细胞的特异性，因此在切除残腔边缘有时是非特异性的显像剂聚集、在水肿组织中也可能存在造影剂渗出、血管内荧光剂的滞留导致判断肿瘤组织受限，这些问题均影响了该技术的敏感度、特异度和准确度。

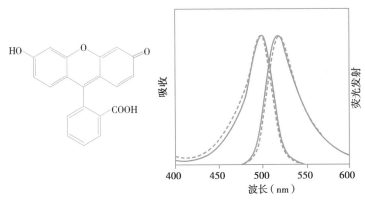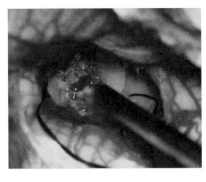

图9-5　荧光素钠的化学结构、激发和发射光波长情况和术中
显示残余高级别胶质瘤图片（见二维码）

3. 处于转化周期内的肿瘤光学探针　除了以上列出的临床常用光学显像剂，为增强显像剂对肿瘤特异性亲和的能力、增加肿瘤信号和背景噪声的比值，一些具备更强靶向性和良好体内代谢特征的新型光学显像剂处在活跃的研发和临床转化过程中，包括目前国际上在进行临床试验的IRDye800CW近红外光学显像剂连接的肿瘤特异性分子靶点探针（如肿瘤VEGF、GRPR、integrin或EGFRvⅢ等表面受体）。图9-6即展示了目前在进行Ⅰ期临床试验的针对乳腺癌VEGF受体显像的新型显像剂，利用了贝伐单抗抗体（bevacizumab）与VEGF受体的特异性亲和，IRDye800CW即为近红外波段的荧光显像剂。

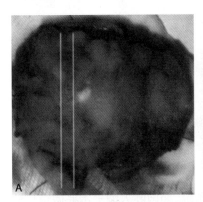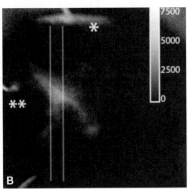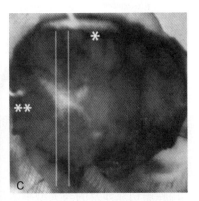

图9-6　应用bevacizumab-IRDye800CW新型靶向性探针，显示乳腺癌部分切除后的阳性
切缘，荧光和与白光设备的融合分别显示肿瘤为白色（B）和绿色伪彩（C），
（A）为尚未使用探针的肝脏组织（见二维码）

（图片来自作者Gooitzen M.van Dam, Clin Cancer Res.2017 Jun 1; 23（11）: 2730-2741）

第四节　光学手术导航系统

一、概述

知识点 9-9　光学手术导航系统的概念与设备

目前临床可应用的光学显像剂,绝大多数不在人眼可直接观察到的发射光波长范围内,需要特定的荧光激发和观察设备系统,可称之为光学手术导航系统。光学手术导航系统可包括开放式手术设备和腔镜或显微镜式手术设备。

1. 开放式手术设备　开放式手术设备依赖于对患者病变组织的直接观察,可设计成手持式探头或悬臂式较大型的导航系统;

2. 显微镜式手术设备　在微侵袭外科手术理念的广泛发展下,手术显微镜、内镜、腹腔镜和手术机器人系统均得到了广泛应用,患者疾病病变组织是通过目镜、摄像头或其他展示设备来实现显像,对这类手术系统,需加载上用于荧光分子显像的必备硬件设备。

增加的荧光显像设备组件,需根据拟应用的荧光显像剂的具体参数而定。较为完美的微侵袭手术导航系统,应尽量照顾到手术的流畅性要求,荧光展示能够与白光进行较完美地实时吻合,而且能够被外科医生实时操作。考虑到光路参数不同,白光和荧光系统需具备独立的控制,包括光强、增益水平、探针的摄取等。

二、常见光学手术导航系统

针对以上提到的几种不同类别的光学探针,重点阐述目前临床应用的光学显像设备和系统,如眼科荧光造影设备以及神经外科应用 ICG 显示畸形血管和动脉瘤是否夹闭的设备模块整合进入手术显微镜,共同组成光学手术导航系统,既包括了开放式手术系统(图 9-7),也包括了与显微镜体系融合的手术系统。

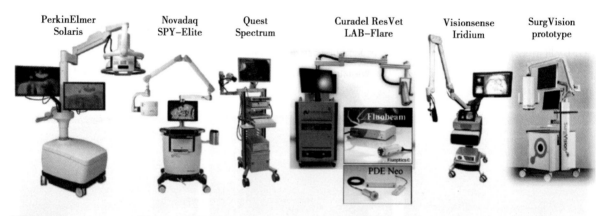

图 9-7　可用于 ICG 开放式手术平台的荧光显像系统(见二维码)

肿瘤切除涉及的与大型手术显微镜整合的光学分子显像导航系统,如国际大型手术显微镜厂商,根据 5-ALA 和荧光素钠的显像剂参数要求,研制成功了显微镜相应波长的滤光模块,如 BLUE400 或 YELLOW560 滤光模块,用于指导脑部 GBM 肿瘤的手术切除。通过合适的激发和发射波长的设计,可观察肿瘤摄取的光学显像剂荧光信号,通过操作手柄上的简单切换,即可实现白光显微镜和荧光显微镜光路之间的实时切换,以荧光状态下观察肿瘤的边界、是否残留等重要信息,以白光显微镜下实现对组织的高清显示、利于手术精准操作(图9-8)。

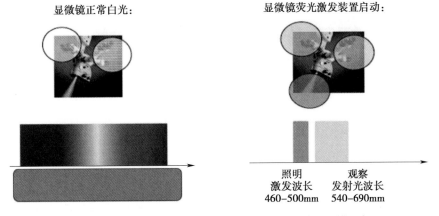

显微镜正常白光:　　　　　　　　　　显微镜荧光激发装置启动:

照明　　　　　观察
激发波长　　　发射光波长
460-500mm　　540-690mm

图 9-8　可识别荧光素钠的手术显微镜原理图(见二维码)

小结

光学分子影像学是分子影像技术的重要组成部分。

荧光成像是利用荧光报告基因或荧光探针标记生物功能分子或者细胞从而监测基因表达、蛋白质表达、信号通路或肿瘤生长及转移等。

荧光成像中应用最广的即是近红外荧光成像,它由特定波长的红光激发,发射出近红外线,近红外线经过与组织的相互作用后,最后透射出的信号被特殊的光学成像设备所捕获。

近红外探针是近红外荧光成像的核心。目前的近红外探针有很多种,大体分为非特异性荧光探针、特异性荧光探针。特异性荧光探针可以与细胞表面特异性的靶点结合,根据结合靶点的不同,荧光探针包括基于配体肽段的荧光分子探针、基于抗体和配体蛋白的荧光分子探针、基于小分子配体的荧光分子探针、基于酶的底物的荧光分子探针等。近红外荧光探针的研究促进了近红外荧光成像的发展,也拉开了近红外探针对人体深层组织进行成像的新篇章。光学分子探针在临床转化和应用方面,已经产生了一些成功的案例,对临床实践具有一定的指导作用。光学探针的应用依赖于光学探针本身和手术导航系统的同步发展,未来将会有更多的产品不断涌现出来。

 思考题

1. 什么是光学分子影像? 光学分子影像有哪些优缺点?
2. 近红外荧光探针有哪些?
3. 临床上常用的几种光学探针有哪些?
4. 光学手术导航系统工作的基本原理和构成是什么?

(张力伟　张国君)

第十章 **超声分子影像检测技术**

1. **掌握** 超声成像工作原理以及临床应用、B型超声概念、靶向超声造影剂。
2. **熟悉** 压电效应、超声换能器、常见的超声造影剂、超声诊断应用的疾病模型。
3. **了解** 超声主频和观察结构的关系。

医学超声应用的发展可以追溯到应用声波测量水下距离的时候,当时该项技术被称之为"声纳"(sound navigation and ranging, SONAR)。早在1880年,法国Pierre Curie和Jacques Curie兄弟发现某些晶体的压电效应,实现了高频回声技术演变的突破。他们观察到当机械压力施加在诸如罗谢尔盐之类的石英晶体上时将产生电势,这种现象也被称之为正压电效应。翌年,反向的逆压电效应即由电压差产生机械应力的假设也被验证。这为日后超声波的应用奠定了基础。

直到1947年,奥地利Karl Theo Dussik成功地获得了头部(包括脑室)的超声图象,1952年起,B型超声开始应用于临床,但是由于图像分辨能力差,在临床应用受到了限制,进展十分缓慢。1974年灰阶、实时超声的出现,超声可以实时动态地观察人体脏器的活动,如心脏的跳动、胎儿在子宫内的运动等,给超声的发展创造了有利的条件,超声才在后来广泛地应用于临床。1991年,美国先进技术实验室推出世界第一台数字化超声系统后,数字化技术即成为20世纪90年代之后发展的方向。此后又相继出现了一些新技术,如:彩色多普勒组织图技术、彩色多普勒能量图、对比谐波成像、组织谐波成像等。与此同时,中国的科学家们在不断地研究发展中,在20世纪90年代初再次赶上世界发展水平,居于国际发展前沿。

第一节 超声医学成像技术

一、超声波的定义与产生

(一)超声波的定义

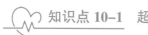**知识点 10-1 超声波的定义**

声波的本质是一种机械波,当引起非真空弹性介质中的分子产生振动,声波就实现了在传播介质中的传导。在单位时间内,机械波的振动次数被称为波的振动频率,通常人耳可闻声波的频率范围在20~20 000Hz,当波源的振动频率大于20 000Hz时,已经超过了人耳听觉上限,此时机械波称为超声波。超声诊断所用声源振动频率一般为1~30MHz,常用2.5~12MHz。

（二）超声波的产生

声波的产生则需要物体振动。在超声诊断中,超声波的发射与采集主要依赖于一些特殊晶体材料的压电效应来实现(图 10-1)。

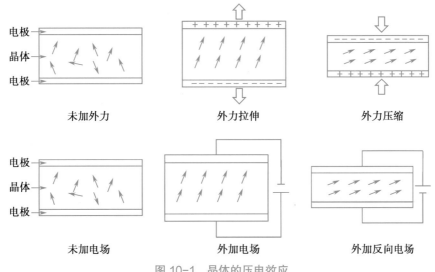

电极
晶体
电极

未加外力　　　　　外力拉伸　　　　　外力压缩

电极
晶体
电极

未加电场　　　　　外加电场　　　　　外加反向电场

图 10-1　晶体的压电效应

1. 压电效应　有一些特殊的晶体材料,它是由一端阳性、一端阴性的双极性材料构成,在其不受外力时,晶体内的双极性分子随机排列,呈电中性。当在一定方向上施加机械力使其产生形变时,晶体材料两端会产生正负相反的电荷。若改变机械力方向,材料两端的电荷极性也会发生改变。两个受力面的电荷密度与施加机械力大小成正比关系,这种由机械能转换为电能的过程称为正压电效应。

相反地,当在晶体材料表面一定方向上外加电场时,会引起晶体材料的形变,当电场方向改变时,形变方向也随之改变。这种由电能转换为机械能的过程称之为负压电效应或逆压电效应。在实际应用中,超声波的发射就是利用这种逆压电效应,通过外加电场使压电材料产生机械振动,形成超声波。

2. 压电材料　具有这种压电特性的材料称之为压电材料,常见的压电材料有自然界中的石英晶体材料以及人造的陶瓷材料锆钛酸铅等。

在医用超声诊断中,超声探头是超声成像设备的关键部件,它能将电信号转变为超声波信号,同时也能接收超声波信号而将其转变为电信号,具有发射超声和接收超声的双向功能。其性能和品质直接影响成像质量。

诊断用超声波一般由超声探头内的超声换能器产生,它基于压电效应来实现电能与机械能的相互转换。以单阵元超声换能器晶片为例,其结构主要由以下几部分构成(图 10-2)。

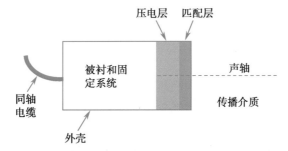

压电层　匹配层

被衬和固
定系统

声轴

传播介质

同轴
电缆

外壳

图 10-2　单阵元超声换能器晶片组装示意图(见二维码)

（1）匹配层：人体皮肤与压电材料的声学阻抗特性不同，为解决它们之间的声学匹配，在晶片前部需要加上匹配层以使声能高效地在人体组织和压电材料之间传输，提高成像效果的准确性。匹配层的厚度和体积与声波的频率有关，不同频率的声波要求匹配层的厚度也不同，它们之间的关系为：匹配层厚度 = 单个波长长度 /4。

（2）压电层：主要由压电材料组成，两端附有电极，进行电场传导。

（3）被衬和固定系统：主要由吸声材料制成，作用是将压电材料向后辐射的声能几乎全部吸收掉，以消除向后干扰。

（4）外壳：其功能主要是支撑、屏蔽、密封和保护换能器。

（5）同轴电缆：连接换能器主体与后续的信号采集系统。

二、医学超声成像基本原理

 知识点 10-2　医学超声成像基本原理

　　医学超声成像（ultrasonic imaging）是利用超声的物理特性，当其在人体内传播，遇到不同的组织和器官时，由于组织器官间的声特性阻抗差异，在不同的界面产生不同的超声回波，随后以波形、曲线或图像的形式来记录和显示超声回波，并以此进行疾病诊断的检查方法。

　　人体各种器官与组织都有它特定的声阻抗和衰减特性，因而构成声阻抗上的差别和衰减上的差异。超声射入体内，由表面到深部，将经过不同声阻抗和不同衰减特性的器官与组织，从而产生不同的反射与衰减。这种不同的反射与衰减是构成超声图像的基础（图 10-3）。将接收到的回声，根据回声强弱，用明暗不同的光点依次显示在影屏上，则可显出人体的断面超声图像，称这为声像图。

　　1. A 型超声　A 超（amplitude mode）为幅度调制型。此法以波幅的高低代表界面反射信号的强弱，可探测脏器径线及鉴别病变的物理特性（图 10-4）。由于此法过分粗略，目前已基本淘汰。

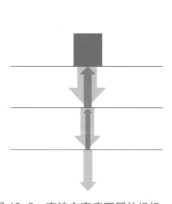

图 10-3　声波在密度不同的组织
界面间的传播与反射（见二维码）

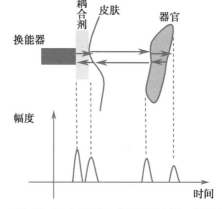
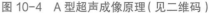

图 10-4　A 型超声成像原理（见二维码）

 知识点 10-3　B 型超声的原理

　　2. B 型超声　B 超（brightness mode）为辉度调制型。此法以不同辉度光点表示界面反射信号的强弱，反射强则亮，反射弱则暗。因采用多声束连续扫描，故可显示脏器的二维图像，是目前使用最为广泛的超声诊断法。

　　3. M 型超声　M 超是在辉度调制型中加入慢扫描锯齿波，使回声光点从左向右自行移动扫描，因此它是 B 超中的一种特殊显示方式。M 超兼具 A 超、B 超的特点，能显示体内脏器的运动状态，它是检查运动脏器的结构及其相对运动与时间关系的方法。

4. 超声多普勒成像　利用声波的多普勒效应,以频谱的方式显示多普勒频移,多与 B 型诊断法结合,在 B 型图像上进行多普勒采样。当频移为正时,以正向波表示,而负向波则表示负频移(图 10-5)。临床多用于检测心脏及血管的血流动力学状态,尤其是先天性心脏病和瓣膜病的分流及返流情况,有较大的诊断价值。

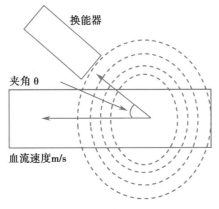

图 10-5　超声多普勒成像示意图(见二维码)

三、医学超声成像的临床应用

(一)心脏超声

在心脏超声检查中,检查常规使用 2.5MHz 或 3.0MHz 的探头,检查时调节灵敏度,使心血管各结构显示清晰。临床上常用的二维超声心动图检查心血管有无功能及器质性病变,M 型超声心动图显示各结构运动幅度与速度,同时,超声多普勒可提供有关心脏血流特征的信息。例如:在二维超声显像时,能实时动态的观察心肌运动是否协调,进而推断心肌有无缺血或梗死;利用彩色多普勒能够观察血流方向是否正常,是否存在反流等;利用 M 型可以计算心功能。因此,将二维超声显像、彩色多普勒显像,以及频谱多普勒显像、M 型超声综合运用于心脏超声检查,能够为临床医生提供多方位的心脏功能的参数。图 10-6 分别展示了二维超声、M 型超声及彩色多普勒超声的临床应用举例。

(二)消化系统超声

消化系统中肝脏、胆道系统、胰腺、脾脏都能通过常规的超声扫查进行显像(图 10-7)。

1. 肝脏超声扫查　是人体最大的实质性脏器,由最外层的肝包膜、肝实质及肝内管道结构组成。肝脏检查时,通常选用凸阵探头,频率为 3.0~3.5MHz。检查时调节时间增益补偿,使得肝实质的整体显示一致,肝内管道结构显示清晰,腔内呈无回声状态。使用彩色多普勒显像时,调节仪器使血管内血流信号充盈良好并无外溢,同时肝实质内无伪彩斑点。图 10-7A 显示为正常的肝脏。在肝脏的超声检查中,能发现大部分与正常肝实质回声不同的占位性病变,比如无回声的囊肿(图 10-7E)、低回声或高回声的肝血管瘤(图 10-7F)等,同时,可以利用彩色多普勒技术观察占位性病变的血液供应情况,利用频谱多普勒技术探测其血流的速度。肝硬化晚期的患者肝脏形态失常,肝包膜不平整,超声检查也能轻易的发现。同时,随着生活条件的改善,患脂肪肝的患者也随之增加,通过超声检查随访脂肪肝的程度也在临床广泛开展。

2. 胆道系统超声扫查　包括肝内外胆管及胆囊,肝内外胆管的主要功能运送胆汁,胆囊的主要功能是储存并浓缩胆汁,调节的胆汁的排放,并具有分泌功能。超声检查胆囊前,患者应空腹 8 小时以上,检查前一天避免摄入过量油脂,前一晚清淡饮食,同时,禁止服用促进胆囊收缩的药物,以保持胆囊充盈良好;检查前 3 天避免性胃肠道钡餐及胆道 X 线造影检查,避免造影剂残留影响此项检查。

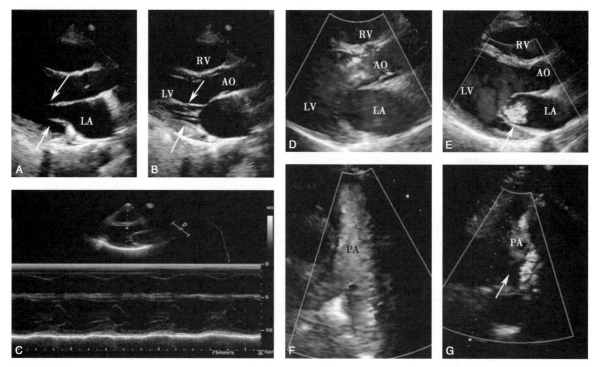

图 10-6   心脏超声检查（见二维码）

（A）心脏二维超声,胸骨旁左室长轴切面,图中清晰地显示了右心室（RA）、左心室（LV）、左心房及主动脉（AO),箭头所指处为二尖瓣,此时为心房收缩,将血液摄入左心室时,二尖瓣开放的状态；（B）左心室收缩期,左心室将血液摄入主动脉中,图中箭头显示了二尖瓣呈现关闭状态；（C）胸骨旁左室长轴检查法,在此 M 型图像上,能反映出各心室壁、血管壁及二尖瓣的运动轨迹,并能计算出心功能；（D）正常收缩期胸骨旁左室长轴彩色多普勒显像,在二尖瓣口为探及从左心室到左心房的血流信号；（E）二尖瓣轻度反流的收缩期胸骨旁左室长轴彩色多普勒显像,图片上清晰地显示在收缩期二尖瓣口探及少量由左心室流向左心房的花色血流信号；（F）收缩期肺动脉（PA）彩色多普勒显像,血流仅朝一个方向流动（背离探头）；（G）动脉导管未闭的肺动脉彩色多普勒显像,图像显示整个心动周期自降主动脉到至肺动脉的红色为主的五彩镶嵌血流束

检查是常用 3.5M 凸阵探头,调节仪器使胆道系统清晰显示。图 10-7B 显示为正常的胆囊。对于胆囊的超声检查,可以实时动态的观察,特别是对于高回声的结石（图 10-7H）和胆囊息肉（图 10-7I）的鉴别,超声检查优于其他影像学检查,超声医生能让患者改变体位,实时动态的观察胆囊腔内的占位性病变是否能随体位改变而移动,从而鉴别其是"长"在胆囊壁上的息肉,还是与胆囊壁不相连的结石。如果结石嵌顿在胆囊颈部或胆总管内,胆囊或胆总管会增大或增宽。当仔细探查以后均为探及正常胆囊结构时,应高度警惕肿块型胆囊癌,此时正常胆囊结构已经消失,胆囊腔内充满实质性肿块回声（图 10-7J）。

3. 胰腺超声扫查   是腹膜后器官,分为头、颈、体、尾四部分,胰腺超声检查前应空腹 8 小时以上,同时,减少患者腹腔胀气程度有利于胰腺的超声显示。检查时常规采用 3.5MHz 凸阵探头。图 10-7C 中清晰地显示了胰头、胰颈、胰体及胰尾,胰腺实质呈均匀点状稍高回声,主胰管壁呈两条或单条平行光滑的高回声线。胰腺的超声检查对于发现胰腺肿大、胰腺占位及主胰管扩张等,有重要的作用。但是由于胰腺属于腹膜后器官,超声检查时易受胃肠道气体干扰,因此对于体积小,或者位于胰腺尾部的肿瘤,超声诊断阳性率有待进一步提高。

4. 脾脏超声扫查   是人体最大的淋巴器官,空腹检查最佳,常规使用 3.5MHz 凸阵探头。对于脾脏的超声检查,和其他腹腔内实质性脏器检查基本相似,但是由于脾脏位置相对较高,易受肋骨及肺气遮挡,检查时,需病人配合呼吸,才能将脾脏上极紧贴膈顶的部分扫查完全。脾脏除了可以有占位性病变,例如囊肿、血管瘤等,超声检查还能测量脾脏的大小,对于肝硬化门静脉高压的患者、或者患有血液病导致脾肿大的患者,此项检查能帮助临床辅助制订治疗方案等。图 10-7D 显示了正常脾脏的二维超声声像图。

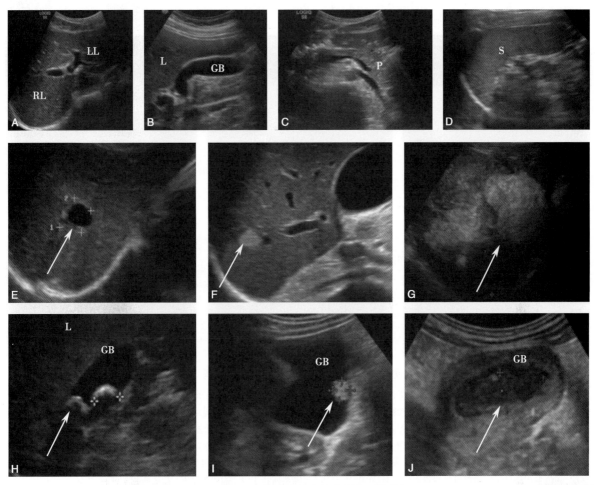

图 10-7　消化系统超声检查（见二维码）

（A）肝脏剑突下斜切，图中同时显示了肝左叶（LL）及肝右叶（RL），肝实质呈等回声，肝内"工"字型结构为门静脉各分支及伴行的肝动脉和肝内胆管，各管道腔内呈无回声状态；（B）右侧肋缘下斜切，显示正常胆囊（GB）声像图，胆囊呈囊袋装，胆囊壁呈现稍高回声，胆囊腔中充满胆汁，表现为无回声，胆囊壁光滑连续；（C）剑突下横切显示正常胰腺（P）声像图，分为头、颈、体、尾四部分；（D）经腹部正常脾脏声像图；（E）肝囊肿，位于肝右叶，囊肿形态呈圆形，边界清楚，内部呈无回声，彩色多普勒多无血流信号；（F）肝血管瘤，位于肝右叶，形态规则，边界清晰，呈现高回声，内部回声尚均匀；（G）肝癌声像图，肝右叶可见一稍高回声肿块，形态不规则，边界欠清除，部分肿块融合成团，肿块内回声不均匀；（H）胆囊结石声像图，无回声的胆囊腔内可见两个弧形强回声团（箭头所指），且弧形强回声团后方可见声影，并随体位改变移动，此为典型的结石声像图；（I）胆囊息肉（箭头所指），息肉呈高回声，后方无影，且不随体位改变移动，但需要注意的是，体积较大的息肉（大于 1cm 时）应与胆囊腺瘤及体积较小的胆囊癌相鉴别；（J）胆囊癌，胆囊腔内充满实性等回声（箭头所指），胆囊壁毛糙、增厚

（三）泌尿系统及生殖系统超声

泌尿系统包括肾脏、输尿管及膀胱。

1. 肾脏及输尿管超声扫查　肾脏及输尿管超声检查前无需特殊准备，通常采用 3.5MHz 凸阵探头，正常肾及膀胱的二维超声显示如图 10-8A、图 10-8B 所示。泌尿系统结石是常见的泌尿系统疾病，图 10-8E 显示了典型的肾结石声像图，当肾结石脱落掉入输尿管时，堵塞输尿管，造成同侧肾及输尿管积水，同时病人以同侧腹痛就诊，因此，急诊超声能快速有效的发现患侧肾及输尿管积水，若条件允许，还能清楚的探测到结石的位置，通常位于输尿管的三个狭窄处，为临床提供诊断及治疗思路图，图 10-8C、图 10-8F 显示了分别显示了肾积水及下方的输尿管结石的声像图。此外，在肾移植手术后，对于移植肾状态的评估，常用二维超声观测其大小形态、有无积水，用彩色多普勒及频谱多普勒检测其血流供应情况。

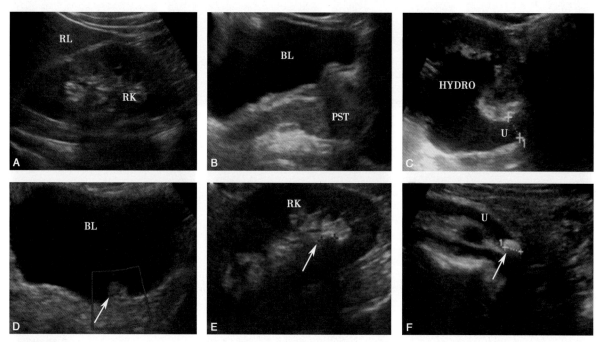

图 10-8 泌尿系统超声检查（见二维码）

（A）经腹部正常肾脏声像图，RL：右肝，RK：右肾，正常肾脏冠状切面呈蚕豆状，肾实质位于外层，呈稍低回声；肾髓质是内部的稍高回声。彩色多普勒可清晰地显示肾脏内部血液循环情况。（B）经腹部纵切面，显示了膀胱（BL）、前列腺（PST），膀胱内的尿液呈均匀、清晰无回声，膀胱壁在尿液的衬托、充盈下呈现连续、光滑的稍高回声。前列腺呈倒置的栗型，为均匀稍低或等回声。（C）由于下端输尿管梗阻导致的肾盂积水（HYDRO）及输尿管（U）积水，原因大部分为输尿管结石、肿瘤或其他原因压迫输尿管导致的上方泌尿系统积水。（D）膀胱癌，膀胱左侧壁可见一等回声肿块（箭头所指），不随体位改变移动，彩色多普勒显示其内部可见少量血流信号。（E）右肾结石（箭头所指），（F）输尿管结石（箭头所指）

2. 膀胱超声检查　检查前 60min 饮水 500~1000ml，待膀胱充盈后，方可检查。调节增益及聚焦，可以更清晰地显示膀胱壁形态是否正常，膀胱内有无异常回声（图 10-8B），因此，超声是筛查膀胱病变的重要检查手段。与胆囊的超声检查类似，对于膀胱内的高回声占位性病变，超声医生能够要求患者变换体位，来观察其是否随体位改变移动，来确定此占位性病变是否与膀胱壁相连，若相连，则考虑为膀胱壁的新生物（图 10-8D），若其能随体位改变而移动，则考虑为结石或者血块。同时，对于输尿管膀胱开口处的结石，急诊超声也能发挥重要的作用，由于结石阻塞位置靠下，有时不会引起患者同侧肾及输尿管积水，因此，当患者以腹痛就诊且肾脏及输尿管未见明显积水时，急诊超声可以快速排查输尿管膀胱开口处是否有结石阻塞。

3. 前列腺超声检查　属于男性生殖系统，对于前列腺的超声检查，若采用经腹部探测，需适度充盈膀胱，并采用 3.5MHz 凸阵探头，图 10-8B 中显示了经腹部前列腺纵切面声像图；若采用经直肠探测，需清洁探头并用安全套进行隔离，视情况而定是否充盈膀胱，常用探头为 5.0~10.0MHz 双平面直肠探头。无论是经腹部还是经直肠的探测，超声检查可以用来测量前列腺的大小，观察其能够回声是否均匀，后者更能清晰地观察其是否有占位性病变，并能完成超声引导下的前列腺穿刺，进一步诊断占位性病变的性质。

（四）妇产科超声

1. 妇科超声检查　主要包括：经腹部、经阴道、经直肠。经腹部扫查时，需在检查前 60min 饮水 500~1000ml，待膀胱充盈后，方可检查；经阴道扫查前应排空膀胱。经直肠扫查主要用于不适合阴道检查的患者，检查前排空大小便。调节仪器，显示子宫、宫颈及双侧卵巢，正常子宫及卵巢二维超声声像图如图 10-9A、图 10-9B 所示,前后、上下及左右多方位扫查能清晰显示其结构及有无异常妇产科超声因其价格低廉、无电离辐射、检查方便快捷,在临床当中运用十分广泛。育龄期妇女用于监测排卵、确认妊娠,在女性常规妇科检查中,超声检查用于观察子宫、附件的形态及结构,图 10-9E 显示了典型的肌壁间子宫肌瘤二维声像图,图 10-9E 显示了卵巢内的囊肿,进一步随访可确定其是否为生理性囊肿。

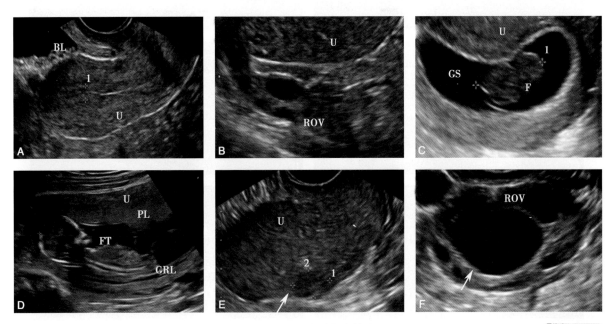

图 10-9　妇产科超声检查

(A)经阴道正常子宫(U)声像图,子宫呈前位,前方可见膀胱(BL),并清晰地显示了子宫的浆膜层、肌层和内膜;(B)经阴道正常卵巢声像图,卵巢(此为右侧卵巢:ROV)呈"橄榄"状,内无回声区是发育至不同阶段的卵泡;(C)早孕超声声像图,科显示子宫(U)内的孕囊(GS),孕囊内可见胚芽(F);(D)中孕 13 周的胎儿(FT)正中矢状切面。周围的无回声液性暗区为羊水,其上方依次可见胎盘(PL)及子宫前壁(U);(E)子宫后壁的肌瘤(箭头所指),肌瘤呈稍低回声,形态规则,边界清楚,位于子宫肌层及浆膜层之间;(F)右侧卵巢中的囊肿(箭头所指),可通过随访观察囊肿大小变化以判断其是否为生理性囊肿

2. 产科超声检查　早孕期(孕 11 周以前)检查前需饮水充盈膀胱,孕 11 周及以后,检查胎儿前无需特殊准备。常规采用 3.0~5.0MHz 腹部凸阵探头。调节仪器,清晰显示胎儿各重要扫查平面。其中,产前超声诊断及畸形筛查,对于优生优育具有重要的意义。无论是在孕早期确认妊娠,还是在中晚期评估胎儿各项生长指标,或是进行畸形筛查,超声检查都因其高分辨率、安全、便捷等优势在临床中广为运用。图 10-9C、图 10-9D 分别显示了胚芽和胎儿,在整个孕期,均应用超声检查检测胎儿生长。

(五)浅表器官超声

人体的浅表器官很多,超声常规扫查部位主要包括:眼部、涎腺、甲状腺及甲状旁腺、乳腺、阴囊、浅表淋巴结。浅表器官处于人体相对表浅的位置,大多无需特殊准备即可进行超声扫查,常规采用 7.5~12MHz 高频线阵探头进行扫查。由于检查手段更新,对于甲状腺疾病的诊断水平也随之提高,不仅可以通过超声检查观察甲状腺内的血流情况,测量甲状腺的各个径限及甲状腺上动脉频谱,用于评估 I[131] 治疗甲状腺功能亢进的疗效图(图 10-10C),也能够发现甲状腺内的占位性病变(图 10-10E)。同样,对于乳腺内的占位性病变,超声检查同样能够提供很多有价值的参考信息,例如囊性及实性结节的鉴别(图 10-10D 为囊性、图 10-10F 为实性),或对良恶性乳腺结节的鉴别。

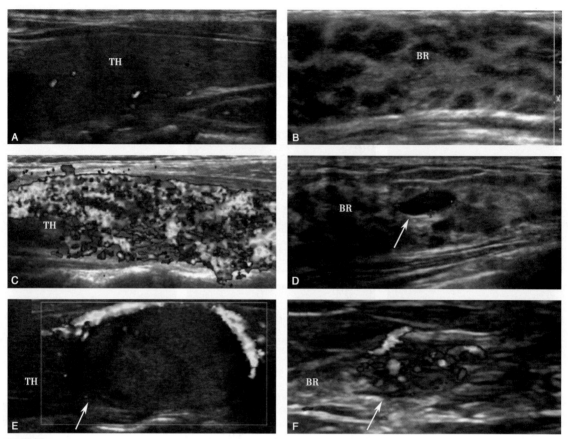

图 10-10　甲状腺及乳腺超声检查（见二维码）

（A）正常甲状腺的二维超声声像图。正常甲状腺内血流不丰富,甲状腺为均匀一致等或稍高回声,回声细密,包膜光滑连续;（B）正常乳腺声像图,内可见低回声乳腺小叶及稍高回声的间质;（C）甲亢患者的甲状腺彩色多普勒显像,血流信号异常丰富,呈典型的"火海征";（D）乳腺囊肿（箭头所指）,囊肿椭圆形,边界清楚,内部呈无回声,彩色多普勒未见明显血流信号;（E）甲状腺腺瘤超声声像图,腺瘤（箭头所指）呈等或稍高回声,形态为椭圆形,边界清楚,周边多见低回声晕环包绕,彩色多普勒显像多可见周围的血流信号呈"抱球状";（F）乳腺纤维瘤（箭头所指）声像图,纤维瘤呈低回声,形态为椭圆形,边界尚清楚,彩色多普勒可见其内部稍丰富血流信号

第二节　超声造影显像的临床应用

超声造影技术是超声医学的第三次革命,其原理是利用血液中的微气泡增强背向散射的方式增强图像。超声造影剂经静脉注射后,随着血流分布至全身各处,并显示正常及异常组织的血流灌注情况。

 知识点 10-4　超声造影的临床应用

超声造影已广泛运用于临床,主要运用于颅脑、心血管系统、消化系统（肝、胆、胰、脾、胃肠道等）、浅表器官（乳腺、甲状腺、浅表淋巴结等）、泌尿系统（肾、膀胱等）、生殖系统（精囊、睾丸、妇科等）、肺胸部病变等的超声检查。

一、临床常用超声造影剂

1968 年 Gramiak 和 Shah 在超声心动图监测时,向主动脉和心室注入搅拌过的盐水来使左心室不透明。由于盐水中的自由空气微泡与周围血液之间的声阻抗不匹配,心脏内部就会产生强烈的回声使得显像效果增强,这种能增强超声显像效果的物质称为超声造影剂。自血管超声造影剂（ultrasound contrast agent, USCA）使用至今,超声造影剂已经历了三代的发展。

（一）第一代超声造影剂

主要成分一般为：生理盐水、染料、胶体、乳液和含有自由气泡的液体为代表的无壳型超声造影剂。这些早期药剂被证明作效果不太理想，原因在于它们产生的微泡太大而不能通过肺，并且通过搅拌产生的空气微泡会很快从薄泡壳泄漏进入血液并溶解，因此它们的半衰期通常只有几秒钟，无法实现长期监测的实际需要，在当时主要应用于右心系统显影。

（二）第二代超声造影剂

是一种改造过的包裹空气的微泡造影剂，既足够小又稳定，可以进入全身循环，并且这些造影剂在静脉注射后会增强各种动脉中的多普勒信号。第二代相比第一代已经能达到几分钟内的使用寿命，但是依然面临微泡内空气扩散快、泡壁易塌陷的不足，主要的应用也依然是心血管显影。

（三）第三代超声造影剂

是一种更具回声特性和稳定性的造影剂，能够增强 B 型超声图像中的实质回声。因此，即使在心肌这样难以成像的区域，这些微泡也可以得到灌注显像。主要是包裹氟碳气体或六氟化硫等高分子惰性气体的微泡造影剂，主要应用于心血管、腹腔脏器、外围器官及组织显影。缺陷是极少数患者多次使用易过敏，非靶向，缺乏对病变组织的特殊亲和力，不能有效驻留靶组织。

（四）第四代超声造影剂

 知识点 10-5　靶向超声造影剂的概念

1. 靶向超声造影剂的概念　靶向超声造影剂即在包膜上结合特异性配体或抗体，通过这些特异性的配体或抗体与某些特定的受体或抗原相结合实现组织靶向成像。目前，靶向的超声分子探针主要包括靶向肿瘤和新生血管、靶向炎症、靶向动脉粥样硬化斑块以及靶向血栓。除了利用靶向造影剂进行靶向成像以外，结合微泡破坏技术，能对疾病实现诊断与治疗一体化。

2. 靶向超声造影的优势　为了让靶器官能够更好的显影，则需要聚集于靶器官的造影剂更多，停留的时间更久，并且具有更强的造影信号。一般超声造影的原理，是利用气泡在超声探头发射不同频率的声波下发生"收缩－膨胀"，而发射大量的超声信号，并且超声信号的与造影剂中微泡的直径的 6 次方成正比，换句话说，即使是微泡中的气体漏掉十分少量，信号的强度都会降低很多。因此，其中至少需要"有弹性的外壳""不容易漏掉气体"。靶向造影剂超声是利用脂质作为外壳，其所组成的单层的外壳具有很好的弹性，并且易于其他物质相连接，为后续在造影剂表面连接特异性的配体等提供良好的条件；此外，具有氟碳气体具有高分子量、低血液溶解度和低弥散度，以它为气体核心的造影剂更加稳定，因此造影效果优于传统以空气为核心的微泡造影。

3. 靶向造影剂的制备　主要分为三种：第一，无需在成膜材料上连接配体或抗体，仅利用造影剂外壳自身的化学及电荷特性使其更多的滞留于靶区域；第二，在造影剂外壳上连接特异性的抗体或配体，以增强造影剂于靶区的特异性结合，从而增强靶区显影；第三，将单克隆抗体与造影剂结合，使造影剂和病变部位表达的相关抗原相结合，以达到靶向的目的。

二、超声造影的临床应用

（一）肝脏超声造影

1. 超声造影事项　根据中国肝脏超声造影指南，肝脏的超声造影主要用于以下几种检查：①常规超声检查或普查中偶然发现的声像图不典型的肝内实性局灶性病变；②肝硬化患者需要明确肝内结节性质的；③在已患有恶性肿瘤的患者肝内发现占位性病灶，或需要对可疑结节进行定性定量诊断的；④ CT、MRI 对肝内结节诊断结果不一致或诊断不明确时；⑤穿刺活检结果与临床或影像结果不相符时；⑥需要对肝内血管及肿瘤的血供进行评估时；⑦对肿瘤进行消融治疗之前对常规影像诊断信息的补充，进一步确认肿瘤大小、数量及浸润范围；⑧对肿瘤局部消融后进行疗效评估及随访。因此，在常规超声发现肝脏不典型占位性病变以后,超声造影技术能够为其诊断及鉴别诊断提供重要的参考依据。

知识点 10-6 在肝脏占位性病变中的鉴别诊断

2. 鉴别诊断 由于占位性病变的病理性质不尽相同,造成了超声造影在肝脏良性肿瘤、恶性肿瘤及非肿瘤性病变中有不同的显像特征。肝脏占位性病变不同的超声造影表现,其实质在于其血供方式的不同,恶性占位通常为肝动脉供血,良性占位通常由门静脉供血。因此,肝脏恶性肿瘤超声造影表现的共性表现主要为:动脉相高增强,门静脉及延迟相低增强。良性肿瘤主要特点是动脉相地增强,门脉相和延迟相持续增强。图 10-11 中对比展示了恶性的占位性病变肝细胞肝癌(图 10-11A~D)和良性肝脏局限性占位性病变肝血管瘤(图 10-11E~J),可以明显的看出二者增强方式的差异。

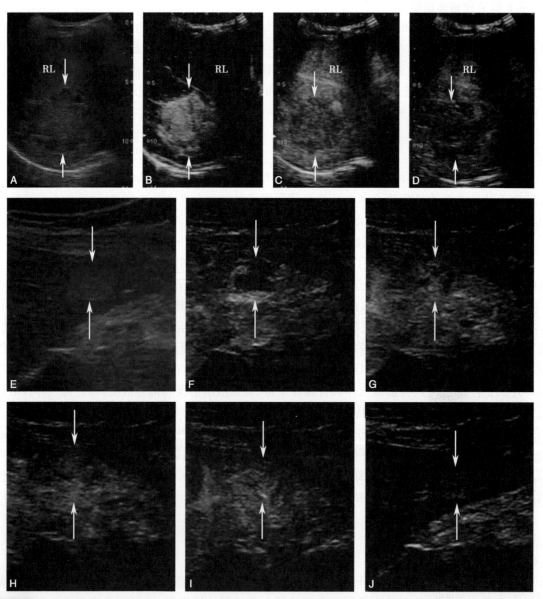

图 10-11 肝脏局限性病灶的超声造影表现(见二维码)

(A)图中箭头所指处,肝右叶可见一等回声肿块,形态不规则,边界欠清,内部回声尚均匀,行超声造影后;(B~D)分别为动脉相、门脉相及延迟相,图中清晰地显示肿块(箭头所指处)呈现明显的动脉相高增强,门脉相及延迟相低增强的特征,符合典型肝细胞性肝癌的增强方式,术后病理证实为肝细胞肝癌;(E)图中箭头所示,肝右叶似可见一稍高回声区,形态规则,边界欠清楚;(F~G)为动脉相,(H~I)为门脉相,(J)延迟相,造影图像清晰的显示,该肿块(箭头所指处)呈现明显的动脉相,表现为周边结节状增强并逐渐向内部填;门脉相呈等增强,延迟相呈高增强。术后病理证实为肝血管瘤

（二）泌尿系统超声造影

肾癌是常见的肾脏肿瘤,常规超声对于直径小于 4cm 的肿瘤诊断准确性较低,然而,目前国际上并没有可靠的标准对肾肿块进行良、恶性区分。根据国内学者最新的研究成果显示,超声造影对富血供肾透明细胞癌具有较高的诊断价值,典型富血供透明细胞癌的超声造影表现为"快进慢退高增强"。其中"慢退"的诊断特异性高达 96.4%,敏感性为 77.3%,大大提高了超声对于肾癌的定性诊断水平,特别是对于直径较小的肾癌。同样,也有学者通过大数据分析发现,肾癌无论是在动脉早期还是实质期,其强化程度均明显强于良性肾脏肿瘤。图 10-12 为超声造影用于增强显示肾脏占位性病变,可以从增强的方式定性的判断此占位性病变的良恶性程度,术后病理证实此肿块为肾透明细胞癌。

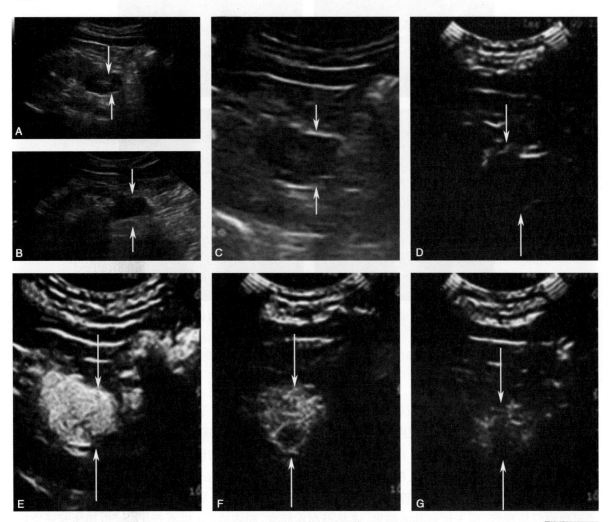

图 10-12　肾占位性病变超声造影表现(见二维码)

图 A–C 二维超声声像图显示为左肾下极低回声肿块,边界尚清,内部回声均匀,彩色多普勒显示肿块周边可见血流信号,内部未见丰富血流信号。超声造影显示(图 D–G),皮质早期肿块周边出现环状增强,髓质期出现明显的高增强,紧接着皮髓质增强期及消退期,肿块的回声强度仍然高于肾实质,为高增强;但是值得注意的是,在皮髓质增强期及消退期,我们可以看到肿块中间出现片状的无增强区,推断为肿块内部坏死区域。术后病理证实为左肾下极的肾透明细胞癌

（三）生殖系统超声造影

前列腺癌是男性生殖系统最常见的恶性肿瘤,但是常规的二维超声在前列腺的良恶性病变的诊断及鉴别诊断方面能力有限。同时,尽管彩色多普勒的应用能够使得前列腺癌的检出率增高,其只能显示较大的滋养血管,对于癌肿内分布较多、内径细小的微血管显示效果差。超声造影成像技术能

够更清晰地显示前列腺癌微循环的情况,继而提高前列腺癌的阳性检出率。并且能够进一步提升穿刺的准确率。有研究表示,前列腺癌的预后和肿瘤内的微血管密度密切相关,因此,运用超声造影检查来评估肿瘤内的微血管分布情况,有助于鉴别良恶性病灶。图 10-13 显示了前列腺癌的超声造影表现。

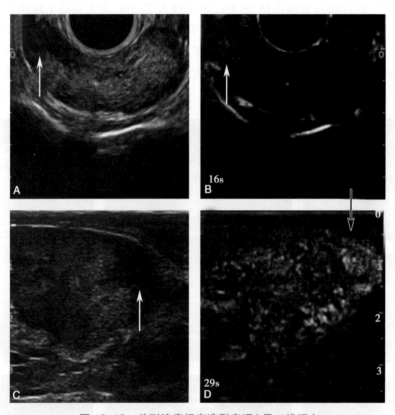

图 10-13　前列腺癌超声造影表现（见二维码）

经直肠前列腺（A）横切面和（B）纵切面二维超声声像图,显示外腺低回声病灶;

相对应的（C）横切面和（D）纵切面造影声像图清晰的显示早期及晚期呈现较高的灌注特征

（四）妇科超声造影

随着超声造影技术的飞速发展,在妇科方面,子宫输卵管超声造影已在临床上应用了 30 余年。临床上大致分为经非血管途径超声造影和经血管途径造影两种方式。经非血管途径超声造影,是造影剂通过置入宫腔的导管进入子宫和输卵管,从而可以显示宫腔和输卵管腔的形态、位置,并发现病变,相比于 X 线子宫输卵管造影,超声造影剂相比其碘油造影剂更安全,特别是应用新型微泡造影剂联合经阴道超声显像,对于输卵管这种走形迂曲的器官,更能清晰显示输卵管的空间立体走形。除了可以显示输卵管,用于评价其通畅度、或是否存在病变,超声造影（经血管）亦可以用来对子宫肌瘤（图 10-14）及腺肌瘤进行鉴别诊断,或用来诊断与鉴别鉴别盆腔包块（异位妊娠、炎性包块、肿瘤等）,了解病变范围及程度,并广泛用于临床工作中。此外,在最新的研究中,子宫肌瘤的超声造影还可以用来评估子宫肌瘤高强度聚焦超声治疗的效果。

（五）浅表器官超声造影

近年来,甲状腺的超声造影作为临床开展的新技术,被广泛的关注,但是目前没有尚未发布关于甲状腺超声造影的指南。但是目前,国内外学者已经开展了许多研究,特别是对于甲状腺结节的良恶性鉴别诊断。从绝大多数研究中发现,甲状腺的恶性病灶大多呈现为各个时期持续低增强的特征。同时,外国学者 Spiezia 等研究表明,当注射超声造影剂以后,恶性结节的开始增强时间及达峰时间均早于良性结节,这对结节的良恶性鉴别有一定的指导的意义。国内学者顾继英等的研究表明,超声造影可以确诊囊性或实性结节,因为二者可同时表现为低回声或极低回声;同时,虽然甲状腺癌的增强方式不一,但其消退过程明显快于周围正常甲状腺组织,这为甲状腺的良性、恶性结节的鉴别提供了更多的信息,有一定的诊断价值。图 10-15 为一例术后病理证实为甲状腺乳头状癌的超声造影图片,结节表现为持续性低增强。

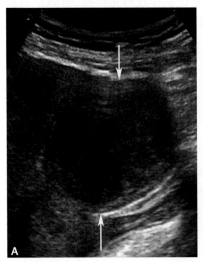
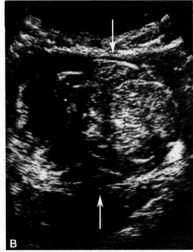
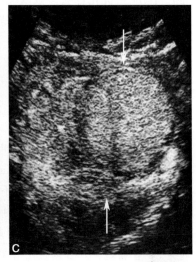

图 10-14 子宫肌瘤的超声造影表现(见二维码)

图中显示了典型的子宫肌瘤超声造影特征,前期呈现包膜样环状增强,增强时间早于周边肌层(图 B),
达峰后与周围组织出现明显的边界(图 C),(图 A)为尚未使用造影剂的子宫超声影像

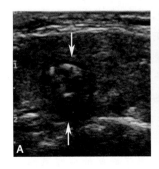
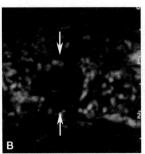
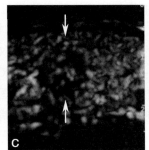
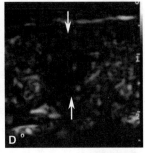

图 10-15 甲状腺乳头状癌超声造影表现(见二维码)

(A)二维超声显示右叶甲状腺中部可见一低回声结节,形态欠规则,边界欠清,内可见短线状强回声;
(B~D)超声造影显示该结节持续呈现低增强的表现(增强程度低于甲状腺实质的增强程度)

(六)靶向造影剂的应用

国内外学者对其做了大量的研究。在体外实验中,主要采用各种方法检测靶向微泡与靶细胞的结合,例如,在普通光学显微镜下能够显示靶向微泡与靶细胞的结合,若在微泡和靶细胞上分别标记上颜色的荧光染料,便能在激光共聚焦显微镜下进一步直观明显地观察到靶向微泡聚集在靶细胞周围。在体内实验中,国内外学者也同样做了大量的工作。例如,在炎症靶向显像的研究中,靶向性微泡能与特定的细胞因子相结合,从而评估器官移植术后的排斥反应,进行排斥反应的早期诊断。另外,在血栓的诊断和治疗方面,国外学者利用靶向性微泡与血栓表面的血小板相结合,实现血栓的特异性造影增强,若再进一步治疗,利用微泡的空化效应,将实现靶向超声造影剂对血栓的诊断治疗一体化。值得一提的是,肿瘤的精准治疗是全世界医学界的目标,国外标记不同配体的靶向超声造影剂能够精准的识别特异性的肿瘤,能够更清晰的显示肿瘤的新生血管及便捷,为监控后续的治疗效果提

供良好的方法,若靶向造影剂进一步携带肿瘤治疗药物,不仅仅能对肿瘤进行清晰的显像,而且能进行肿瘤的无创、精准治疗,为临床工作的发展提供新的研究思路。

尽管靶向超声造影的拥有无比美好的前景,但是目前还存在许多需要解决的问题,主要包括安全性问题及制备过程当中存在的问题。在安全性问题当中,造影剂外壳及外壳的配体引发的变态反应尤为突出;其次在超声波的辐照下,超声微泡发生空化效应而组织造成物理性损伤,因此在未来临床推广中,应当优化各项参数以确保安全。制备过程当中的问题,如何让制作过程更简便、有效是目前需要解决的问题;同时,进一步提高超声靶向微泡在靶区的显像效果,实现多模态精确显像,也是另一个可以扩大的研究领域。

▍小结

1880 年,法国 Pierre Curie 和 Jacques Curie 兄弟发现某些晶体的压电效应,实现了高频回声技术演变的突破。1947 年,奥地利 Karl Theo Dussik 第一次获得了头部(包括脑室)的超声图像。超声在人体内传播经过不同声阻抗和不同衰减特性的器官与组织,从而产生不同的反射与衰减。这种不同的反射与衰减是构成超声图像的基础。将接收到的回声,根据回声强弱,用明暗不同的光点依次显示在影屏上,则可显出人体的断面超声图像,称为声像图。超声成像可分为 A 型超声、B 型超声、M 型超声、多普勒超声。目前应用普遍的 B 超在胎儿发育生长监测、器官诊断。多普勒超声较多应用在心血管领域如血流流速、流量计算等。

在传统超声的基础上,为进一步显示病变的边界及血供,科学家发明了超声造影剂进行对比增强,目前临床常用的超声造影方式,极大地提升了传统超声对疾病的诊断及鉴别诊断。超声造影主要是利用超声造影剂微泡中的气体产生强烈的声阻抗差,从而进行增强显影,更加清楚地显示了目标区域的结构及血供情况,为疾病的诊断提供了更丰富的影像学资料,诊断的准确率也得到了进一步提高。在普通超声造影的基础上,科学家期望不仅仅局限于应用超声造影剂对比增强显示感兴趣区域的宏观形态,更希望进一步显示其细胞及分子水平的特征,因此,超声分子显像应运而生。其中,至关重要的超声分子显像剂(靶向超声造影剂)是国内外学者的研究热点。靶向超声造影剂能够将特异性的配体连接在造影剂的外壳,使其能对特定病灶进行清晰的显影,若进一步担载治疗性药物,还能实现疾病的诊断、治疗一体化。超声分子显像是超声医学发展史上的又一次革命,它将纳米材料技术、化学、物理学等技术与超声医学相结合,为疾病的早期诊断及精准治疗提供了崭新的研究思路并具有极大的应用前景。

 思考题

1. 什么是压电效应?简述超声换能器的工作原理。
2. 什么是 B 超?什么是多普勒超声?
3. 超声造影的原理是什么?
4. 超声分子造影的原理是什么?

(郑元义　聂立铭)

第十一章 介入分子影像检测技术

 知识点 11-1 介入分子影像检测技术的定义

介入分子影像(interventional molecular imaging)检测技术,是在现有分子影像成像技术引导下,利用介入放射学技术达到以下目的:①到达深部靶区;②使对小靶区更进一步探查成为可能;③准确指导非靶向成像示踪剂或治疗剂导入;④超选择性增强靶区成像和靶向治疗有效性。

通过优化分子探针导入方式、改良成像装置投照系统等,介入分子影像检测技术不仅能够扩展现有分子影像技术性能,使分子影像学从实验台和小动物实验室发展至大型动物实验平台,最后应用于临床,而且成为联系分子影像学与靶向治疗学的重要桥梁。

第一节 介入放射学概述

一、介入放射学的发展

 知识点 11-2 介入放射学的定义

介入放射学(interventional radiology,IVR)一词被学术界认为是 1976 年 Wallace 在 *Cancer* 杂志上系统地阐述,是以影像诊断为基础,在医学影像诊断设备的引导下,利用穿刺针、导管及其他介入器材,对疾病进行治疗或采集组织学、细菌学及生理、生化资料进行诊断的学科。

介入放射学的发展同其他科学一样,也是在探索、创新、完善中发展起来的。1910 年,Frank 和 Alwens 在活狗及活兔的动脉内进行造影。1924 年,美国的 Brooks 用 50% 的碘化钠成功地做了第一例人体股动脉造影。1928 年,Santos 等完成第一例经皮直接穿刺主动脉造影,1940 年古巴放射学家 Farinas 用股动脉切开的方法将导管送入主动脉,但是此方法由于操作繁杂并未被推广。20 世纪 40 年代根据 Cournand 及 Richards 的经验开展了右心房、室及肺动脉的导管技术。20 世纪 40 年代后期,瑞典学家 Jonsson 首先用同轴针经皮穿刺颈总动脉后,将细针芯抽出,通过外套管送入细银线,通过细银线作引导将外套针向下送至主动脉弓行血管造影。20 世纪上半叶科学家对动脉造影技术进行了探索,为今后的介入放射学的发展奠定了坚实的基础。直至 Seldinger 技术的出现,血管造影术由缓慢的步伐转向迅速的发展。

　　1953 年瑞典 Sven-IvarSeldinger 医师首创用套管针、导丝和导管经皮股动脉穿刺、钢丝引导的动静脉造影法,由于操作简便,容易掌握、损伤小、不需结扎修补血管等,因而很快被广泛应用,为当代介入放射学奠定了基础。

　　在 50 年代中期至 60 年代,Seldinger 技术开始被应用于许多器官,如:经皮、经肝胆管造影、经皮肾盂、输尿管造影等(图 11-1)。1956 年 Oedman、Morino 与 Tillander 等分别提出用导管作选择性插管术,使血管造影术逐渐成熟,70 年代至 80 年代期间,随着自然科学、生物技术的发展以及新材料的发现,介入放射学使用的器材得到了改善,大大促进了介入穿刺技术的应用和发展。尤其是近年来由于高分辨影像增强器和数字减影血管造影(digital subtraction angiography, DSA)技术的普及,全身各部位的血管造影以及血管腔内介入疗法,其侵袭程度小,治疗效果显著,而在世界各国广泛迅速地开展。

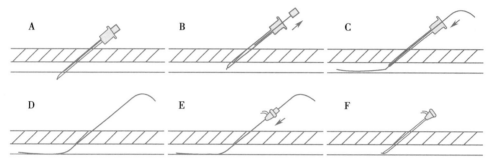

图 11-1　Seldinger 技术示意图(见二维码)

(A)穿刺针穿过血管前后壁;(B)撤出针芯,后退套管至见回血;(C)输送导丝至血管内;
(D)拔出套管;(E)经导丝引入血管鞘;(F)拔除导丝及扩张鞘

　　1964 年美国放射学家 Dotter 应用自制的逐渐变细的聚四氟乙烯塑料同轴导管,经皮穿刺股动脉进行了狭窄血管的扩张手术,改善了肢体的血液循环,并在 1969 年首先使用不锈钢支座的钢圈置入犬的腘动脉完成了血管支架置入术的动物实验。

　　经导管血管栓塞术是介入放射学最重要的基本技术之一,是在 X 线设备引导下,经导管靶向目标血管注入栓塞物质,使靶器官或靶部位达到预期治疗效果。1967 年,Porstman 采用经腹股沟动静脉双途径插入特制的导管进行栓塞的方法,栓塞未闭合的动脉导管。70 年代初期,各种栓塞剂的发展及导管技术的改进,推动了栓塞治疗在临床上的应用。80 年代中期开始,微导管、微钢圈的应用,进一步使外周血管和神经系统的血管病变的介入治疗更有效。1991 年,Guglielmi 等首次报道用电解式可脱式铂金弹簧圈栓塞脑动脉瘤的临床研究,使颅内动脉瘤血管内治疗发生了革命性进步。

　　经皮经腔血管成形术(PTA)始于 20 世纪 60 年代初,至 90 年代初以球囊成形术为主,而 20 世纪 90 年代初血管内金属支架问世之后,球囊成形转变成辅助地位,近年随着材料科学的发展,可回收支架、覆膜支架和生物学支架逐渐应用于临床,使血管成形术进入一个崭新的阶段。

二、介入放射学操作的特点

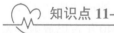 知识点 11-3　介入放射学操作的特点

　　介入放射学操作的特点:微创性;可重复性强;实时、疗效高、见效快;综合性能优越;简便易行;并发症发生率低等。

　　1. 微创性　介入操作通常创伤轻微,一般性的经皮 Seldinger 穿刺和导管插入,皮肤切口多小于 5mm,或者经过生理性孔道插入即可完成所有的介入操作,对身体的损伤极其轻微,短期内即可完全愈合而不留痕。

2. 可重复性强　介入放射学技术对机体的损害一般可忽略不计,经过选择性的插管和定向性治疗,在一定时间内进行多次相同的检查和治疗而不至于遗留明显的并发症。

3. 实时、疗效高、见效快　介入操作一般在影像系统的辅助下进行,可实时观察机体的变换以及器械的位置。与一般性的临床治疗不同,经过严格挑选适应证,介入放射治疗对某些疾病可以达到极高的疗效,如出血血管的堵塞和狭窄血管的开通,几乎可以达到 100% 的疗效。对一些症状严重和病情危急的疾病,经过介入放射学处理可以立即扭转病情,部分病例可以立即缓解甚至解除症状。

4. 综合性能优越　介入放射学技术与现有的临床治疗是一脉相承的,既可单独发挥治疗效果,又可与其他治疗方法一起发挥综合效果,特别是与其他临床治疗不会发生冲突,从而使复杂疾病的有效治疗得以实现。

5. 简便易行　介入放射学仅仅经过穿刺和插管技术即可达到精确诊断和有效治疗的目的,减少了繁琐的外科手术程序,所有的操作可以在较短的时间内完成。

6. 并发症发生率低　定向性好和损伤轻微使得介入治疗的并发症降低到理想的水平,在严格执行介入操作规范的前提下,介入放射治疗的并发症极为少见。

第二节　介入放射学设备与器材

知识点 11-4　介入放射学常用的设备及器材

介入放射学常用的设备包括:数字减影血管造影(DSA)、CT、MRI、超声等;常用的器材包括:穿刺针、导管、导丝、血管鞘、支架等。

一、介入放射学常用的设备

1. 数字减影血管造影　数字减影血管造影(DSA)是临床多学科广泛应用的影像技术,对多种疾病的确诊和介入性治疗起着无法替代的作用。DSA 是在间接 X 线透视基础上发展起来的,它利用平板探测器采集 C 臂得到的信息,通过计算机重组,既能获得血管影像,也能获得软组织、骨骼影像,可减少造影剂的用量,使器官、组织及病变的血流动力学显示得更加清楚,是目前介入系统首选的监视方法。新型的 DSA 具有类似螺旋 CT 的 3D 重建功能,其原理是采用三维锥形束 X 线扫描,面阵探测器采集,为脑血管介入、外周血管介入治疗、肿瘤栓塞治疗、非血管介入治疗等领域提供有力的技术支持(图 11-2)。

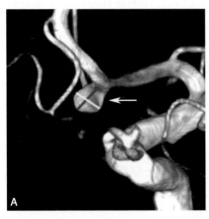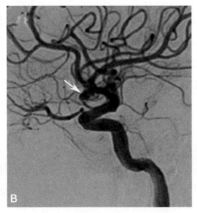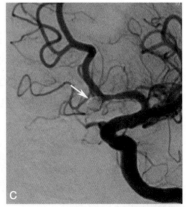

图 11-2　脑血管 DSA 造影及动脉瘤栓塞(见二维码)

(A)脑血管 DSA 造影三维重建及测量,白色箭头所示为动脉瘤,黄线、红线和绿线分别代表动脉瘤的横径、长径和瘤颈宽度;(B)动脉瘤栓塞前 DSA 造影图,白色箭头所示为动脉瘤;(C)动脉瘤栓塞后造影图,白色箭头所示为以弹簧钢圈填塞的动脉瘤

2. CT CT是利用X线束和探测器对人体进行扫描,在转换成数字量,图像通过不同的灰度显示,随着CT设备的发展,逐渐成为介入治疗的重要导航手段,术前术后检查、CT三维重建等技术更加为介入放射学的开展提供了便利条件,尤其是穿刺定位技术中,得到广泛的应用,如实质器官的穿刺活检、深部出血或脓肿穿刺抽吸减压治疗、肺内或肝脏肿瘤病变的射频消融、脊柱成形等(图11-3)。

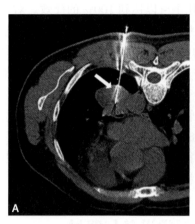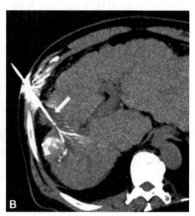

图 11-3 CT引导下经皮肺肿块介入穿刺活检和肝射频消融(见二维码)

(A)CT引导下经皮肺肿块介入穿刺活检,白色箭头所示为穿刺针;
(B)CT引导下经皮肝射频消融,白色箭头所示为射频消融针

3. MRI MRI具有多序列、多参数和多平面、良好的软组织分辨力以及无放射性等优点,已经成为临床实践中最实用的影像手段之一。近年来出现的开放性MRI和透视技术,方便了介入操作,并且可达到实时监视的程度,在介入的应用范围越来越广。MRI引导下的介入应用包括特殊部位病变的超声聚焦消融、双侧肾癌冷冻消融术等。

4. 超声 超声的最大特点是使用方便和实时显像,并且无放射性。超声探头具有不同规格,并且可随时变换观察角度进行扫查,对于操作者来说立体感更强,更能准确、实时观察操作过程中体内的变化。超声在穿刺定位方面具有优越性,对于肝胆系统经皮穿刺等操作,超声检查更应作为首选的影像监视方法。

5. 新型成像仪器

(1)光学成像:介入放射学技术可通过经皮穿刺或体内自然管腔路径,将穿刺针型或导管型微分子成像系统置入体内,使其接近深在的目标,从而弥补了光学成像系统无法探测深在组织的不足。换言之,影像引导微创介入的方法缩短了分子光学成像仪与深处目标之间的距离,避免了深在组织的多层解剖结构对光束的散射和反射,从而实现活体深处目标的分子光学成像。

(2)血管内成像:血管内成像系统可在血管内观察动脉粥样硬化斑块,在含支架的血管成像中较现有成像方法具有明显优势,近年已有研究。而血管内超声是通过介入手段将高频微型超声探头经导管送至血管腔内探测,再经电子成像系统显示心血管组织结构和几何形态等微细解剖信息。

二、器材

1. 穿刺针 不论是血管系统介入放射学,还是非血管系统接入放射学,穿刺针都是介入操作最基本的器材。常用的血管穿刺针有Seldinger针、前壁穿刺针、剥皮穿刺针。其共同点都是呈中空管状结构以适合导丝通过。

2. 导管 是介入操作的主要器材,目前常用的有微导管、造影导管、指引导管、引流导管、溶栓导管、球囊扩张导管等,根据使用目的在体内发挥不同的作用,造影导管通常在出厂时已做好各种塑形,而微导管可术中根据术者需要塑形,微导管根据用途也可分为造影导管和球囊扩张导管等。球囊导管则用于治疗血管或非血管性狭窄腔道的介入操作;溶栓导管可用于动、静脉血栓形成留置溶栓。

3. 导丝 是引导导管进入血管或非血管腔道的选择性或超选择性插管的重要器材。根据使用物理特性不同可以分为超滑导丝、超硬导丝、超长的交换导丝。

4. 导管鞘 导管鞘是经皮插入用于防止导管、导丝、球囊导管、支架输送系统等造成穿刺路径的血管或局部组织损伤而必备的器材,尤其在血管操作时避免损伤血管壁而使用。

5. 支架 支架根据其扩张的特性可分为自涨式和球囊扩张式。支架可用于血管系统和非血管系统管腔狭窄或建立新的通道之用,其可置入的常用部位包括全身大血管、胆道、胃肠道、气管与支气管、泌尿系统等。

6. 其他 根据介入放射学治疗的要求还有很多特殊器材,如:下腔静脉滤器,用于取异物或结石的网篮,用于肿瘤穿刺治疗的激光、射频、微波、冷冻等器材,用于血栓抽吸的抽吸导管或旋切导管,用于病理取材的穿刺活检针,用于栓塞治疗的弹簧钢圈、吸收性明胶海绵等。介入器械种类繁多,随着医疗器械工业的发展,介入放射学的治疗方式也日新月异。

第三节 介入分子影像检测技术的临床应用

介入医师将放射成像、超声、CT、MRI 等不同的成像模态应用到临床实践中,利用不同成像方式推进介入放射学的发展。随着介入放射学和分子影像的交互发展形成的介入分子影像检测技术,具有"看得早""看得细"的特点,有助于探索疾病的发生、发展和转归以及评价药物的疗效。

一、临床介入诊断治疗技术

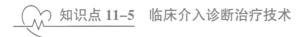
知识点 11-5 临床介入诊断治疗技术

临床介入诊断技术分为血管性介入诊断技术和非血管性诊断技术。临床介入治疗包括栓塞术、灌注术、引流术、再通术和消融术。

(一)临床介入诊断技术

1. 血管性介入诊断技术 血管造影通过将导管插入靶血管或者心脏后输注造影剂,从而获得更为清晰的图像,对病变的部位、性质以及侵及范围进行诊断,为后续的药物灌注治疗,栓塞治疗以及成形术等提供前期诊断依据。

2. 非血管性介入诊断技术 在 MRI、超声等影像设备的引导下,通过介入技术进行实体病灶穿刺,从而获得术前病理诊断,可广泛应用于全身部位的病灶。

(二)临床介入治疗技术

1. 栓塞术 通过导丝、导管等将栓塞性物质超选择性的输注入体内异常通道或者特定血管,阻断血流以达到治疗效果。根据所用材料不同可以分为临时栓塞和永久性栓塞。主要应用于:止血,良恶性肿瘤,内科性内脏切除以及血管性疾病。现阶段通过介入血管造影对出血部位进行定位并栓塞已经成为临床难治性产后出血治疗的首选方案。

2. 灌注术 临床上可通过导管向组织或者器官内超选择性灌注药物进行治疗的一种方法。可应用于①肿瘤:将导管超选择性插入肿瘤的供养动脉中,直接注入化疗药物,提高局部药物浓度,从而达到更好的疗效。②止血:将导管插入出血部位的供血血管进行栓塞,从而达到止血的目的。③溶栓:通过前期的血管造影确定阻塞部位,经导管将溶栓药物直接注入血栓部位,达到溶栓的目的。

3. 引流术 经皮穿刺进入身体内积液部位进行抽吸,置管引流,可以对全身各个部位的积液、积脓、囊肿或者腔道梗阻、血肿等进行穿刺引流。

4. 再通术 通过球囊导管进行扩张从而使狭窄或者闭塞的血管再通或者通过导管、导丝将支架放置于狭窄管道处进行管道重建。再通术是血管性病变,如脑梗死、冠心病血管狭窄的再通治疗的理想治疗方案。也可用于输尿管、尿道狭窄、输卵管阻塞以及食管、肠管、胆道、气管等的闭塞病变的治疗。

5. 消融术　通过物理方法(射频、微波、激光或者氩氦刀等)或者化学方法(化疗药物、无水乙醇等)手段对病变组织进行破坏从而进行治疗。这一方法可用于腰椎间盘突出,止痛以及肿瘤治疗等

二、临床介入放射学治疗模式的应用

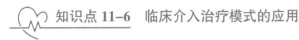 **知识点 11-6** 临床介入治疗模式的应用

神经介入,外周血管介入,内脏血管介入,肿瘤介入是主要的治疗模式。

现阶段临床主要开展的介入放射学治疗模式包括神经介入,外周血管介入,内脏血管介入(非肿瘤)和肿瘤介入。

(一)神经介入治疗

神经介入是采用血管内导管的操作技术,在数字减影血管造影(DSA)系统的辅助下,可以进行选择性和超选择性血管造影、栓塞、经导管腔内血管成形术、机械清除、支架置入以及进行靶向性药物递送等,从而对机体神经系统病变进行诊断和治疗。根据疾病分类,大致可分为出血性疾病及缺血性疾病的介入治疗。

1. 出血性疾病介入治疗　出血性疾病主要为颅内动脉瘤破裂出血,该疾病的介入治疗主要为动脉瘤栓塞术(可在支架辅助下)。

2. 缺血性疾病介入治疗　缺血性疾病主要包括脑血管栓塞、脑血管狭窄等,可选择的治疗包括溶栓、动脉取栓、支架成形等治疗。

此外,还包括动静脉畸形、脊髓血管病变等。与手术治疗相比较,神经介入具有创伤小,患者痛苦小,操作简便、快捷,适应范围广、安全有效、并发症少、住院时间段、手术风险小、病人负担轻等优势,因此神经介入技术在神经系统疾病治疗中的地位越来越高,并且得到了快速的发展与普及。

(二)外周血管介入治疗

在影像设备的指引下,经过血管穿刺途径对颅内血管和心脏冠状血管以外的其他周围血管进行诊断和治疗的技术。目前外周血管疾病的介入治疗方法主要有球囊扩张血管成形术及血管支架置入术。

1. 球囊扩张血管成形术　球囊扩张血管成形术的最佳适应证是中等大小或大血管局限、孤立性短段狭窄,其次为多发、分散的短段狭窄和闭塞。但球囊扩张面临的主要问题为术后血管再狭窄。针对此问题,药物洗脱球囊是另一种治疗选择方式。药物洗脱球囊为在普通球囊基础上,于球囊外周载有防止血管增生的药物。在扩张血管的同时,球囊载的药物可作用于血管以起到预防血管再狭窄。

2. 血管支架置入术　是指在管腔球囊扩张成形的基础上,在病变段置入内支架以达到支撑狭窄闭塞段血管,减少血管弹性回缩及再塑形,保持管腔血流通畅的目的。

现阶段外周血管介入主要针对的周围血管疾病包括:血管狭窄或闭塞、血管扩张及血管畸形三大类疾病。诊治的范围则囊括了全身几乎所有的周围血管。

(三)内脏血管介入治疗

运用相似的技术方法,对于内脏血管相关的疾病行相应介入治疗,常见的治疗疾病包括内脏血管动脉瘤栓塞术、脏器动脉源性出血的栓塞止血治疗、妇科良性疾病的介入治疗、胃左动脉栓塞治疗原发性肥胖等。该类介入治疗方式创伤小、恢复快、效果好,在临床工作中受到越来越多的重视及应用。

(四)肿瘤介入治疗

主要包括经血管介入治疗肿瘤和实体肿瘤非血管性介入治疗两部分。

1. 经血管介入治疗肿瘤 经导管灌注化疗通过经动脉插入的导管抵达肿瘤的供血动脉灌注化疗药物,从而使肿瘤局部的药物浓度大大提高,加强了化疗药物杀灭肿瘤细胞的作用,减轻化疗药物的全身反应。也可通过上述方法阻断肿瘤血供,使之发生缺血、坏死,从而达到肿瘤治疗的目的。或者联合使用两者方式,即在阻断肿瘤血供的同时,进行化疗药物治疗。目前该方法最常用于肝癌的治疗,肝动脉化疗栓塞术已成为肝癌治疗最常用的治疗方式。一般先用导管注入化疗药物,然后碘油乳剂进行末梢性栓塞,最后用吸收性明胶海绵进行血管主干栓塞,即为经典"三明治"疗法的传统肝动脉化疗栓塞术。该治疗方法能有效控制病灶生长,从而延长患者生存时间。但肝动脉化疗栓塞术面临的主要问题是治疗时机(重复定期治疗)及技术选择问题。肝动脉化疗栓塞术作为姑息性治疗选择,需定期治疗,且治疗过程中存在病灶进展等,故合适的个体化治疗方案对于提高疗效是十分必要的。此外,目前的栓塞材料多样,且载有化疗药物的载药微球也越来越被应用于临床,但其与传统肝动脉化疗栓塞术的疗效比较需被进一步证实。动脉内化疗药物/栓塞剂的注射也被应用于如肺癌、胃癌、妇科肿瘤等治疗。

对于晚期肿瘤患者,重要血管内癌栓形成是预后差的标志之一。针对重要血管内癌栓,介入治疗也发挥着重要作用。对于肝癌门静脉癌栓,通过介入治疗行门静脉支架植入术,开通门静脉,恢复肝功能,从而提高生存期。但由于门静脉癌栓的继续进展,后期存在门静脉及门静脉支架再次堵塞的风险。基于该问题,国内该领域专家又研发了门静脉粒子支架,在门静脉支架上载 ^{125}I 放射性粒子,在开通血管的同时进行持续性内照射治疗,延长支架通畅时间,提高生存时间,起到"一石二鸟"之功效。此外,介入技术亦广泛应用于下腔静脉癌栓、上腔静脉综合征等治疗,通过支架再通技术解决相应临床问题。其他经血管途径的肿瘤介入治疗包括血管内消融治疗癌性疼痛、靶血管栓塞术治疗肿瘤相关的动脉源性出血等。

2. 非血管性介入治疗 对于实体瘤可通过影像设备引导,行相关介入治疗,主要分为根治性及姑息性。根治性治疗包括对于恶性肿瘤的消融治疗,如肝癌的射频/微波消融等,因其能获得与外科切除相媲美疗效的同时具有创伤小、恢复快、费用低等优势,在相关疾病的治疗中扮演者重要的作用。姑息性治疗包括实体肿瘤的 ^{125}I 粒子植入术,通过持续性近距离内照射治疗以控制病灶进一步增长。此外,针对空腔脏器的恶性肿瘤或梗阻,可通过介入治疗得到良好控制。例如食管癌的食管粒子支架、胆道恶性梗阻的胆道粒子支架等,在治疗梗阻的同时通过内照射治疗延长支架通常时间。对于癌性疼痛的治疗,也可以通过腹腔神经丛阻滞术来得到改善。

此外,根据疾病专业分类,可将介入治疗分为妇科介入、儿科介入、呼吸介入、消化介入、疼痛介入、脊柱介入等。

三、介入分子影像的临床应用

知识点 11-7 介入分子影像检测的临床应用

介入分子影像检测可以实现深部位置靶目标成像,能够近距离探测微小靶标,有助于精确指导非靶向探针或治疗药物的输送,超选择地增强靶向成像或者治疗的有效性。

(一)介入引导下的非靶向分子成像

1. 细胞输注 介入分子影像能够用于监控非靶向影像示踪剂或治疗剂的定向导入及动态实时监测,使得非特异性对比剂在分子成像中有了应用的空间和可行性。如在干细胞输注治疗肝硬化领域,可通过介入技、术将磁颗粒标记的干细胞经肝动脉/门静脉穿刺插管引导入肝脏靶器官,再结合分子 MRI 成像技术监测输注的干细胞在肝脏内分化、迁移、结局等。进一步改进延伸,可将介入引导与非靶向分子成像应用至肝脏干细胞移植术,并可联合介入术式:经颈静脉肝内门体分流术(TIPS),这样既能解决 TIPS 术无法改善肝功能的问题,又解决了干细胞移植术不能治疗的门静脉高压问题。

2. MR 导航系统 介入放射学可利用其影像引导的微创优势,将非靶向性的治疗剂传送至特定靶器官或部位。如莫特沙芬钆(motexafin gadolinium, MGd)是一种广谱抗癌药物,其特有的化学结构还赋予其放化疗增敏剂、MRI 的 T_1 加权像增强剂和释放红色荧光的功能;MGd 还可以选择性定位于代谢活跃的组织,如动脉粥样硬化斑块和各种实体肿瘤等。利用介入分子影像引导技术,向管腔壁内局部注射 MGd,可辅助诊断和治疗相关疾病。

(二)介入引导下的靶向分子成像

介入引导下靶向分子成像可在一定程度上改善静脉注射靶向探针成像背景噪声高的缺点。通过经皮插管将导管直接送达靶区组织或器官,克服生物屏障,利用特定部位聚集高浓度探针分子,以提高中靶率、降低背景噪声,进而快速实现成像和(或)治疗。通过介入插管,将这些探针送至靶区附近,从而使探针更有效准确地进行结合。

(三)介入引导下的微型分子成像

1. 经皮光学成像 近年来,介入放射学的快速发展为克服光学成像的不足,为光学成像的临床转化带来了可能。将光学成像和介入手段相结合成像技术,通过经皮穿刺将微型光学仪器经过引导递送至深部靶点位置,可以有效缩短成像设备与靶区之间的距离,极大的避免光学信号在生物体的多层解剖结构之间的反射与散射,提高光学成像的信噪比,克服光学成像的疾病探查靶区的局限性,可以实现全身任意部位组织与器官的光学成像。

2. 血管内成像 介入分子影像学通过将血管腔内微型成像设备与分子影像技术相结合,可以实现血管内早期微小病变的诊断和治疗。血管内超声、血管内光学相干断层扫描、血管内光声以及血管内高空间分辨率 MRI 等是应用较多的成像手段。通过介入方式将微型成像设备探头递送到病变血管内,可以有效地对血管内的解剖结构以及病变状态进行实时监测。血管内超声成像被用于血管的解剖结构以及血管内粥样硬化斑块的发生、发展过程以及动脉狭窄的程度的检测,已经成为冠心病等心血管疾病的重要影像学检查手段,更是被认为有望取代冠脉造影术的新的"金标准"。与其类似的血管内光学相干断层扫描成像可以获得高达 $10\mu m$ 的轴向分辨率和 $25\mu m$ 的侧向分辨率的血管横断面图像序列。血管内光声成像技术更是可以实现高对比度和高分辨率的动脉斑块病变的类型和尺寸信息的三维立体图像。光学成像受到穿透能力的限制,通过介入放射学技术经皮或者人体自然管腔,将微型成像设备置于靶器官附近,可以有效克服光学设备成像的不足,实现光学设备的临床应用(图 11-4)。

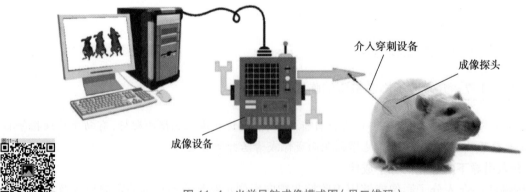

图 11-4 光学导航成像模式图(见二维码)

3. 胃肠道腔内成像 多数胃肠道疾病早期(如早期癌症病变)无明显的形态特征,容易造成活检部位不准确,从而出现漏诊。介入分子影像学的发展为胃肠道早期病变的准确诊断提供了可能。通过介入分子成像可以在细胞学和分子学水平对胃肠道肿瘤的发生、发展、转移,感染性疾病的发展进程以及特定基因表达进行实时定性和定量监测。消化系统内的分子影像学已经发展成为独立的专业－消化内镜分子影像学,主要包含了大视野荧光靶向成像和高分辨率显微组织成像两类。介入分子影像学在胃肠道腔内成像中的应用,将胃肠道腔内成像的探查提高到了分子功能水平,提高了疾病的早期检出率,展现出了良好的临床应用前景。

（四）介入加强靶向分子成像和治疗

1. 载基因微粒　通过介入手段将载基因微粒靶向投递到作用靶点,既可以有效地避免体内清除,又可以有效地减少系统性不良反应,并可以同时实现在分子成像系统下整个介入输送过程中的实时监测,超选择输送载基因微粒到靶向器官、组织,从而发挥最佳治疗效果。通过介入分子影像学的应用,使得未来的临床基因治疗成为可能。

2. 超声可视携带药物的靶向粒子　近年来,超声微泡携带药物的靶向治疗成为超声分子影像学领域的研究热点。超声微泡在体外超声实时监测下可以在特定部位通过超声能量而破裂,产生瞬时"击破效应"的同时定向释放药物到靶向部位,提高靶向部位的药物浓度,从而提高治疗效果。采用介入手段可以直接向靶器官、组织内导入载有微球的基因,在超声实时动态分子成像的同时实现定点"爆破",有效的提高靶向药物聚集与疗效。

3. 介入引导下靶向给药　通过介入引导下的靶向给药是一种"疗效最好,副作用少"的化疗方式。经动脉灌注化疗可以很好规避化疗药物的体循环过程,通过经皮经血管穿刺,直接到达肿瘤部位的营养动脉给药,不仅提高了肿瘤区域内化疗药物浓度,而且可以通过淋巴引流进而杀灭转移部位的癌细胞,同时避免了极少药物进入肿瘤的弊端。介入分子影像学在介入引导下直接将载基因微粒,化疗药物或超声微泡等投递到靶向部位,避免了肝肾等器官的清洗作用,提高了局部药物浓度的同时降低了全身副反应。

（五）介入放射学与分子成像引导下活检治疗术

活体组织检查(活检)是诊断病理学中最重要的部分,被作为临床的"最后诊断"。分子成像引导下的介入活检术可以进一步提高组织取材精准度,并且可以避免不必要的正常组织损伤。影像技术及介入活检器械的发展已经极大地扩展了活检的靶区,国内已开展包括颅脑、脊髓、周围神经、颅底、甲状腺、肺、乳腺、肝、胰、脾、肾、肾上腺、前列腺、肌肉骨骼、淋巴结等器官在内的活检,准确率在90%以上。分子影像学发展势必会进一步模糊诊断与治疗界限。作为诊断和鉴别诊断的重要手段,介入放射学与分子成像引导下的治疗活检术对治疗计划的制定,预后的判断和疗效监测具有重要的意义。

小结

介入放射学是以影像诊断为基础,在医学影像诊断设备的引导下,利用各种影像仪器设备对疾病进行治疗或进行诊断的学科。具有以下特点:微创性;可重复性强;实时、疗效高,见效快;综合性能优越;简便易行;并发症发生率低。

数字减影血管造影(DSA)是介入放射学中最常用的设备,对于疾病的诊断、病灶的微创治疗、术后疗效分析及评估预后等方面都有非常重要的价值。而CT、MRI、超声等在介入性操作的术前、术后评估及穿刺定位中起关键作用。介入放射学的常用器械有穿刺针、导管、导丝、血管鞘、支架等,使介入操作更加简便易行。

临床介入诊断技术,包括血管性介入诊断技术和非血管性诊断技术有助于获取有关病变部位、性质等的全面信息,是简便,安全,有效的检查手段。常见的临床介入治疗技术包括栓塞术、灌注术、引流术、再通术和消融术可应用于神经系统、外周血管和肿瘤的治疗,具有减轻治疗创伤、疗效显著、恢复时间快,应用范围广的优势。

　　分子影像是一个正在发展中的研究领域,分子成像的探测深度、检测敏感度等成为制约其发展的瓶颈。介入放射学为分子影像学的临床转换提供了技术平台,能够引导分子成像靶标的定位并且对成像靶标部位进行组织分析。通过介入操作手段活体状态下显示组织在分子和细胞水平上的生物学过程,补充传统医学影像技术现阶段检测的局限性,提高在疾病诊治方面的综合能力。随着介入放射学和分子影像的交互发展,逐渐形成了一门新的学科——介入分子影像学,充分利用介入放射学和分子影像学两个领域的优势,有助于现有的医学治疗治疗模式向"量体裁衣式"的精准医学方向发展。

 思考题

　　1. Seldinger 技术步骤有哪些? 其特点有哪些?

　　2. 数字减影血管造影(DSA)及其三维重建的原理是什么? DSA 能应用于哪些介入放射学技术?

　　3. 按照技术分类,介入放射学有哪些治疗方式?

　　4. 介入分子影像的临床应用有哪些?

（单　鸿　滕皋军）

第十二章 新型分子影像检测技术及临床转化

学习目标与要求

1. **掌握** 拉曼、光声、切伦科夫效应以及太赫兹波等基本概念。
2. **熟悉** 拉曼光谱成像、光声成像、太赫兹成像以及切伦科夫光学成像技术的基本工作原理。
3. **了解** 拉曼光谱成像、光声成像以及太赫兹成像技术的常见类型。拉曼光谱成像、光声成像、太赫兹成像以及切伦科夫光学成像的主要临床应用。

近几年来,随着传统的分子影像技术如 X 射线成像、核磁共振成像、正电子发射断层扫描成像、超声成像及荧光成像等已日趋成熟,达到一定瓶颈,越来越不能满足临床对疾病诊断和治疗的高需求。但是,目前正涌现出一批具有临床应用潜力的新型分子影像检测技术,如拉曼光谱成像、光声成像、太赫兹成像以及切伦科夫光学成像等,发展前景巨大,将会为医学影像领域带来新的飞跃。

第一节　拉曼光谱成像检测技术

 知识点 12-1　拉曼效应和拉曼光谱的概念

拉曼效应是指光通过介质散射后光频及相位发生改变的现象,因被印度物理学家拉曼(C.V.Raman)在 1928 年首次发现而命名。散射后发生光频和相位改变的光谱称为拉曼光谱(Raman spectroscopy)。由于拉曼散射给出物质中分子振动的频率等信息,分析拉曼散射光谱,可快捷地认证物质,并从中导出有关物质化学和结构方面的信息,所以拉曼光谱是物质的"指纹"光谱。近几年,由于人们对多维分析信息的需求,拉曼光谱成像技术应运而生,同时也得到大力发展。

一、拉曼光谱成像检测原理

一束单色光入射介质后会出现透射、吸收、散射 3 种情况。散射光中的大部分波长与入射光相同,称为瑞利散射,而一小部分由于介质中分子振动和分子转动的作用使波长发生偏移,称为拉曼散射。拉曼光谱检测原理如图 12-1 所示。

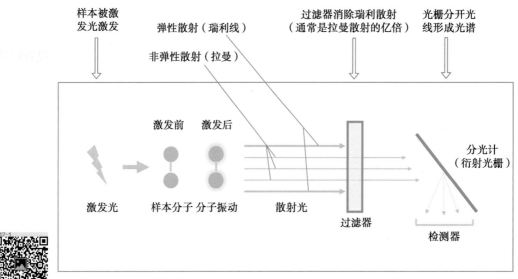

图 12-1 拉曼光谱检测原理示意图(见二维码)

知识点 12-2 拉曼光谱成像检测的原理

通过分析拉曼光谱特征峰位置、强度和线宽提供分子振动、转动方面的信息,据此可以反映出分子中不同的化学键或官能团,因此拉曼光谱成为研究物质分子结构的有效手段。

知识点 12-3 拉曼光谱成像检测技术

拉曼光谱成像技术受益于激光器、单色仪和弱光信号探测技术的不断进步,如今的拉曼光谱不仅能够借助于特征拉曼频率分辨微量混合物之中的各种化学成分信息,而且可以给出其中各种成分的空间分布信息,其空间分辨率已经接近光的衍射极限,这就是拉曼光谱成像技术。

拉曼图像能够揭示样品中主要有哪些化学成分以及各成分的空间位置分布;给出样品中颗粒(聚集体)的尺寸和数目;显示出半导体材料上的应力分布以及微米尺度上的分子取向。

二、拉曼光谱成像的种类

目前,拉曼光谱成像技术主要有三类,包括逐点扫描成像、线扫成像及快速大面积成像,如图 12-2 所示。

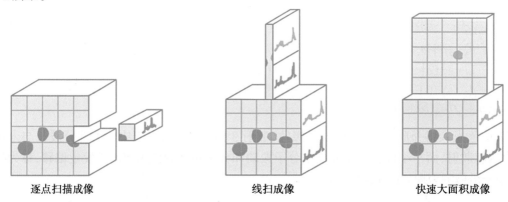

逐点扫描成像　　　　线扫成像　　　　快速大面积成像

图 12-2 拉曼光谱成像检测的种类(见二维码)

1. 逐点扫描成像　这种成像手段是传统的,也是最基本的一种光谱成像技术。它的工作原理是在样品上选取一连串的位置点,然后按照顺序采集光谱信息,这个采集过程间隔样品的移动是通过软件控制的自动样品台的移动来实现的。然后,等所有预设点的光谱采集储存完毕后,由软件设置以代表某种物质特征峰的参数(峰宽或峰位等)生成同一样品区域对应该物质分布或某种特性分布的图像。其主要的优点是每个点的拉曼光谱都被收集,存储信息量大,扫描步长可以达到亚微米级,且有高的空间分辨率。但缺点是逐点移动、采集数据并存储、耗时。

2. 线扫成像　线扫成像,是通过将激光聚焦成一条线,再激发样品上的一个长条,被激发的拉曼信号充分利用感光元件的二维全部像元,多条光谱可被同时采集和存储。样品以一定速度在垂直激光聚焦线方向移动,在空间上连续扫描,按照这种方式,可以极大提高光谱的采集速度。另外,通过显微拉曼的共焦性还能够保证高的空间分辨率,故不仅检样所需的时间大大缩短,而且还能得到大面积上不需拼凑的高分辨拉曼图像。这样拉曼成像技术的应用范围也得到了很好的扩展,包括从一些新型的材料(如石墨烯、碳纳米管及半导体等)的性能研究到生物、医药、地质等实用领域。

3. 快速大面积成像　大面积成像技术,是通过直接对拉曼散射或发光的信号进行整体成像以显示化学物质分布,能够迅速确定化学成分的空间分布,非常适合进行较大面积区域的检视,另外,其还适合研究随时间快速改变样品的空间性变化。在此,可以看出直接整体拉曼成像与传统的逐点扫描成像是完全不同的。它无需采集并记录各点的光谱,而是通过可调频滤波器来对所涉及的拉曼谱带进行直接整体成像,这个过程仅需要一次曝光便能获得图像。速度快、能快速检视样品上较大的区域即是它的优势所在。

三、拉曼光谱成像检测技术的临床应用

知识点 12-4　拉曼光谱成像检测技术的临床应用

生物体系当中广泛存在着不同种类官能团,这些官能团通常包括 C—H、N—H、O—H 等化学键并且具有一些明显的拉曼特征振动谱。通过对这些特征谱线的检测和成像,就可获得许多生物大分子种类、结构、功能及分子之间相互作用的相关信息。目前,临床在恶性肿瘤(宫颈、皮肤、消化道及乳腺)诊断、脂质异常相关疾病(肥胖、糖尿病、心血管疾病、神经退行性疾病)、骨科疾病等领域已广泛应用。

1. 恶性肿瘤诊断　目前,临床上运用拉曼光谱成像技术进行研究最常见的对象是肿瘤,其包括来源于宫颈、皮肤、消化道及乳腺等组织。皮肤是人体最大的组织器官,处于身体最外层,对人体有保护作用,但紫外线等的照射会引起皮肤的病变,拉曼光谱成像检测技术的医学应用最早就是在皮肤组织上的疾病监测。目前已有临床研究报道,通过拉曼成像手段分辨良性损伤、癌前病变及皮肤癌的灵敏度能达到 90%~99%,特异性达到 15%~54%。宫颈癌是一个高度可预防的疾病,它从癌症前期到癌症发病的进展一般较长,可达数年,能够提供一个宽的诊断、治疗窗口。但在许多发展中的国家,因为医疗资源的限制使其不能进行大规模的筛查,宫颈癌是肿瘤相关死亡最常见的原因之一,病死率非常高。在过去二十年,拉曼光谱成像检测技术已经被评估作为一种宫颈癌早期诊断工具。其能够较好地区别正常组织、良性、低度恶性及高度恶性的宫颈癌组织,准确率可达 80%~90%。另外,消化系统包括口腔、食管、胃、小肠、大肠及直肠等部位的肿瘤的监测和诊断也能通过拉曼光谱成像检测技术较好实现,但其面临的挑战是光纤探头的开发。光纤探头在上世纪 70 年代就已经出现,但大部分不适用于拉曼探测,其中原因:①光纤本身具有结构,其在传递激光与信号的同时,本身会产生非弹性散射;②临床适用的光纤探头要足够小,最好控制在几毫米以内,且收集效率要高。这都对临床上拉曼光纤探头的设计与优化提出了很高的要求。目前,已有许多团队正投入到该问题的解决及新系统的建立,并针对消化系统不同部位的肿瘤开展研究。除了以上这些肿瘤,临床上基于拉曼光谱成像检测

技术的肺癌、乳腺癌等诊断现在也得到了一定关注。

2. 脂质异常相关疾病研究　由于脂质的C—H键具有相对氨基酸及核酸较强的拉曼信号强度，从而在生物医学领域中常常针对脂质进行拉曼显微成像。脂质在体内发挥着重要的生物学功能，主要有：脂质组成了所有的微孔膜，在细胞的信号传输功能和调节过程中有着重要作用，同时它也是重要的能量存储介质。肥胖、糖尿病、心血管疾病、神经退行性疾病等疾病当中都能观测到脂质的异常，因此探测脂质的分布和特征谱线变化，也能够作为某些疾病诊断的辅助手段。比如，目前通过对神经元和脑组切片的拉曼显微成像，其在对于脱髓鞘相关疾病的诊断上已取得了重要成果。

3. 骨科疾病研究　骨是一种结构复杂的生物组织，它具有运动、储存矿物质、保护和支持身体等多种功能。1970年，Walton等首次将拉曼光谱分析法应用于骨组织研究，从骨组织的拉曼谱图中同时获取了骨的主要成分无机物磷酸盐以及有机物胶原蛋白的骨架和侧链振动信息。从此，拉曼光谱成像检测技术在骨组织的研究中发挥着越来越重要的作用。由于骨的复杂多级结构，它在一定程度上并不具有均一性，在大多数情况下，单点光谱信息并不能完全代表骨组织的整体情况，有研究表明沿着骨单位方向以步长为2.5μm进行拉曼光谱采集会得到具有差异的基质和矿物质的信息，故拉曼光谱成像检测对于骨组织的研究具有重要意义。新生的骨组织与成熟骨组织在成分上有着很大差异。通过拉曼成像对松质骨磷酸因子与磷酸氢根因子研究，可以发现在松质骨中，它们呈不均匀分布，而在皮质骨中，它们的分布是均匀一致的。另外，矿化的胶原纤维的构造以及骨成分对骨板层的强度有着重要的影响。对正常股骨骨干样品的显微拉曼三维成像，可以在分辨率约为1~2μm的尺度上，从纵向和截面两个方向对骨板层进行成像，展示骨板层的方向性（借助于磷酸根/酰胺I振动比）以及骨成分的变化。

第二节　光声成像检测技术

一、概述

光声效应最早于1880年由贝尔发现，当时他观察到用周期性的光照射一个吸收体时，该物质吸收光会产生声信号，这种声信号的频率与入射光的调制频率相同，而且声信号的强度随样品吸收光的增加而增加。但在那之后的很长一段时间，光声技术一直处于停滞状态。20世纪60年代以后，由于微信号检测技术的发展，高灵敏微音器和压电陶瓷传声器的出现，以及强光源（激光器、氙灯等）的问世，光声效应及其应用的研究又重新活跃起来。直到90年代后期，基于光声效应的成像技术迅猛发展并被广泛应用于生物医学领域中。

光声成像（photoacoustic imaging, PAI）是一种非入侵式和非电离式的新型生物医学成像方法。当脉冲激光照射到生物组织中时，组织的光吸收域将产生超声信号，这种由光激发产生的超声信号称为光声信号。生物组织产生的光声信号携带了组织的光吸收特征信息，通过探测光声信号能重建出组织中的光吸收分布图像。光声成像检测技术作为一种新近发展的生物医学影像技术，结合了光学成像和声学成像的优点，即将光学方法的无损伤、高选择激发特性和超声波的低衰减、高穿透性特点相结合。一方面，与光相比，超声波在组织中有更深的传播距离。所以光声成像检测技术可以实现类似超声成像技术达到的深层组织成像；另一方面，又能得到高对比度成像，同时又避免了纯光学成像中光学散射的影响，可以提供一种新的临床医学诊断成像方法。

目前光声成像检测技术在国际上已经取得良好发展，对于动物与人体的部分组织，如毛细血管、黑色素、肿瘤等，甚至活体老鼠的部分组织，如大脑、四肢等都获得了较好的光声断层图像。虽然光声成像领域还未成熟，但是作为新兴的生物医学成像模式，其前景广受关注与期待，发展与创新具有很大空间，必将带来生物医学影像领域的一次革新。

二、光声成像检测技术原理

知识点 12-5　光声成像检测技术原理

光声成像检测技术如图 12-3 所示,它的工作原理为:脉冲激光器发出的光调制信号照射到生物组织上,生物组织吸收光能,其能量以组织光学参数为分布依据在组织内部沉积,生物组织由于温度变化导致体积的膨胀收缩而向外辐射超声信号。在激发光参数一定的条件下,光声信号的强度、频谱与生物组织的光吸收特性紧密相关。不同的生物组织结构对应不同的能量分布,因此检测到的光声信号携带有丰富的生物组织特征信息。对该信号进行解算与图像重建可获取组织内部的生理结构信息、代谢和病变特征等参数。

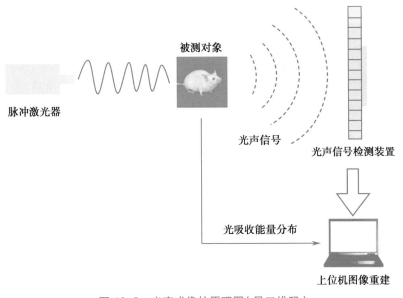

图 12-3　光声成像的原理图(见二维码)

三、光声成像模式

1. **光声显微成像**　光声显微镜采用高重复频率的激光做光源、高主频的超声换能器来探测信号,因此光声显微镜具有极高的空间分辨率和探测灵敏度。光声显微技术通常使用点对点扫描的方式获得,根据空间分辨率的不同,可以分为超声分辨率光声显微成像(AR-PAM)和光学分辨率光声显微成像(OR-PAM)。OR-PAM 利用聚焦光线在空间上限制激发,然后采用非聚焦的超声探测器检测光声信号,OR-PAM 能够加快传统显色组织化学的定量分析,可以在没有切片机的情况下对厚样品非侵入式体积成像。与 OR-PAM 相比,在 AR-PAM 中其光学激发的照明面积比较大,且非聚焦光束,因此可使用更多的激光能量,从而使光子到达生物组织内部的深度加大。从应用范围上讲,光声显微成像技术不仅可提供对肿瘤、脂类物等的实体结构目标的成像,还可以获得组织的血氧饱和度、氧气消耗量等功能参数。

2. **光声断层成像**　光声断层成像系统使用非聚焦激光照射成像样品来产生光声信号,并利用非聚焦或线聚焦换能器接收信号,随后通过求解光声传播逆问题来重构光声图像。光声断层成像的空间分辨率及其成像深度取决于超声换能器的工作频率。光声断层成像的成像深度主要受制于声波的频率衰减特性。近年来,光声断层成像系统已经被广泛地应用于小动物全身成像、脑部成像以及乳房成像等诸多领域。

四、光声成像检测技术的临床应用

1. 乳腺癌的诊治 乳腺癌是妇女中最常见的癌症,也是妇女癌症死亡的第二大原因。乳腺癌的治愈和生存高度依赖于诊断和治疗的早期。目前的常规筛查方法是 X 线检查和超声检查。不过 X 线检查除了有电离危险,在鉴别高密度乳腺组织和早期肿瘤时灵敏度不高且离胸腔很近的肿瘤很难检测到;通过超声检测早期、小型、不可侵犯的乳腺肿瘤具有较小的声学对比度。此外,超声检测结果也取决于经验和操作员的技能。因此对于敏感癌症的早期阶段非常需要创新的乳腺成像方法。在中国对乳腺癌的临床检测通常用超声作为初筛,再辅以 X 射线钼靶成像,但其灵敏度和特异性无法满足临床早期检测的需求。

 知识点 12-6 光声成像检测技术的应用

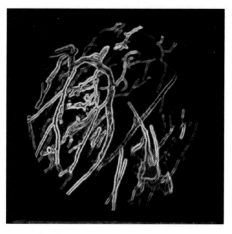

图 12-4 乳腺癌血管的光声成像

光声成像检测技术以肿瘤的新生血管作为内源性对比剂(图 12-4),可实现癌症疾病的早期检测,同时光声光谱方法还可实现肿瘤的氧饱和度功能成像。因此,该成像方式与传统乳腺检查手段相比,具有灵敏度高、价格低、非电离辐射和不受乳腺组织致密性影响等优点,在乳腺癌筛查方面具有很好的应用前景。

2. 表层软组织损伤程度诊断 光声成像检测技术在动物身上可进行表层软组织损伤程度诊断,伤口治疗检测,皮肤黑色素瘤诊断等最突出的是针对最具侵略性的黑色素瘤进行成像,即使不添加造影剂也能重建出特征十分明显的图像。国外已有团队证实了光声成像对切除的人体淋巴结内黑色素瘤转移具有良好的成像效果,使得光声成像检测技术在皮肤病诊断实验上从动物组织向人体组织开展迈进了一大步。PAT,特别是 PAM,是检测皮肤癌有前景的工具,已经证明实现人体高质量体内皮下微血管图像的能力。

此外,由于很多肿瘤和疾病的诊断都是通过血液检测出来,自然可以想到通过光声成像检测技术对特定组织局部的血液进行成像来诊断疾病,黑色素瘤、循环肿瘤细胞、血红蛋白等都是良好的光声成像检测目标,因此光声成像检测技术可以应用在前期血液筛查领域中提前检测身体内血液中某些指标,进而去预判疾病发生可能性。

第三节 太赫兹成像检测技术

主要知识点:介绍太赫兹波和常见的太赫兹光谱技术。简述太赫兹光谱成像基本原理、常见成像模式及当前的主要医学应用。

一、概述

太赫兹波(Terahertz,THz)是指频率从 0.1~10THz,介于毫米波与红外之间的电磁辐射区域,其成像光谱技术可提供传统的微波、红外等技术所不能提供的信息。近 20 年来,由于超快激光技术的发展,为太赫兹波提供了稳定、可靠的激发光源,使太赫兹波基础应用研究得到蓬勃的发展。其中,太赫兹光谱与成像近年来在物理、化学、生物、医学、航空航天等领域逐渐成为研究热点。

二、太赫兹光谱技术

知识点 12-7　太赫兹光谱技术的意义与分类

许多分子的转动频率,大分子官能团的振动模式,生物大分子的谐振频率,电子材料的低能激励及凝聚态相位介质的低频振动模式等都处于太赫兹波段。因此,研究太赫兹光谱对于研究基础物理相互作用具有重要的意义。目前常见的太赫兹光谱技术有时域光谱技术、时间分辨光谱技术及发射光谱技术等。

1. 太赫兹时域光谱技术　太赫兹时域光谱技术是用来分析太赫兹脉冲通过样品的样品信号和它在自由空间中传播同等长度距离后的参考信号,这两个太赫兹脉冲时间分辨电场的相对变化。由于样品结构的不同,太赫兹脉冲波形的变化也有所不同,由此可求得样品的复折射率、介电常数和电导率等。通过对这些参数分析,在一定程度上可以鉴别样品种类且可获得样品的理化信息。典型太赫兹时域光谱系统主要是由飞秒激光器、太赫兹发射极、太赫兹波探测极及时间延迟系统组成。

2. 时间分辨太赫兹光谱技术　时间分辨太赫兹光谱技术为光抽运－太赫兹波探测的光谱技术,是光学抽运技术和太赫兹时域光谱技术结合的一种非接触式的电场探测技术。借助该技术可以直观地观测样品信号的光致变化所反映出的信息,其分辨率在亚皮秒量级。相对于时域光谱技术,时间分辨的太赫兹光谱技术更加复杂,前者所测得的信息为样品的静态特性,而后者能测得物质的动态变化信息。时间分辨的太赫兹光谱系统利用同步产生的红外抽运脉冲和太赫兹探测脉冲实现测量。

3. 太赫兹发射光谱技术　太赫兹发射光谱技术是通过分析材料辐射出的太赫兹波形的振幅和形状,以此研究材料的特性。太赫兹发射光谱系统本质上是太赫兹时域光谱系统的简单变形,只不过它所研究的样品为系统自身的太赫兹发射极。太赫兹发射光谱系统,与时域光谱系统和时间分辨太赫兹光谱系统的不同之处在于,不管先期的光激励是否存在,太赫兹探测脉冲并不是用来探测样品的太赫兹光学特性的。典型的太赫兹发射光谱系统,如图 12-5 所示。

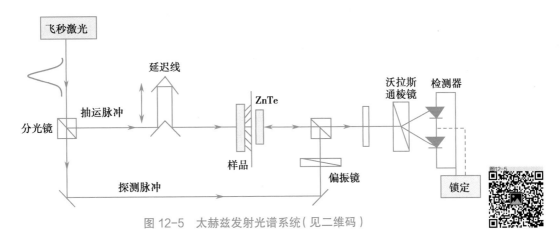

图 12-5　太赫兹发射光谱系统(见二维码)

三、太赫兹成像检测技术

太赫兹波和其他波段的电磁辐射一样可以用来对物体成像,而且根据太赫兹波的高透性、无损性以及大多物质在太赫兹波段都有指纹谱等特性,使太赫兹成像相比其他成像方式更具优势。在成像方式上,近年来涌现出脉冲太赫兹时域成像、太赫兹实时焦平面成像、太赫兹连续波成像、近场成像等技术,可应用于生物医学、安全检查、无损检测等众多领域。

知识点 12-8 太赫兹成像检测技术基本原理

1. 太赫兹成像检测技术基本原理 利用太赫兹成像系统把样品的透射谱或反射谱信息进行处理、分析,得到样品的太赫兹图像。太赫兹成像系统的基本构成与太赫兹时域光谱相比,多了图像处理装置和扫描控制装置。利用反射扫描或透射扫描都可以成像,这主要取决于成像样品及成像系统的性质。依据不同需要,可采用不同的成像方法。对于太赫兹时域光谱成像系统,它获取的数据集合实际是三维时空的数据(二维空间 x,y 轴和一维时间轴)。利用该三维数据集合可得到一系列样品的太赫兹图像,即皮秒量级的电影。此外,太赫兹图像的重构通常基于太赫兹时域波形的特定参数或峰位的延迟时间。

2. 太赫兹成像方式

(1)时域逐点扫描成像:太赫兹脉冲时域光谱成像技术与一般强度成像不同,信息量大是它的一个显著特点。太赫兹逐点扫描成像是将样品放置在二维扫描平移台,样品可以在垂直于太赫兹波传输方向的 x-y 平面移动,从而使太赫兹射线通过样品的不同点,记录样品不同位置的透射和反射信息,实现对样品上每个像素点提取太赫兹时域波形,利用各个点的样品信息实现物体重构。这种成像方式适用于高精度测量,测量结果分辨率高,受背景噪声的干扰小,信噪比高(可达 104),但同时它也存在扫描时间长、不适合用于大样品成像、无法测量动态信息等问题。

(2)实时焦平面成像:太赫兹实时焦平面成像可以克服成像时间过长的缺点。样品被放在一个 4f 成像系统当中,而后利用大尺寸 ZnTe 晶体和 CCD(charge coupled device)相机作为接收装置,无需对样品进行二维扫描就能直接获取整个样品的光谱信息,这就可克服逐点扫描时间过长的缺点。实时二维太赫兹成像技术利用 CCD 相机间接读出太赫兹信号,获得对样品的太赫兹图像,利用这种方法可对运动物体或活体进行成像。

(3)连续波成像:与快速发展的太赫兹脉冲成像一样,太赫兹连续波成像也引起了广泛的关注。太赫兹连续波成像系统可以提供相对于脉冲成像系统更好的空间分辨率和成像质量。它的发展在很大程度上受限于太赫兹连续源和探测器的发展,但是太赫兹连续波成像通常是非相干成像,一般利用非相干探测器或探测阵列来直接成像的。太赫兹连续波成像和太赫兹脉冲成像相比,具有以下优势:光谱功率高、系统集成度高、体积小、成本相对较低、成像速度快。利用太赫兹连续波成像系统可快速进行相关的安全检查、无损探测、质量检测等应用。

(4)近场成像:通过瑞利判据可知,太赫兹成像存在空间分辨率不足的限制,因而限制了太赫兹成像技术实用化发展,故需要突破衍射极限,提高太赫兹成像系统的空间分辨率。如果太赫兹成像系统能够在收集传输波的同时还能采集到瞬逝波,就能获得亚波长量级的分辨率。另外,由于瞬逝波仅存在于成像样品的表面附近,且它会随距离增加而指数递减,无法抵达像平面,所以如果将探测器放置于样品附近(一个波长内)就可检测到瞬逝波,由此就可对样品进行亚波长高分辨率的成像,此即为近场成像技术。目前,太赫兹近场成像主要有基于亚波长孔径的近场成像、基于探针技术的近场成像以及基于高度聚焦光束的近场成像。

四、太赫兹成像检测技术的临床应用

太赫兹成像作为一种新颖的成像方法近几年在医学上的应用备受青睐。这主要是太赫兹波较其他电磁波应用于医学研究的优越性,包括对细胞间质水有很高的敏感性;对人体无害;空间分辨率高,可达几十微米,能够很清晰地看到一些组织病灶。其医学应用主要表现在癌症、烧伤及眼科疾病等的检测。

1. 癌症检测 当前,癌症诊断的主要手段是组织病理学检查。通过在显微镜下观察肿瘤细胞及其排列方式确定病变的种类和程度,一直以来是疾病诊断尤其是肿瘤诊断的"金标准"。但病理诊断需借助经验判断及主观认识,具有一定偏差。太赫兹成像检测技术的发展无疑为肿瘤诊断提供了一个全新可靠的方法。在对癌症成像研究中报道居多的是对皮肤癌的诊断,通过利用不同组织对太赫兹波的吸收特性不同,太赫兹成像检测技术能够区分健康组织和癌变组织。此外,该技术在乳腺癌、肝癌及脑瘤等癌症的检测也已取得一定的成果。目前,其应用已由体外发展到体内,由表面皮肤发展到体内脏器,由普通区域发展到敏感区域如大脑。

2. 烧伤成像　目前,烧伤常用的检测方法是视觉和触觉评估,由于烧伤具体程度需要 3~5 天才能全方位体现出来,因此,通过视觉和触觉评估是极不准确的,经常错误施治或延误病情,且这种方法完全依赖外科医生的经验,尚缺乏统一的标准。烧伤组织检测主要是确定水肿的组成和状态,而太赫兹成像对水肿组织中液体流动以及成分的变化非常敏感,故它有望成为检测皮肤烧伤的精确方法,其现在已处于实验研究阶段。图 12-6 是一只雄性大鼠烧伤前后太赫兹成像,烧伤部位成 "+" 形状。由图像可知,烧伤 10 分钟后组织水分迅速地向周围扩散形成水肿;1 小时后这种变化趋于稳定;7 小时后周围未烧伤组织恢复正常。

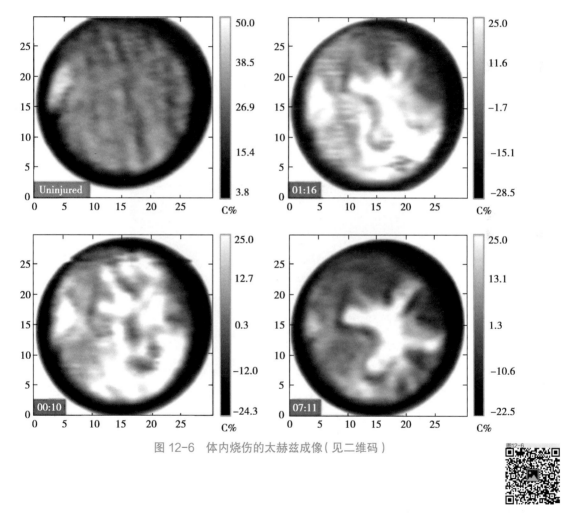

图 12-6　体内烧伤的太赫兹成像(见二维码)

3. 角膜成像　众所周知,角膜中水分子含量与角膜的透明度和折射率相关。若含水量出现异常,可导致多种眼科疾病的发生。通过利用水分子对太赫兹的敏感性,就可以对角膜进行成像,在这个过程中起主要作用的是角膜的水化作用。目前,已有报道证明反射式太赫兹成像检测技术能够应用于角膜疾病的检测,并且这种基于水化作用的太赫兹成像检测技术与其他眼科检测技术相比,它具有明显的优越性。

<h2 style="text-align:center">第四节　切伦科夫光学成像检测技术</h2>

一、概述

切伦科夫光学成像（cerenkov luminescence imaging, CLI）是使用基于切伦科夫效应产生的可见光和近红外光进行活体成像的一种新颖的光学分子影像。它是一个既古老而又年轻的影像学概念。古老是因为它的基本原理"切伦科夫效应"早在 20 个世纪 30 年代就被苏联物理学家切伦科夫教授发现，这也使他获得了 1958 年诺贝尔物理学奖。年轻是因为直到最近几年高灵敏光学相机的出现和发展，在 2009 年切伦科夫光学成像才被首次报道应用于医学影像领域中，逐渐成为了国内外研究人员关注的一个热点。

二、切伦科夫效应

知识点 12-9　切伦科夫效应与切伦科夫辐射

切伦科夫效应是指带电粒子在非真空的透明介质中运行，当带电粒子的速度大于光在这种介质中的速度时，就会产生切伦科夫辐射（光）。通常情况下，切伦科夫辐射具有以下特点：切伦科夫辐射的总强度与入射带电粒子的速度成比例关系，且带电粒子数量越多，总强度也越大；切伦科夫辐射的频谱是连续的，相对强度与频率成正比，高频率会有较大的强度，故可见光波段的切伦科夫辐射看起来呈现淡蓝色。图 12-7 可见核反应器核心中发出的淡蓝色切伦科夫光。

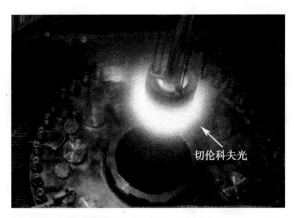

图 12-7　核反应器核心部位的切伦科夫辐射（见二维码）

三、切伦科夫光学成像原理

知识点 12-10　切伦科夫光学成像原理

切伦科夫光学成像是运用放射性核素衰变所产生的带电粒子，在透明介质中以超过光在该介质中的速度穿行时，满足发生切伦科夫效应的基本条件，产生一种新的可见光，然后利用该可见光对活体进行成像的过程。由于切伦科夫光是平面偏振光，具有连续性光谱，正是这个特点可以使其运用于光学成像。通过借助于高灵敏度 CCD 相机能够对从紫外光到可见光波段的切伦科夫辐射进行探测成像。

四、切伦科夫光学成像检测技术的临床应用

由于切伦科夫光学成像技术的发展使得单一分子探针实现双模态成像成为可能,放射性核素标记探针能够同时为切伦科夫光生物成像和核素显像提供所需的信息。同时,现有医用放射性核素大部分能够运用于切伦科夫光学成像,这也为该技术应用于临床提供特别有利的条件。当前,切伦科夫光学成像检测技术已在肿瘤诊断、疗效评价及肿瘤外科手术导航等方面表现出突出的应用前景。

1. 肿瘤诊断　在动物层面上,运用 ^{18}F-FDG 能够对移植瘤小鼠进行全身动态的切伦科夫光学成像,并准确反映探针在瘤内生理代谢规律。另外,通过与内窥镜技术结合,^{18}F-FDG 介导的切伦科夫光学成像同样可以实现肿瘤的诊断。而在临床方面,已有研究将 ^{18}F-FDG 通过静脉注射到淋巴瘤病人体内,然后进行切伦科夫光学成像及 PET 扫描。其中,切伦科夫光学成像的诊断结果可以很好地被 PET 扫描验证。总的来看,切伦科夫光学成像检测技术能够在肿瘤的早期诊断中发挥重要作用。

2. 肿瘤治疗效果评价　在肿瘤治疗过程中,疗效评估则有助于及时发现治疗期间所存在的问题,也是改善治疗、修订治疗方案以及提高疗效的关键所在。在此,切伦科夫光学成像技术能够灵敏地反映肿瘤代谢情况,可用于实时监测肿瘤的治疗效果。如通过两种常见的放射性示踪剂 ^{18}F-FLT 和 ^{18}F-FDG 进行的切伦科夫光学成像检测可以准确监测单抗治疗癌症的效果。

3. 肿瘤外科手术导航　手术切除,是肿瘤治疗最有效方法,在外科肿瘤切除术中需要尽可能准确地完全切除肿瘤区,并最大程度地减少对正常组织损伤。为实现这个目标就需要一种技术来准确区分肿瘤与正常组织。核医学显像是目前临床应用最广泛的肿瘤影像技术,但这种方式只能进行术前、术后成像,无法进行术中实时成像。而切伦科夫光学成像检测技术具有成像时间短的特点且可以精确地监测肿瘤区域,故让其成为肿瘤切除的术中成像是有可能的。目前,利用切伦科夫光学成像检测技术进行术中导航肿瘤切除的可行性已经得到了初步验证。

▍小结

目前,新型分子影像技术包括拉曼光谱成像、光声成像、太赫兹成像及切伦科夫光学成像检测技术等。

拉曼效应,是指光通过介质散射后光频及相位发生改变的现象,散射后发生光频和相位改变的光谱称为拉曼光谱。而拉曼光谱成像就是以被研究的样品区域的拉曼特征谱峰为基础,绘制出相对应物质的空间分布图像。目前,拉曼光谱成像技术主要有三类,包括逐点扫描成像、线扫成像及快速大面积成像。它在医学上的应用有恶性肿瘤诊断、脂质异常相关疾病研究及骨科疾病研究检测。

光声效应,是指材料吸收光能后发生热弹性膨胀进而产生声波的一种现象。光声成像技术是一种基于光声效应的无损医学检测成像手段,结合了光学成像和声学成像的优点,即将光学方法的无损伤、高选择激发特性和超声波的低衰减、高穿透性特点相结合。其工作原理是脉冲激光照射到生物组织上,组织吸收光能,能量以组织光学参数为分布依据在组织内部沉积,生物组织由于温度变化导致体积的膨胀收缩而向外辐射超声信号,对该信号进行解算与图像重建可获取组织内部各种结构或功能信息。目前,其成像模式有光声显微成像和光声断层成像。医学应用主要在癌症成像方面,包括乳腺癌、皮肤癌及血管癌等。

太赫兹波是指频率在 0.1~10THz 之间的电磁波,该波段位于毫米波和红外之间,其成像、光谱技术可提供传统的微波、红外等技术所不能提供的信息。常见的太赫兹光谱技术有时域光谱技术、时间分辨光谱技术及发射光谱技术。太赫兹波和其他波段的电磁辐射一样可以用来对物体成像,利用样品的透射谱或反射谱信息进行处理、分析,得到样品的太赫兹图像,即太赫兹成像。目前,其成像方式

可分为太赫兹时域成像、太赫兹实时焦平面成像、太赫兹连续波成像及近场成像等。其医学应用主要表现在癌症、烧伤及眼科疾病等的检测。

切伦科夫效应是指带电粒子在非真空的透明介质中运动,当其速度大于光在该介质中的速度时,会产生切伦科夫辐射(光)。通过利用切伦科夫效应所产生的可见光对活体进行成像的过程,即切伦科夫光学成像。目前,这种成像技术的主要临床应用是肿瘤诊断、疗效评价及肿瘤外科手术导航等。

 思考题

1. 什么是拉曼效应?拉曼光谱成像方式有哪些及各自优缺点是什么?
2. 简述光声成像检测技术的基本原理、优势及常见成像模式。
3. 什么是太赫兹波?太赫兹成像的基本原理及实现临床转化的范围有哪些?
4. 切伦科夫光学成像的原理是什么?其目前主要的临床应用有哪些?

(陈小元　聂立铭)

1. Xiaoyuan Chen.Molecular imaging probes for cancer research.Singapore：World Scientific Publishing，2012.

2. Jie Tian.Molecular Imaging：Fundamentals and Applications.Hangzhou：Zhejiang University Press，2012.

3. Kai Chen，Xiaoyuan Chen.Design and development of molecular imaging probes.Current topics in medicinal chemistry.2010，10（12）：1227-1236.

4. 李少林,王荣福.核医学.北京：人民卫生出版社,2013.

5. 申宝忠.分子影像学.2版.北京：人民卫生出版社,2010.

6. 马寄晓.实用临床核医学.3版.北京：中国原子能出版社,2012.

7. 姜玉新,张运.超声医学高级教程.北京：人民军医出版社,2016.

8. 俎栋林,高家红.核磁共振成像：物理原理和方法.北京：北京大学出版社,2014.

9. 王世真.分子核医学.2版.北京：中国协和医科大学出版社,2004.

10. 卢光明,张龙江.双能量CT临床应用指南.北京：人民卫生出版社,2015.

11. 王志刚.超声分子影像学.北京：科学出版社,2016.

12. 黄钢.中华临床医学影像学·PET与分子影像分册.北京：北京大学医学出版社,2015.

13. 郭启勇.介入放射学.4版.北京：人民卫生出版社,2017.